TRAITÉ

DE

L'IMPUISSANCE

ET DE

LA STÉRILITÉ

CHEZ L'HOMME ET CHEZ LA FEMME.

—

I.

OUVRAGES DE M. FÉLIX ROUBAUD,

CHEZ LES MÊMES LIBRAIRES.

ANNUAIRE MÉDICAL ET PHARMACEUTIQUE DE LA FRANCE, 8ᵉ année, 1856. Un fort volume in-12.   4 fr.

Les sept premières années, ensemble   24 fr.

HISTOIRE ET STATISTIQUE DE L'ACADÉMIE IMPÉRIALE DE MÉDECINE, depuis sa fondation jusqu'en septembre 1852, in-8.   75 c.

DES HOPITAUX au point de vue de leur origine et de leur utilité, des conditions hygiéniques qu'ils doivent présenter, et de leur administration. Paris, 1853, in-12.   3 fr.

Paris. — Imprimerie de L. MARTINET, rue Mignon, 2.

TRAITÉ

DE

L'IMPUISSANCE

ET DE

LA STÉRILITÉ

CHEZ L'HOMME ET CHEZ LA FEMME,

COMPRENANT

L'EXPOSITION DES MOYENS RECOMMANDÉS POUR Y REMÉDIER.

PAR

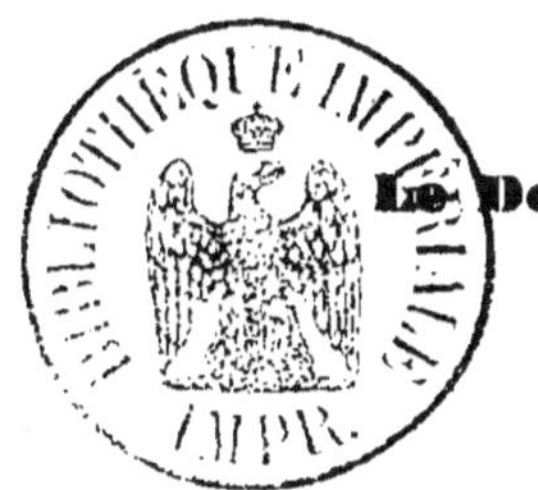

Le Docteur **FÉLIX ROUBAUD**.

——

TOME PREMIER.

PARIS,

CHEZ J.-B. BAILLIÈRE,

LIBRAIRE DE L'ACADÉMIE IMPÉRIALE DE MÉDECINE,

rue Hautefeuille, 19.

LONDRES, H. BAILLIÈRE, NEW-YORK, H. BAILLIÈRE,
219, Regent-Street. 290, Broadway.

MADRID, CHEZ BAILLY-BAILLIÈRE, CALLE DEL PRINCIPE, 11.

1855

L'auteur et l'éditeur se réservent le droit de traduction.

L'oubli dans lequel est restée jusqu'à nos jours l'histoire pathologique de la fonction génératrice, est une conséquence logique de ce principe immuable de notre science que la nosologie est fille de l'anatomie et de la physiologie.

Tant, en effet, que l'anatomie et la physiologie de l'appareil génital ont été couverts d'ombres et de ténèbres, la pathologie de ce même appareil, ballottée dans les contradictions de mille systèmes, s'est lassée de poursuivre un fantôme insaisissable et en a abandonné la recherche aux vicissitudes du hasard et aux hardiesses de l'empirisme le plus grossier. Celui-ci ne s'est fait faute ni de théories extravagantes, ni d'explications incroyables, ni de médications impossibles ; aussi quand on ose sonder ce dédale d'absurdités où l'infamie se glisse souvent, on conçoit la réprobation dont les esprits honnêtes et sérieux frappaient jadis cette partie du domaine médical.

Aujourd'hui cette réprobation n'a plus de raison d'être.

Sans prétendre que toutes les obscurités ont été dissipées dans l'histoire de la génération, on doit reconnaître que les travaux des anatomistes et des physiologistes du xviii° siècle, et plus encore ceux des modernes, ont suffisamment élucidé le problème pour en rendre légitimes les déductions pathologiques.

C'est cette œuvre que j'ai entreprise et que j'offre aujourd'hui au public.

Bien qu'aucun des lecteurs auxquels s'adresse ce livre n'ignore les progrès accomplis dans cette branche de nos connaissances, j'ai cru devoir, sacrifiant aux lois de la logique, faire précéder l'histoire pathologique de la génération de l'exposition des principes anatomiques et physiologiques d'où cette histoire elle-même découle. Ce rapprochement offre en outre l'avantage de constater sans fatigue combien peu j'ai donné accès aux vaines théories et à ces écarts de l'imagination dont avaient si étrangement abusé nos ancêtres. — A ce double titre, on me pardonnera, je l'espère, les développements que j'ai donnés à la *physiologie de l'espèce.*

Ces développements, d'ailleurs, n'ont en rien diminué le cadre que je m'étais tracé et auquel, depuis plus de dix ans, je travaille (1). C'est à la lueur des principes qu'ils renferment que j'ai constamment poursuivi mes recherches et mené mes méditations. Aussi je crois avoir accompli une œuvre utile en essayant de faire rentrer dans le sanctuaire de la science, par les grandes portes de l'anatomie et de la physiologie, tout un groupe de maladies que les vendeurs du temple et les illuminés en avaient fait sortir.

Sans doute cette entreprise, conduite par un esprit plus habile et signée d'un nom plus autorisé que les miens, eût rencontré des obstacles tout à la fois moins nombreux et moins variés que ceux dont mon insuffisance a eu à triompher, et l'œuvre eût été meilleure; mais j'ai suppléé aux qualités qui me manquaient par un travail dont l'ardeur n'a été égalée que par la pureté des intentions qui m'animaient, à ce point que, quel que soit le sort réservé à cet ouvrage, je reste avec la conscience de n'avoir laissé dans l'ombre aucune partie de l'histoire physiologique et pathologique de la fonction génératrice, et en même temps de n'avoir jamais enfreint les lois de la morale et de la chasteté, car la science a sa pudeur. — Aussi, dirai-je en terminant : si quelqu'un cherche dans cet ouvrage autre chose que de la science, s'il compte y trouver, non une intention, mais seulement un mot de luxure, qu'il n'aille pas plus loin; il serait complétement déçu dans ses espérances.

Dr FÉLIX ROUBAUD,

Rédacteur en chef de la *France médicale.*

Août 1855.

(1) Déjà en 1847, il y a aujourd'hui huit ans, je publiais dans la *Gazette des hôpitaux,* dont j'étais alors un des rédacteurs, un travail assez étendu sur l'impuissance au point de vue de la médecine légale.

TRAITÉ
DE L'IMPUISSANCE
ET
DE LA STÉRILITÉ.

PHYSIOLOGIE DE L'ESPÈCE.

Dans l'acte de la reproduction de l'espèce humaine, les deux sexes jouent un rôle également important, dont le caractère mal apprécié a donné naissance à divers systèmes ou théories que j'exposerai tout à l'heure. Ce rôle, que remplissent des organes propres à la fonction génératrice, s'exécute dans des conditions physiologiques qu'il est important de connaître, et au milieu de circonstances diverses qu'il est non moins intéressant de passer en revue, car les unes et les autres ont une action marquée, non-seulement sur l'énergie de la fonction reproductive, mais encore sur les maladies qui font le sujet de ce livre.

Ces maladies ont été confondues par beaucoup d'auteurs. Les uns, ne voyant que le but final, que le résultat à atteindre, donnent indistinctement le nom d'impuissance ou de stérilité aux états morbides, quels qu'ils soient, qui empêchent la reproduction de l'espèce : pour eux, ces deux mots sont synonymes et désignent exactement le même genre d'affections. Les autres, considérant que, dans l'acte de la génération, le rôle de la femme est en quelque sorte passif, tandis que celui de l'homme est entièrement sous l'empire de la volonté, appellent impuissant l'homme qui ne peut procréer, quelle que soit la cause de cette impossibilité, et nomment stérile la femme qui se trouve dans le même cas.

Je ne puis me ranger à aucune de ces deux opinions. La dernière repose sur une distinction grammaticale, inadmissible dans la science ; car, sous peine de tomber dans une logomachie inextricable, les mêmes états pathologiques réclament la même dénomination.

L'autre opinion semble, au premier abord, plus sérieuse, par cela même qu'elle paraît plus scientifique ; mais en parcourant le cadre nosologique de l'appareil générateur, on ne tarde pas à se convaincre qu'une plus grande exactitude doit être apportée dans la désignation des divers états qui le remplissent. Qu'on me permette de citer un ou deux exemples à l'appui de cette assertion. Les faits d'occlusion incomplète du vagin permettant la fécondation, et non l'intromission de la verge, ne sont pas rares dans l'histoire de la chirurgie : Riolan, entre autres auteurs, raconte l'histoire d'une femme qui, accusant son mari d'impuissance, fut, à la visite des experts, reconnue enceinte, quoique présentant une occlusion vaginale qui ne permettait pas le coït. Quel nom donner à cet état pathologique ? D'après les auteurs dont je combats l'opinion, les mots impuissance et stérilité seraient impropres, puisque le but final est atteint, et pourtant la copulation, cette partie importante de la fonction génératrice, ne peut avoir lieu. — D'autre part, voici deux hommes. Chez l'un, l'érection de la verge est impossible, n'importe par quel motif; impossible, par conséquent, est le coït, et, par conséquent encore, dans la majorité des cas, impossible est, de sa part, toute action fécondante ; chez l'autre, l'érection de la verge est pleine et entière, le coït s'accomplit normalement, mais l'action fécondante, par une cause quelconque, ne s'exerce pas: est-il raisonnable de placer ces deux hommes sous la même rubrique nosologique? Pour un même trait dans la physionomie, quelle dissemblance dans les autres, quel éloignement dans les caractères ! ! ! D'un côté, la fonction génératrice tout entière abolie, annihilée, détruite; avec elle, dépérissement et souvent atrophie des organes génitaux; avec elle, troubles profonds dans les facultés morales, depuis le simple sentiment de honte jusqu'à la monomanie du suicide, et qui ne sont pas sans exercer une action délétère sur les principales fonctions de l'organisme. De l'autre côté, abolition incomplète de la faculté génératrice, que n'accompagnent presque jamais des désordres dans les fonctions organiques et dans les facultés morales. L'acte copulateur, dont on ne tient aucun compte, creuse entre ces deux hommes un abîme sans fond. Non, leurs états pathologiques ne sont pas les mêmes; les symptômes qui les révèlent et les accidents qui les suivent, en font des entités distinctes, dont chacune réclame, dans le langage nosologique, une dénomination spéciale.

Cette dénomination ne doit avoir rien d'arbitraire; elle doit désigner un état exactement limité, parfaitement défini, dont je vais essayer de tracer le cadre.

La fonction de la reproduction se compose, dans les deux sexes, de deux actes tellement distincts, que pour l'exercice de l'un, la volonté est forcée d'intervenir, et que cette volonté reste entièrement étrangère à l'accomplissement de l'autre. La première est une fonction animale ou de relation, la seconde est une fonction organique ou interne, comme aurait dit Bichat. Après le rapprochement de l'homme et de la femme, pour l'exécution duquel la volonté a dû agir, tout, dans l'acte reproducteur, se passe à notre insu, et la génération se fait en dehors de notre conscience.

Cette intervention de la volonté, sans parler du sentiment voluptueux qui accompagne le coït, ne suffit-elle pas pour différencier deux actes d'une même fonction, il est vrai, et ne rend-elle pas légitime la ligne de démarcation à établir entre les états pathologiques qui mettent obstacle à l'accomplissement ou de l'une ou de l'autre? Je l'ai toujours pensé ainsi, et j'estime que le mot *impuissance* doit être donné à tout état morbide qui, chez l'homme ou chez la femme, s'oppose à l'union *physiologique* des deux sexes, c'est-à-dire au coït, et le mot *stérilité* être réservé à tout état morbide qui, chez l'un ou chez l'autre sexe, empêche la reproduction de l'espèce.

Il y a donc, d'après ces considérations que je crois très légitimes :

Une impuissance de l'homme ;

Une impuissance de la femme ;

Une stérilité de l'homme ;

Une stérilité de la femme.

En d'autres termes, les affections qui font le sujet de cet ouvrage se peuvent partager en deux groupes : le premier renferme les troubles de l'acte copulateur chez l'homme et chez la femme ; le second présente les conditions morbides qui, dans les deux sexes, empêchent l'acte fécondateur.

Cette distinction n'est point arbitraire ; elle a pour base la physiologie de la fonction génitale, et va me servir, dans les considérations générales que je vais présenter sur l'appareil reproducteur, à mieux établir ce qui est du domaine de l'impuissance et ce qui appartient à la stérilité.

CHAPITRE PREMIER.

COPULATION.

§ I. — Acte copulateur chez l'homme.

Il est incontestable que la sécrétion spermatique, c'est-à-dire l'acte testiculaire, a une action notable, non-seulement sur les changements que subit la verge dans ses dimensions, mais encore sur l'énergie de l'acte copulateur lui-même. L'exemple des castrats avant la puberté, dont les organes génitaux sont arrêtés dans leur développement, et dont les désirs vénériens et la vigueur virile sont à peu près nuls, ne permet aucun doute à cet égard.

Il serait donc logique de placer ici l'étude physiologique de la liqueur séminale ; mais si l'on fait attention que c'est à ce liquide qu'appartient toute la puissance fécondante de l'homme, on comprendra que je réserve son histoire pour le paragraphe assigné à l'acte fécondateur lui-même, et que je me concentre ici dans la seule étude des conditions de la copulation, en admettant comme normale la fonction testiculaire.

Ces conditions sont au nombre de quatre, et si parfaitement distinctes entre elles, malgré leur union intime, par leur ordre de succession et par leurs manifestations, que l'absence de l'une n'entraîne pas fatalement la suspension des autres. Pour l'accomplissement de l'acte physiologique, elles se manifestent dans l'ordre suivant : 1° désirs vénériens ; 2° érection de la verge ; 3° expulsion d'un liquide spécial ; 4° enfin, plaisir au moment de cette évacuation.

Ces circonstances ne sont pas toutes exclusivement affectées au coït ; il en est une surtout, l'éjaculation spermatique, qui est tellement essentielle à la fécondation, que je renvoie son histoire physiologique à la partie consacrée à l'examen de l'acte reproducteur proprement dit.

Je n'ai donc dans ce paragraphe qu'à m'occuper des désirs vénériens, de l'érection de la verge et du plaisir.

Les désirs vénériens ont des mobiles nombreux et variés : ils ne sont pas toujours, comme on pourrait le croire, sous l'empire de la volonté, car l'instinct qui les éveille chez les animaux à l'époque du rut, les excite également chez l'homme ; cependant, l'instinct n'a une action bien sensible que dans les premières années de la puberté, ou pendant une longue continence, ou au milieu de la vie calme et retirée des champs.

Plus tard, lorsque l'âge, l'habitude ou la satisfaction des besoins les plus pressants ont calmé les premières ardeurs de l'instinct, les désirs vénériens ne répondent plus qu'à la voix des sensations ou de l'imagination.

Tous les sens ont la puissance de les éveiller. Ceux de la vue, du toucher et de l'ouïe ont une action si directe, qu'on pourrait les appeler les sens de l'amour. L'odorat jouit aussi d'une influence décisive, et la nature a placé dans les organes génitaux de tous les animaux une odeur *suî generis* qui surexcite leur sensualité ; certains parfums possèdent le même privilége, et la galanterie sait heureusement les mettre à profit. Le goût lui-même, moins favorisé que les autres sens, éveille parfois aussi l'appétit vénérien : un de mes amis ne pouvait jamais manger de la crème fouettée sans avoir immédiatement quelque idée voluptueuse.

Cependant, malgré la réalité incontestable du pouvoir des sensations sur le développement des désirs vénériens, il faut reconnaître que, dans la majorité des cas, cette puissance est insuffisante, et qu'il lui faut le secours de l'élément moral.

Chez les animaux, c'est l'instinct qui seconde les sensations ; chez l'homme, être de raison, c'est la volonté.

La volonté exerce sur le sens génital un empire presque absolu : l'histoire d'Ulysse se bouchant les oreilles pour ne pas se laisser séduire par le chant des sirènes, est une fable poétique en contradiction avec la nature, surtout en ayant égard à l'âge et à l'expérience du roi d'Ithaque. Ne voyons-nous pas tous les jours l'homme, aussi bien que la femme, résister aux séductions les plus provocantes et sortir victorieux d'une lutte où les deux adversaires étaient les sens et l'imagination ?

Sans doute, si l'on ne se prémunit pas contre la tentation, les excitations extérieures entraîneront la volonté, car le silence de celle-ci équivaut à son consentement.

Bien plus, la volonté, par sa seule puissance et sans le secours d'aucune sensation, peut évoquer les désirs vénériens. C'est alors qu'elle éveille l'imagination, par qui le passé se ranime et l'avenir se fait réalité; grâce à elle, l'heure présente se peuple de formes indicibles que le regard caresse, que les lèvres embrassent et que les mains saisissent; fantômes gracieux dont l'existence tout à la fois idéale et réelle plonge l'âme et les sens dans l'extase voluptueuse de l'amour le plus complet. Les poëtes, les romanciers, les artistes, tous ceux enfin chez qui l'imagination occupe une large place, jouissent de la réputation méritée d'être fort enclins à l'amour; mais ce n'est point à dire qu'ils soient les plus aptes à accomplir l'acte, car nous verrons ailleurs l'influence fâcheuse que les travaux de l'intelligence exercent sur l'énergie virile. Mais tel est l'empire de l'imagination que, par sa seule force, en dehors de l'instinct et de toute sensation, elle peut non-seulement produire l'éréthisme vénérien, mais encore déterminer l'éjaculation spermatique, ainsi qu'il arrivait à un de mes camarades d'études toutes les fois qu'il pensait à sa maîtresse.

Quel qu'ait été le promoteur des désirs vénériens, ceux-ci, une fois éveillés, réagissent sur l'appareil génital, et pendant que, sous leur influence, la sécrétion spermatique augmente d'énergie, la verge subit une métamorphose presque complète, dans laquelle son volume est accru et sa direction entièrement changée.

Cette métamorphose est ce qu'on appelle l'érection, dont je vais essayer d'expliquer le mécanisme.

L'examen auquel je vais me livrer n'a pas un intérêt purement scientifique; il est, à mes yeux, d'une telle importance pratique que, seul, il nous rendra compte de certains cas d'impuissance dont les causes, méconnues jusqu'à aujourd'hui, ont été noyées dans ce vague médical dont l'ignorance entoure les fonctions du système nerveux. Telle impuissance survenant à la suite d'excès vénériens ou de masturbation, telle autre frappant un homme dont l'âge n'a pas encore marqué l'heure de la retraite, etc., etc., ne trouveront souvent d'autres explications que dans l'altération des organes servant à l'érection, sans qu'il soit besoin de recourir à l'influx nerveux dont, en dehors de certaines maladies de la moelle épinière, il est quelquefois impossible d'expliquer la diminution.

Si la science est encore, sous ce rapport, dans les langes, il en faut accuser, d'une part, l'oubli dans lequel est tenue cette partie de la médecine, et d'autre part l'incertitude qui, jusque dans ces derniers temps, faute de détails anatomiques suffisants, a régné sur le mécanisme de l'érection.

A l'époque où les esprits animaux étaient considérés

comme les moteurs de la machine humaine, on pensait que ces esprits remplissaient la verge, et que les muscles du périnée soutenaient celle-ci et la redressaient comme un bâton retenu par des cordes. Vésale consacra cette opinion en donnant à ses muscles le nom de *erectores penis*, que Winslow changea contre celui d'*ischio-caverneux*, qu'ils portent encore aujourd'hui. R. de Graaf s'éleva contre cette explication qui, malgré ses efforts, continua à être acceptée par la majorité des anatomistes.

Et cependant, ce savant était sur la voie de la vérité ; le premier il soutint et démontra expérimentalement que l'érection résulte de la présence du sang accumulé dans la verge. Ayant lié le pénis d'un chien à sa racine au moment du coït, il trouva ce corps rempli de sang et le vit revenir à sa flaccidité ordinaire lorsque le liquide en eut été expulsé. De plus, ayant injecté de l'eau par les veines honteuses dans la verge d'un cadavre, il obtint une distension et une érection plus énergiques encore que sur le vivant. Il pressentit aussi que la turgescence des corps caverneux pouvait tenir à un défaut d'équilibre entre la sortie et l'arrivée du liquide sanguin, et il se demanda quels étaient les obstacles qui s'opposaient à l'écoulement du sang veineux. Les muscles ischio-caverneux, dont il avait nié le rôle comme suspenseurs, furent, à ses yeux, les moteurs de cet obstacle. Cependant, les rapports anatomiques ne lui rendant pas suffisamment compte de cette action, de Graaf avoue que l'action de ces muscles est indirecte.

Hunter, et la majorité des anatomistes du xviiie siècle, adoptèrent cette opinion, qui est même encore partagée par quelques physiologistes de nos jours ; mais alors, comme aujourd'hui, on ne s'accordait pas sur l'obstacle qui s'opposait à la sortie du sang veineux.

Mercier prétendait en trouver l'explication dans les dispositions anatomiques des veines de la verge, qui, selon lui, se rendent toutes aux sinus de Santorini, lesquels sinus, en allant rejoindre les veines hypogastriques, forment des plexus nombreux, surtout aux faces latérales de la prostate, et que là ces sinus se trouvent comprimés pendant la contraction des muscles pelviens. Cette explication est inadmissible, comme le fait judicieusement remarquer M. Debrou; car s'il en était ainsi, des personnes affectées de rétention d'urines ou d'hypertrophie de la prostate, devraient être tourmentées par des érections continuelles, ce qui n'a point encore été noté parmi les symptômes de ces maladies.

M. Debrou, qui se range du côté de Vésale, en ce qui regarde l'action des muscles ischio-caverneux, adresse aux partisans de la stase du sang dans la verge une objection générale qui a beaucoup perdu de son importance depuis la publication des travaux de M. Kobelt, mais qui mérite cependant de trouver place ici : « Je reconnaîtrai, dit-il, que tous les auteurs qui adoptent l'une des nuances de cette doctrine admettent implicitement, sinon formellement, que l'obstacle à la sortie du sang veineux n'est que partiel et incomplet, car autrement, la gangrène du pénis serait la suite inévitable d'une stase indéfinie du sang. Mais même avec cette réserve, qui est de toute nécessité, il y a des difficultés qui sont inconciliables avec la théorie ; celle-ci, par exemple : Au commencement de l'érection, il est possible que tout le sang artériel apporté ne s'échappe point par les veines ; mais si l'érection persiste et dure longtemps, plusieurs heures, ainsi qu'on l'a vu dans certains cas de satyriasis, il faut bien qu'autant de sang sorte qu'il en entre, puisque la gangrène ne survient point. Or, si autant de sang sort qu'il en entre dans l'érection prolongée, comment admettre qu'il n'en est pas ainsi dans la turgescence ordinaire ? » Quand j'exposerai tout à l'heure la théorie qui ressort des recherches anatomiques et expérimentales de M. Kobelt, on comprendra combien cette objection perd de sa valeur, car on verra qu'il y a des contractions alternatives analogues à la diastole et à la systole du cœur, contractions qui n'empêchent pas la circulation veineuse.

J. Müller (1) a voulu faire jouer un rôle important aux capillaires artériels, répandus dans les corps caverneux, en les présentant comme constitués par de petits renflements contournés en forme de diverticules clos, et qu'il appelle *artères hélicines ;* mais on est loin d'être d'accord sur l'existence et les rapports de ces dilatations artérielles, et l'on recule devant une théorie fondée sur des bases que contestent des hommes tels que Valentin, Kraüse et Huschke.

M. Bérard, professeur de physiologie à la Faculté de Paris, se fondant sur des dispositions anatomiques notées par Müller, Valentin, Hunter et Stanley, a émis, dans ses leçons orales, une opinion d'après laquelle il existerait, dans les parois des vacuoles, des fibres contractiles sur lesquelles reposerait le mécanisme de l'érection.

Enfin, et pour en finir, Chaussier et M. Adelon rapportent la turgescence de la verge à une propriété *sui generis* dont est doué le tissu érectile, et qu'ils appellent *érectilité.* Cette manière de se tirer d'embarras est renouvelée des anciens, qui, pour expliquer la génération, admettaient une faculté génératrice inhérente à la matrice.

Dans ces derniers temps, un professeur d'anatomie à l'université de Fribourg, M. le docteur Kobelt (2), s'ap-

(1) *Encyclop. Wörterbuch der mediz. Wissenschaften* : ERECTILE GEWEBE.—*Manuel de physiologie.* Paris, 1851, t. I, p. 181.

(2) *De l'appareil du sens génital des deux sexes au point de vue ana-*

puyant sur des données anatomiques toutes nouvelles, a émis sur le sujet qui m'occupe une théorie ingénieuse et à laquelle je n'hésite pas à donner la préférence, parce qu'elle m'a rendu compte de plusieurs faits pathologiques et thérapeutiques dont il m'était impossible de pénétrer le sens.

Mais avant d'exposer le mécanisme développé par le professeur de Fribourg, il est indispensable d'aborder les considérations anatomiques sur lesquelles il repose.

« Partout où nous devons percevoir des sensations claires, nettes, bien tranchées, dit M. Kobelt, avec un caractère spécial, comme le sont celles que donnent les organes des sens, on rencontre, en tête de l'appareil, un organe principal abondamment pourvu de nerfs, véritable foyer auquel aboutissent les diverses parties qui concourent à ce but. Ce centre particulier, dont l'excitabilité est mise en jeu par les impressions extérieures ou intérieures, a sous ses ordres, comme auxiliaires, d'autres organes moins importants. »

Dans l'appareil du sens génital chez l'homme, le centre autour duquel viennent aboutir toutes les actions est le gland, et les organes auxiliaires sont : le corps spongieux de l'urètre, le bulbe et le muscle bulbo-caverneux. Quant aux corps caverneux de la verge, ils sont déchus, et avec juste raison, de leurs anciennes prérogatives et ne remplissent plus que le rôle de support et celui d'excitant pour l'autre sexe.

Voici d'ailleurs, aussi succinctement que possible, les données anatomiques qui militent en faveur de cette manière de voir.

tomique et physiologique, par le docteur Kobelt, traduit de l'allemand par le docteur H. Kaula. Strasbourg, 1851, 1 vol. grand in-8.

GLAND. — Tout le monde connaît la forme du gland,
que l'on a comparé à celle d'un cône tronqué coupé
obliquement à sa base, et dont un lacis veineux, excessivement riche en nombreuses anastomoses, constitue le paren·
chyme ; les dernières ramifications de ces anastomoses,
d'une extrême ténuité, aboutissent à la surface, et quelquefois même sur la couronne de l'organe, et simulent des
espèces de houppes veineuses qui sont l'épanouissement et
la continuation la plus fine des veines plus considérables du
corps spongieux de l'urètre.

Quant aux connexions des ramuscules veineux du gland
avec les veines voisines, M. Kobelt les décrit de la manière
suivante :

« 1° Les rameaux antérieurs et les branches de la veine
dorsale de la verge tirent leurs racines les plus ténues des
ramifications les plus délicates de ce réseau veineux, et surtout du bord postérieur de la couronne du gland, de sorte
qu'ici comme dans le foie, les dernières terminaisons d'une
veine s'abouchent avec les premières racines d'une autre
veine.

» 2° Si sur une préparation injectée on sépare le gland
de l'extrémité conique du corps caverneux de la verge, on
met à nu un réseau de veines assez considérables qui proviennent de la surface interne infundibuliforme du parenchyme du gland. De ce réseau naissent les veines qui
reparaissent sous le bord postérieur du gland comme des
rameaux plus considérables de la veine dorsale. Dans l'érection ces veines doivent éprouver, pendant leur trajet, une
compression entre le gland à l'état rigide et l'extrémité
antérieure du corps caverneux de la verge ; mais lorsque
le membre viril commence à se relâcher, elles rendent le
retour du sang, hors du gland, beaucoup plus libre et plus

facile que s'il avait lieu par les ramuscules très ténus de la veine dorsale, que nous avons mentionnés d'abord.

» 3° Du réseau veineux lui-même, situé entre le gland et le corps de la verge, partent encore d'autres veines qui pénètrent dans l'intérieur du corps caverneux ; elles établissent ainsi une communication entre le gland et l'extrémité antérieure des corps caverneux du pénis, disposition qui paraît avoir échappé à la plupart des anatomistes, bien que Bichat l'ait déjà signalée (1). »

Les artères du gland viennent principalement des artères dorsales de la verge ; elles ont cependant des communications avec les artères bulbo-urétrales et même avec les artères profondes du pénis, mais toutes communiquent avec les veines du gland, ainsi qu'Hausmann s'en est assuré sur une verge de chien injectée au mercure. On trouve encore quelquefois aussi des artères hélicines ; mais comme le système artériel ne joue pas le principal rôle dans le phénomène qui m'occupe, je ne m'étendrai pas davantage sur cet appareil, ainsi que sur les vaisseaux lymphatiques pour l'étude desquels nous renvoyons aux travaux de Mascagni, de Fohmann et de Panizza.

Il n'en saurait être de même de l'appareil nerveux ; le gland jouit d'une sensibilité si exquise que, même sans le secours de l'anatomie, on prévoit que cet organe doit être richement doté de nerfs sensitifs. Cependant, jusqu'à M. Kobelt, on connaissait fort peu la distribution et la disposition de ces nerfs dans le gland lui-même, et l'on acceptait comme article de foi cette hypothèse émise par Müller :

(1) L'extrémité qui termine le corps caverneux est arrondie, assez étroitement unie à la base du gland, qu'elle supporte, et percée d'ouvertures pour les communications vasculaires. (Bichat, *Anatom. descript.*, t. V, p. 211.)

« La majeure partie de la masse des nerfs dorsaux de la verge pénètre dans le gland, à l'endroit de la couronne et en traverse l'intérieur avec ses rameaux. Ces ramifications se dirigent vers la surface du gland et paraissent principalement destinées à cette surface douée d'une sensibilité si exquise (1). »

M. Kobelt s'est emparé du problème et a apporté à sa solution des données toutes nouvelles qu'il est impossible d'analyser : « Il résulte de mes recherches, dit-il, que ces ramuscules nerveux étant arrivés sur le bord du gland, une partie d'entre eux y pénètre directement et fournit des rameaux distincts, tandis que l'autre partie glisse sous ce bord, le traverse sans s'y arrêter, pénètre dans la concavité du gland et s'y dirige en rayons rayonnant dans toutes les directions. Ils se réunissent de nouveau dans le parenchyme de l'organe, en réseaux tellement entrelacés, qu'on serait tenté de les considérer comme des plexus ganglionnaires. Cependant, je ne suis jamais parvenu à y rencontrer les cellules ganglionnaires. Ils se dirigent ensuite vers la surface du gland, s'épanouissent de nouveau en ramuscules isolés, et forment, en se développant dans la peau de cette partie, des arcades considérables et des plexus de plus en plus ténus à mesure que l'on avance vers la superficie du gland, jusqu'à ce qu'enfin les dernières ramifications nerveuses échappent à l'œil de l'observateur; aussi n'ai-je jamais pu reconnaître avec certitude les courbures terminales de ces anses nerveuses. D'autres de ces nerfs se dirigent, en convergeant, vers la surface de la muqueuse urétrale, et traversent le gland pour se ramifier sur cette muqueuse, comme

____

(1) *Ueber die organischen Nerven der erectilen männlichen Geschlechts-Organe des Menschen und der Säugethiere.* Berlin, 1836, p. 40.

ils le font dans la peau extérieure de cet organe. En ce point j'ai vu les nerfs du gland s'anastomoser avec d'autres nerfs qui proviennent, sous forme de petits rameaux, de l'intérieur des corps spongieux de l'urètre, et qui se divisent, à leur entrée dans le gland, comme les veines de cette partie, en filaments très déliés. »

Il est incontestable, ainsi que Valentin (1) l'a montré, que quelques nerfs organiques se rendent dans le gland ; mais ils ont si peu d'importance, que leur examen serait ici une superfluité, et que leur action s'efface, pour ainsi dire, devant le rôle principal que jouent les nerfs sensitifs dont je viens de parler.

En résumé, le gland est surtout remarquable par le développement de son appareil veineux et de son appareil nerveux ; je dirai tout à l'heure combien cette double richesse correspond aux fonctions que l'organe est appelé à remplir. Pour le moment, il me reste à faire l'anatomie des organes auxiliaires, qui sont, d'après l'ordre où je vais les étudier : 1° le corps spongieux de l'urètre ; 2° le bulbe ; 3° le muscle bulbo-caverneux.

Corps spongieux de l'urètre. — Situé immédiatement autour de la muqueuse du canal de l'urètre, à laquelle il constitue une espèce de gaîne assez épaisse, se dirigeant, selon la longueur de ce conduit, depuis le bulbe jusqu'au gland, le corps spongieux de l'urètre forme un véritable *rete mirabile venosum*, dont les expansions vasculaires rampent en droite ligne et en avant, en conservant un calibre à peu près égal dans leur gaîne fibreuse commune.

Cet organe sert évidemment d'intermédiaire entre le bulbe et le gland.

(1) Valentin, Névrologie, *Encyclopédie anatomique*, traduit par A.-J.-L. Jourdan. Paris, 1843, vol. IV, p. 660.

Selon M. Kobelt, le parenchyme veineux du corps spongieux de l'urètre communique avec les veines voisines de la manière suivante :

« 1° Immédiatement derrière le gland, dit-il, dans le sillon des corps caverneux qui loge la portion spongieuse, on voit naître, de la partie latérale du corps spongieux de l'urètre, par des veines très déliées, les premiers rameaux de la veine dorsale ; ils se rendent, en entourant la convexité latérale de la verge, sur le dos de l'organe, pour s'engager dans la partie antérieure de la veine dorsale.

» 2° Lorsque sur une pièce convenablement injectée, on détache avec soin le corps spongieux de l'urètre, de la gouttière que forment les deux corps caverneux, on tombe sur un réseau veineux situé entre les gaînes fibreuses de *ces trois corps spongieux*, réseau qui n'a pas été décrit jusqu'ici. Les veines assez fortes qui entrent dans sa composition proviennent, par deux rangées presque symétriques, des troncs de la face dorsale du corps spongieux de l'urètre. Ce réseau lui-même fournit un autre ordre de rameaux veineux d'un certain calibre, qui émergent du sillon des corps caverneux, pour se diriger de là en haut, vers la veine dorsale, en passant sur la surface latérale du corps de la verge. Les rameaux postérieurs de ces veines latérales ne versent plus leur sang dans la veine dorsale ; mais se rendent, après avoir reçu les veines scrotales, sur les côtés de la base du pénis, dans un réseau veineux très riche, à peine remarqué jusqu'ici ; ce réseau se déploie sur les côtés de la racine de la verge, et communique librement, d'une part, avec les veines inguinales cutanées, et de l'autre, avec la veine obturatrice et le *plexus pudendalis*.

» 3° Les troncs, qui naissent de la face dorsale du corps spongieux de l'urètre, pénètrent en même temps dans les corps caverneux, en partie par l'intermédiaire du réseau veineux ci-dessus indiqué, en partie immédiatement au moyen d'une double rangée d'ouvertures qui longent les bords de cette gouttière. Ces vaisseaux établissent ainsi une communication veineuse entre le corps spongieux et les corps caverneux. Cette disposition a été généralement niée. Panizza, cependant, rapporte (1) qu'il a observé une rangée de communications entre les deux corps spongieux, après avoir détaché, sur des pièces injectées, le corps spongieux de l'urètre des corps caverneux de la verge. Bichat, aussi, connaissait cette communication vasculaire (2).......

» 4° Enfin, les petits troncs qui émergent sur les côtés du corps spongieux de l'urètre, reçoivent encore plusieurs veines cutanées qui naissent du frein, du prépuce et de l'enveloppe cutanée externe de la surface antérieure et inférieure de la verge. »

Aucune artère spéciale n'est dévolue au corps spongieux de l'urètre; mais le sang artériel lui arrive par les artères bulbo-urétrales qui viennent du bulbe, et dont les rameaux ont des communications assez libres avec ceux des artères dorsales et profondes de la verge.

L'appareil nerveux du corps spongieux de l'urètre est inférieur sous tous les rapports à celui que nous avons vu au gland. Selon Müller et Valentin, contre lesquels M. Kobelt n'élève aucune sérieuse objection, les nerfs de cette partie appartiennent surtout au système nerveux de la vie végétative, ce qui viendrait à l'appui de l'opinion du professeur de Fribourg, qui veut que le corps spongieux du

(1) *Osservazioni antropo-zootomico-fisiologiche*, p. 10 et 11.

(2) Uni au corps caverneux par des vaisseaux qui se voient très bien, quand on sépare l'urètre de la gouttière dans laquelle il est reçu. (Bichat, *Anatomie descriptive*, t. V.)

canal de l'urètre constitue au fond un système de conduits vasculaires, composé de nombreux sinus veineux contenus dans une enveloppe tendineuse, inexpansible, appareil dont je dirai tout à l'heure la destination.

Bulbe. — Le parenchyme du bulbe est érectile, c'est-à-dire composé d'un lacis veineux comme celui des deux organes précédents ; il se continue en avant avec le corps spongieux de l'urètre, et se termine en arrière par deux renflements latéraux hémisphériques, séparés l'un de l'autre par une dépression longitudinale située sur la ligne médiane inférieure.

Outre ces deux renflements latéraux, il existe entre eux en arrière et en haut, une troisième éminence moins large que les autres et donnant passage à la portion membraneuse de l'urètre, aux vaisseaux et aux nerfs du bulbe et aux deux conduits excréteurs des glandes de Cowper, qui sont couchées immédiatement en arrière, au milieu d'une masse veineuse.

Une enveloppe fibreuse contient partout le bulbe ; mais elle devient plus mince vers le sommet des deux hémisphères, pour leur permettre de former une saillie plus considérable lorsqu'ils se remplissent de sang.

Le parenchyme du bulbe envoie en arrière et en haut un prolongement tubiforme qui se continue à travers la portion prostatique jusque dans le col vésical, lance des ramifications rayonnantes dans les parois antérieure et inférieure de la vessie, et disparaît insensiblement entre les membranes vésicales, en s'abouchant avec les veines vésicales extérieures. Ce prolongement vasculaire se déploie très richement sur le *verumontanum*, et donne à cette éminence toutes les propriétés d'une crête érectile. Par suite de ce fait, c'est-à-dire par la présence du tissu érectile dans le *caput gallinaginis*, la vessie est armée d'un obturateur qui, pendant l'érection, empêche le sperme de tomber dans le réservoir urinaire, et rend très difficile l'expulsion des urines. Chez la femme, où ces dispositions anatomiques n'existent pas, il n'est pas rare de noter l'émission urinaire comme un des troubles qui accompagnent le coït, et Günther rappelle que chez la jument, pendant qu'elle est couverte, il y a émission d'urine et écoulement du mucus par le vagin.

D'après M. Kobelt, les veines qui ramènent le sang hors du bulbe, sont :

1° Les troncs qui perforent la paroi supérieure du bulbe derrière la bifurcation des corps caverneux, environ à 13 millimètres avant le point de jonction de la portion membraneuse de l'urètre avec le bulbe. Ces vaisseaux se dirigent en haut, derrière la symphyse du pubis jusque dans le labyrinthe veineux de Santorini : *venœ bulbo-uretrales*.

2° D'autres troncs naissent du *colliculus bulbi intermedius*, se dirigent en arrière et latéralement, et se réunissent aux veines honteuses : *venœ bulbosœ*.

Quant au sang artériel, il arrive au bulbe par six artères constantes d'un certain calibre, à savoir : les *deux bulbeuses*, les *deux bulbo-urétrales* et les *rameaux principaux des deux dorsales* de la verge. « Cet appareil, ajoute M. Kobelt, est visiblement plus riche en artères (au point de vue absolu et relatif) que les corps caverneux de la verge, organe de transmission, plus considérables cependant et plus volumineux que lui.

» Le bulbe est, au contraire, très pauvre en nerfs : il ne reçoit que des nerfs ganglionnaires, et les filets assez considérables du nerf honteux qui paraissent s'y rendre sont, selon toute apparence, destinés au muscle bulbo-caverneux, à la peau du périnée et à la surface postérieure du scrotum.»

MUSCLE BULBO-CAVERNEUX. — Ce muscle joue, dans la théorie de l'érection que j'adopte, un rôle assez important pour que j'en emprunte la description entière au livre de M. Kobelt.

« Ce muscle pair aplati, se compose essentiellement de deux couches superposées :

» 1° La couche musculaire superficielle du bulbo-caverneux naît du raphé fibreux situé sur la ligne médiane ; elle représente les derniers vestiges de la fente embryonnaire du périnée (*sinus uro-genitalis*), ou plutôt elle résulte de la réunion ultérieure des deux moitiés latérales de cette région. En effet, cette couche superficielle se subdivise en deux portions, dont les fibres confondues à leur origine, s'insèrent cependant dans des points tout à faits différents. Ainsi :

» A. Les fibres des trois quarts postérieurs de cette couche superficielle s'ajustent (en se dirigeant en avant et en dehors) autour de la surface inférieure et latérale du bulbe, et se terminent par un feuillet tendineux qui se réunit sur la ligne médiane supérieure avec le muscle du côté opposé. Cette portion du muscle embrasse donc le bulbe, sous forme d'une gaîne musculo-fibreuse, qu'on peut isoler complétement et qui doit comprimer le bulbe d'arrière en avant (*musculus compressor bulbi proprius*). Le sphincter externe de l'anus et le muscle transverse superficiel du périnée s'unissent en arrière sur la ligne médiane, à cette première portion du bulbo-caverneux.

» B. Le quart antérieur des fibres de cette couche musculaire superficielle contourne, de chaque côté, la racine de la verge, logée dans une espèce d'étranglement inaperçu jusqu'ici ; arrivé sur la face dorsale du pénis, il se termine avec les fibres du côté opposé, dans un feuillet tendineux commun qui recouvre les vaisseaux et les nerfs dorsaux. Dans ce tendon sont quelquefois comprises les fibres musculaires très courtes, que Krauss a figurées, mais qu'il a rapportées au tendon du muscle ischio-caverneux. D'après cela, l'action de cette portion musculaire ne s'étend pas seulement à la partie antérieure du bulbe, mais encore en même temps sur la racine, les vaisseaux et les nerfs de la verge (véritable *musculus bulbo-cavernosus, seu musculus constrictor radicis penis, seu compressor venœ dorsalis*).

» Toute cette couche musculaire superficielle, même dans le plus grand degré d'expansion du bulbe, ne repose sur cet organe que d'une manière très lâche ; ses fibres primitives présentent des stries transversales.

» 2° La couche profonde se compose de deux moitiés latérales symétriques ; mais elle ne s'étend que sur la protubérance postérieure du bulbe. Ses fibres naissent de l'étranglement tendineux longitudinal qui existe à la surface inférieure et postérieure du bulbe jusque vers le *colliculus bulbi intermedius ;* les fibres antérieures de cette couche se dirigent transversalement autour de l'hémisphère du côté correspondant. Les fibres moyennes recouvrent la face convexe de cet hémisphère du *colliculus intermedius bulbi ;* enfin, toutes ces fibres convergent et finissent ensemble par un tendon étroit aplati, qui s'unit au tendon du côté opposé au-devant de l'entrée de la portion membraneuse de l'urètre dans le bulbe.

» Ces deux moitiés embrassent donc, d'après cela, les deux hémisphères du bulbe à la manière d'une fronde ou d'une coiffe musculaire. Elles sont séparées de la couche superficielle par du tissu cellulaire dans lequel rampent des nerfs ; elles s'en distinguent encore par la direction et l'in-

sertion de leurs fibres. Cette couche profonde, exclusivement destinée à comprimer les deux hémisphères, pourrait
être désignée comme muscle particulier, sous le nom de
musculus compressor hemisphœrium bulbi. Ses fibres primitives présentent des stries transversales. »

CORPS CAVERNEUX. — Les corps caverneux prennent une
grande part dans le phénomène de l'érection, mais semblent
ne jouer aucun rôle dans la manifestation de la volupté.
Cette manière de voir est manifeste chez certains animaux
dont la très grande partie de la verge est constituée par un
os, comme chez l'ours, la marte, le chien, le phoque, la
loutre, le raton laveur, le blaireau, etc., etc. D'ailleurs,
quand même les nerfs, en très petit nombre, qui se rendent
aux corps caverneux, donneraient à ces parties une certaine
sensibilité, celle-ci serait toujours très inférieure à la sensibilité exquise du gland, surtout si l'on considère que les
corps caverneux du pénis sont enveloppés, comme par une
forte cuirasse, par une membrane tendineuse, dure, insensible, qui, chez certains animaux, constitue la majeure
partie de cette subdivision de la verge. Des expériences tentées par M. Kobelt sur des chiens, il résulte qu'une irritation compressive exercée des deux côtés de la verge à l'état
d'érection, si elle n'atteint pas les nerfs dorsaux, n'a pour
effet ni chatouillement voluptueux, ni mouvement réflexe
du muscle bulbo-caverneux, ni même du muscle ischio-
caverneux.

Bien évidemment, les corps caverneux n'ont d'autres
fonctions que celles de supporter les organes du plaisir, de
les introduire dans le lieu qui leur est réservé et de servir
d'excitant aux parties voluptueuses de la femme.

Jusqu'en ces derniers temps, on avait prétendu que les
racines des corps caverneux s'inséraient sur la lèvre interne

de l'ischion. M. Kobelt a le premier constaté qu'elles sont situées *au devant* de l'arcade pubienne, contre laquelle ces parties sont comme accolées, et que leur face postérieure seule repose sur les crêtes tranchantes de la lèvre externe de la branche descendante du pubis, et cela par une surface linéaire. Cette position, qu'il était important de fixer, comme on le verra dans plusieurs parties de cet ouvrage, a sollicité mon attention, et je me suis plus d'une fois assuré du fait avancé par M. Kobelt sur des verges parfaitement injectées.

J'ai également constaté sur les mêmes pièces, que chaque racine, avant de se réunir avec celle du côté opposé, présentait un renflement bulbiforme, signalé seulement par quelques anatomistes, et ignoré par le plus grand nombre. J'ai même cru remarquer que ce bulbe était plus prononcé à droite qu'à gauche, circonstance qui me paraît tenir à l'habitude de déjeter la verge à gauche, dans l'intention d'éviter la couture médiane du pantalon.

La partie antérieure des corps caverneux se prolonge et se perd dans la substance du gland ; de plus, le bord supérieur de leur cloison dépasse l'extrémité antérieure conoïde des corps caverneux, sous forme d'une gorge ouverte par en bas, sous laquelle la partie antérieure du canal de l'urètre se dirige vers son orifice cutané. De ce prolongement compacte et tendiniforme de la cloison, descendent encore, dans la couronne du gland, en dehors et en bas, deux autres prolongements ailés destinés à servir de base à ce bourrelet si sensible.

La forme générale du corps de l'organe est plutôt fusiforme que cylindrique, et sa plus grande ampleur existe dans son tiers antérieur. Dans un membre parfaitement injecté, on remarque sur toute la longueur du pénis des sillons transversaux étroits qui servent à recevoir et à fixer les branches de la veine dorsale et à les protéger contre tout frottement, contre toute compression pendant le coït.

L'écoulement du sang provenant des deux corps caverneux du pénis, se fait, d'après M. Kobelt, de la manière suivante :

« 1° De la gouttière inférieure du corps de la verge, à travers des fentes particulières, entre les fibres transversales de l'enveloppe fibreuse, naissent de nombreuses radicules, qui montent vers la veine dorsale comme des vaisseaux distincts, ou se réunissent aux veines du corps spongieux de l'urètre. Ses veines provenant de la racine de la verge, ne se rendent plus à la veine dorsale; mais les unes se déversent dans le réseau veineux situé sur le côté de la racine, et les autres remontent pour se joindre aux veines cutanées abdominales......

» 2° Sur toute la surface dorsale de la verge, sur tout le long de la cloison, de nombreux rameaux très courts émergent des corps caverneux et s'abouchent avec les rameaux et le tronc de la veine dorsale. On constate le mieux leur existence et leur origine en fendant le tronc et les rameaux de la veine dorsale; une sonde introduite dans ces vaisseaux pénètre jusque dans le corps caverneux du pénis.

» 3° De l'angle formé par la bifurcation de la racine de la verge, surgissent plusieurs gros troncs veineux, placés sur les côtés de la veine dorsale, qui se dirigent sous l'arcade pubienne et se jettent derrière celle-ci dans les plexus prostatique et vésical. Ces veines profondes du pénis paraissent être les principaux vaisseaux efférents de l'organe de transmission.

» 4° Enfin, j'ai vu encore plusieurs veines sortir de la face interne des piliers de la verge, en passant entre les

fibres des muscles ischio-caverneux, *venæ bulbosæ penis ;*
en partie, elles donnaient leur sang à la veine honteuse ; en
partie aussi, elles contournaient les racines de la verge pour
se rendre dans la veine obturatrice. »

Quant aux artères des corps caverneux de la verge,
M. Kobelt se croit en droit d'établir, d'après ses recherches,
les propositions suivantes :

« L'artère honteuse, après avoir fourni des deux côtés
l'artère bulbo-urétrale, se divise en dorsale et en profonde
de la verge ; cette dernière envoie dans la profondeur un
rameau de 1 millimètre d'épaisseur qui pénètre dans le
renflement de la racine du corps caverneux (*arteria bulbosa
penis*), et s'y divise aussitôt en un lacis vasculaire très abondant, aux ramifications ténues duquel pendent des *diverti-
culum artériels* réunis en touffes comme les fleurs de chè-
vrefeuille. Un ramuscule distinct de ce lacis se dirige en
arrière, dans l'extrémité inférieure du pilier ; un autre
rameau se rend en avant, dans l'intérieur du corps caverneux, pour s'anastomoser en cet endroit avec l'artère caverneuse de la verge.

» En effet, l'artère profonde s'unit dans l'angle de la
racine de la verge avec celle de l'autre côté, en une arcade
vasculaire très courte, de la convexité de laquelle, de
chaque côté, part une artère caverneuse du pénis, qui
pénètre, d'arrière en avant, dans le corps caverneux correspondant, et s'y prolonge jusqu'à son extrémité antérieure. De cette manière, elle fournit de nombreux rameaux
au parenchyme des corps caverneux, et contracte des anastomoses fréquentes avec sa congénère, à travers la cloison
des corps caverneux du pénis. Elle est aussi munie de diver-
ticulum artériels, qui deviennent plus rares en avant. Enfin,
des rameaux de diverses grandeurs, provenant de l'artère

dorsale du pénis, pénètrent de haut en bas dans la profondeur des corps caverneux.

» On estime facilement que ces petites artères doivent apporter dans le corps si volumineux de la verge, du sang artériel en bien moins grande quantité que ne le font les six artères assez considérables qui fournissent au bulbe, au corps spongieux et au gland. Au reste, si l'organe passif (*gland, corps spongieux et bulbe*) a besoin, pour entrer en action, d'un sang artériel vivifiant, l'organe de transmission (*verge*), au contraire, paraît plutôt être mis en jeu par la rétention du sang veineux. »

Les travaux de Tiedemann, de Mayer, de Müller, de Valentin et de M. Kobelt lui-même, nous apprennent fort peu de chose sur la distribution des nerfs dans le parenchyme des corps caverneux du pénis. On sait seulement qu'ils viennent presque tous du système sympathique ; mais on ignore si les filets qui les traversent leur appartiennent en propre.

Muscle ischio-caverneux. — Aux corps caverneux du pénis se trouve annexé le muscle ischio-caverneux. Si l'on injecte la verge et si l'on enlève le bulbe, ce muscle répond à la forme générale des piliers des corps caverneux, qu'il dépasse beaucoup en longueur en bas. Sa longueur est de 8 centimètres ; il se compose d'une partie inférieure charnue et d'une partie supérieure tendineuse. Ses faisceaux musculaires proviennent de trois points différents, sans cependant être divisés en trois chefs distincts.

La partie moyenne ou principale prend son point de départ à 30-40 millimètres, sous l'extrémité arrondie du pilier de la face interne de la tubérosité de l'ischion, se dirige en haut, soit sous la branche de l'arcade pubienne, pour se rendre sur le pilier de la verge, où elle se termine

à peu près tout entière dans un feuillet tendineux triangulaire. Ce dernier recouvre le bulbe du pilier de la verge,
de telle façon que sa base repose sur l'étranglement de la
racine du pubis. D'autres fibres musculaires partent de la
lèvre interne de l'arcade pubienne et se dirigent obliquement en avant et en haut vers le bord interne de ce feuillet
tendineux. Une troisième portion naît de la lèvre externe
de l'arcade pubienne, se dirige en haut et en avant et s'attache au bord externe de l'aponévrose triangulaire de la
première portion.

L'ischio-caverneux, ajoute M. Kobelt, n'est donc pas
un muscle rubané, mais un muscle creux, en forme de
cornet, qui renferme dans sa cavité toute la surface libre du
pilier et de son bulbe.

La nouvelle théorie explicative de l'érection, moins
encore que les déductions pathologiques qu'on en peut tirer,
sont mon excuse pour la longueur des détails anatomiques
que je viens d'exposer ; on en comprendra toute l'importance
alors que j'établirai sur ces données tout un groupe de
causes d'impuissance, et que je fonderai également sur elles
tout un système de médication.

Mais il me faut à présent poursuivre l'œuvre physiologique, et expliquer comment agissent les uns sur les
autres les divers organes que je viens de passer en revue,
pour produire, non-seulement l'érection, mais encore les
sensations voluptueuses inhérentes à l'acte de la copulation.

Lorsque l'instinct ou la volonté éveille en nous l'orgasme
vénérien, il se produit au gland une excitabilité spécifique,
sui generis, propre au sens génital ; cette excitabilité, qui
n'a aucune analogie avec la sensibilité générale, puisqu'elle

ne saurait être éveillée par l'impression des agents extérieurs, a cependant de tels rapports avec cette sensibilité que celle-ci ne tarde pas à entrer en jeu et à faire éprouver son action à l'appareil nerveux si riche du gland. La vie propre de celui-ci commence alors ; il devient pour l'individu un organe tout à fait nouveau dans lequel l'éréthisme vénérien se développe par suite des changements survenus dans sa sensibilité.

Cet éréthisme du gland appelle dans son parenchyme un afflux plus considérable de sang artériel, lequel est néanmoins insuffisant et ne détermine pas une compression intérieure assez intense et assez rapide pour produire l'excitation vénérienne. Il faut ici, dit M. Kobelt, quelque chose d'analogue au choc du cœur, un *cœur des organes sexuels.* C'est l'appareil musculaire du bulbe, inactif pendant la première période, qui, dès le début de la seconde, est mis en mouvement par l'excitation du gland : phénomène réflexe qui a pour effet la participation involontaire de cet appareil musculaire.

Ainsi, pour relier entre elles les actions diverses du gland, du corps spongieux de l'urètre, du bulbe et du muscle bulbo-caverneux, nous devons considérer tout cet appareil comme une véritable machine hydraulique, dont le jeu accroît à chaque instant la force motrice. L'éréthisme vénérien, en éveillant la sensibilité générale du gland, attire dans cette partie une plus grande quantité de sang, dont l'effet est d'augmenter suffisamment la sensibilité générale pour qu'elle aille retentir dans les centres nerveux. Par suite, l'excitabilité des muscles bulbo-caverneux est éveillée à son tour, et ses contractions, en comprimant le bulbe, chassent vers le gland, par le corps spongieux de l'urètre, un plus grand afflux de sang, lequel augmente encore la sensibilité du gland qui, à son tour, double l'énergie contractile du muscle bulbo-caverneux et, ainsi de suite, jusqu'au moment où l'émission du sperme, annonçant que la fonction est remplie, ramène le calme au milieu de tout cet appareil si violemment agité.

L'expérience, dit M. Kobelt, m'a démontré que la nature emploie effectivement ce moyen. Sur des chiens récemment étranglés ou sur le point d'être asphyxiés par la strangulation, chez lesquels j'avais mis à nu la racine de la verge depuis en bas jusque sur le muscle bulbo-caverneux, chaque fois que j'excitais le gland plus ou moins turgescent, le muscle bulbo-caverneux se contractait, par saccades, sur le bulbe rempli de sang et poussait par coups rapides le liquide à travers les conduits vasculaires du corps spongieux de l'urètre-jusque dans le gland qui arrivait ainsi à un développement complet. Souvent une seule excitation était suivie de plusieurs de ces contractions régulières rhythmiques ; durant ces alternatives de contraction et de dilatation, on voyait le sang affluer par les artères dans le bulbe, en être expulsé et porté vers le gland ; on ne saurait méconnaître une ressemblance frappante de ce mode d'action avec la *systole* et la *diastole du cœur*.

Les contractions du bulbo-caverneux sont également appréciables chez l'homme pendant le coït ; elles sont manifestement sensibles à la région du périnée et sous la symphyse du pubis.

D'autres circonstances secondaires augmentent encore la sensibilité du gland à chaque propulsion de la verge introduite dans le vagin : le prépuce est ramené sur la couronne du gland ; et le frein est tiré en arrière et en bas, de manière que la peau du gland, dont la sensibilité est déjà si fortement exaltée, se trouve tendue autant que possible par ce petit ligament et soumise à une friction immédiate avec les parois, elles-mêmes turgescentes, du vagin.

Les corps caverneux de la verge dont je n'ai pas parlé jusqu'à présent sont soumis au même mécanisme que les organes dont je viens de m'occuper. Leurs racines, que l'on peut comparer au bulbe, sont recouvertes par les muscles ischio-caverneux et comprimées par eux pendant leurs contractions déterminées par l'irritabilité du gland.

Cependant, malgré le mécanisme dont je viens de rendre compte, les nerfs du gland n'arriveraient pas à l'état de compression momentanée désirable, si le sang pouvait s'échapper de l'appareil avec chaque contraction des muscles bulbo-caverneux et ischio-caverneux.

« Pour prévenir ce dégorgement trop rapide, dit M. Kobelt en parlant de l'organe qu'il appelle passif (gland, corps spongieux de l'urètre, bulbe et muscle bulbo-caverneux), la portion antérieure du muscle bulbo-caverneux, c'est-à-dire le muscle compresseur de la racine de la verge, comprime le tronc déférent veineux principal de l'organe passif, à savoir, la veine dorsale du pénis qui passe sous son tendon ; en même temps le bord supérieur du muscle compresseur des hémisphères embrasse à la manière d'un sphincter les veines bulbeuses qui naissent du *colliculus bulbi intermedius*. De cette façon, chez l'homme, le sang est retenu dans le gland d'une double façon au moyen du même appareil musculaire, qui y détermine un afflux sanguin plus considérable, en même temps qu'il s'oppose à l'écoulement trop rapide de ce liquide. »

En ce qui concerne les corps caverneux, M. Kobelt n'a pas été plus heureux que ses devanciers dans la recherche de l'appareil de rétention pour les grosses veines profondes qui passent sous la symphyse du pubis, émergeant des corps caverneux. Cependant les expériences tentées dans ce but donnent à penser que cet obstacle existe, et M. Kobelt croit qu'il y est peut-être constitué par les petits feuillets membraneux situés sur la face interne de la gaîne fibreuse des corps caverneux, qui ferment, comme des valvules, les orifices internes de ces vaisseaux efférents.

Telle est la théorie de M. Kobelt sur l'érection et sur les sensations voluptueuses du sens génital.

Pour en faire comprendre toute la valeur au point de vue de l'impuissance et excuser ainsi les développements que j'ai donnés à son exposition, il me suffira, devançant ici un chapitre de cet ouvrage, d'indiquer la pathogénie toute nouvelle de l'anaphrodisie qui en découle.

Les phénomènes qui se produisent dans l'érection sont, dans l'ordre suivant : 1° excitation du gland; 2° afflux plus considérable de sang artériel vers cette partie ; 3° contraction des muscles bulbo-caverneux et ischio-caverneux ; 4° refoulement du sang du bulbe dans le corps spongieux de l'urètre ; 5° enfin compression de la veine dorsale du pénis par la portion antérieure du muscle bulbo-caverneux.

Si quelqu'un de ces phénomènes est entravé dans sa marche, l'impuissance se produira. Supposez que le lacis veineux qui constitue le corps spongieux de l'urètre présente des tumeurs variqueuses ou que le muscle bulbo-caverneux soit frappé de paralysie ; le sang, n'arrivant pas en suffisante quantité au gland, ne pourra continuer l'excitation primitive de celui-ci, et l'éréthisme vénérien, se lassant d'appeler en vain la sensibilité générale du gland, s'éteindra au milieu de ces efforts inutiles.

Les indications thérapeutiques seront également différentes, selon que l'on aura à combattre une varice ou une paralysie.

On verra, quand je serai arrivé à cette partie de mon travail, quelle part minime il faut faire désormais, dans l'étiologie de l'impuissance, à l'influx nerveux, ce bouclier de l'ignorance, et combien souvent l'anaphrodisie reconnaît pour cause des lésions matérielles aussi appréciables à l'observateur que celles de tout autre organe du corps humain.

§ II. — Acte copulateur chez la femme.

Chez l'homme le coït n'est complet qu'à la condition d'un sentiment voluptueux pendant l'éjaculation spermatique; de même chez la femme, la copulation n'est entière que lorsque le plaisir accompagne l'approche du mâle.

Sans doute plus favorisée que l'homme, la femme, en dehors de quelques vices de conformation et de quelques cas pathologiques que je ferai connaître ailleurs, peut toujours, du moins passivement, se prêter au rapprochement des sexes; mais si son sens génital n'est pas tiré de sa torpeur, si sa sensibilité reste étrangère à l'acte, si, en un mot, l'orgasme vénérien n'a pas porté le trouble dans son organisme, l'action copulatrice est physiologiquement incomplète, aussi incomplète que si le membre viril se contentait d'exciter le clitoris, sans pénétrer dans la cavité vaginale.

J'aurai donc à examiner la copulation chez la femme au double point de vue :

1° Du rôle que jouent ses organes dans leurs rapports avec ceux de l'homme ;

2° De la volupté qui chez elle, comme chez l'homme, complète l'acte copulateur.

L'intromission de la verge dans le vagin n'impose à la

3

femme qu'un rôle entièrement passif; la conformation de ses organes la dispense sous ce rapport de toute préparation antérieure, et pour accomplir cette partie de l'acte, elle n'a besoin ni d'excitation vénérienne, ni de désirs érotiques ; il suffit que sa volonté s'efface et livre sans opposition l'appareil copulateur.

Mais il n'en est pas de même pour la volupté qu'elle doit trouver dans le coït; ici sa volonté, à défaut de l'instinct, est nécessaire pour faire naître les désirs vénériens et rendre à la fois le plaisir plus vif et plus complet; ensuite ce plaisir est, comme chez l'homme, le résultat d'un mécanisme dont les troubles correspondent à des états morbides qui devront m'occuper plus tard.

Je dois donc ici, à l'exemple de ce que j'ai fait pour l'homme, examiner ce mécanisme tout à la fois en repos et en activité.

C'est encore à M. Kobelt que nous emprunterons la solution de ce nouveau problème (1).

L'appareil sensuel chez la femme est analogue à celui

(1) Sans vouloir en aucune façon diminuer la valeur des belles recherches de M. Kobelt, je dois à la vérité de dire que le musée anatomique de la Faculté de médecine de Paris possède, admirablement préparés, les appareils et les organes dont parle le professeur de Fribourg ; que la très grande majorité de ces pièces sont antérieures à la publication de la *Monographie* de M. Kobelt, et je citerai entre autres la préparation des bulbes du vestibule et du réseau intermédiaire, faite en 1843 par M. Jarjavay, et qui porte le n° 95. L'ouvrage de M. Kobelt n'a paru qu'en 1844 et n'a guère été connu en France que par la traduction qu'en a donnée M. Kaula en 1851. Si la plupart des détails anatomiques fournis par M. Kobelt perdent ainsi un peu de leur primeur, il reste au professeur de Fribourg tout le mérite physiologique, et il peut entièrement revendiquer comme lui appartenant en propre la théorie qu'il a su en déduire et que j'ai exposée plus haut.

que nous venons d'étudier chez l'homme, et le mécanisme
de l'un est entièrement identique avec celui de l'autre.

Le gland du clitoris, la partie la plus sensible de tout
l'appareil, est mis en relation avec les deux bulbes au moyen
d'un réseau veineux que M. Kobelt appelle réseau intermédiaire.

Les deux bulbes du vestibule, placés sur les parties latérales de l'entrée du vagin, sous les branches de l'arcade
pubienne, ont non-seulement la même fonction que nous
avons vue dévolue au bulbe de l'homme, mais encore ils
activent la copulation en resserrant l'entrée vaginale, et
par conséquent en comprimant la verge.

Ce double effet est obtenu au moyen du muscle *constrictor cunni*, qui, malgré la confusion dans laquelle sont
tombés beaucoup d'anatomistes, est l'analogue du muscle
bulbo-cavernenx chez l'homme.

Je ne reviendrai pas ici sur le mécanisme du sens génital
qui m'a longuement occupé dans le paragraphe précédent,
il est exactement le même chez la femme; seulement je
dois ne pas laisser dans l'ombre une circonstance heureuse
pour le développement de la volupté chez elle, circonstance
depuis longtemps signalée par Lieutaud, quand il disait :
« Le clitoris n'a point la direction de la verge; il se porte
dans un sens contraire, c'est-à-dire de haut en bas, sans
qu'il puisse se relever dans son action (1). » Cette direction
du clitoris, déterminée par les éléments anatomiques qui
l'entourent, en déjetant son gland au-devant du rebord supérieur de l'entrée vaginale, augmente les frottements que
la verge est appelée à exercer sur l'organe le plus sensible
de l'appareil génital chez la femme, et accroît par consé-

(1) *Essais anatomiques*, vol II, p. 310.

quent chez elle la somme des voluptés qui lui est dévolue.

Le vagin, quoique moins bien doté que l'appareil dont je viens de parler, est cependant pourvu d'un tissu érectile qui rampe dans toute sa longueur, entre les diverses membranes qui le constituent. La partie la plus étroite de ce conduit se trouve à l'entrée, circonstance remarquable au point de vue du plaisir chez l'homme et chez la femme. Enfin, la volupté de cette dernière est encore augmentée par la présence des poils qui garnissent le mont de Vénus, et dont l'influence sur la sensibilité de cette partie n'avait pas échappé à Carus (1).

§ III. — Copulation.

Dans les deux paragraphes précédents j'ai fait connaître séparément, dans chaque sexe, l'appareil qui sert à leur rapprochement, et j'ai essayé, d'après M. Kobelt, de rendre physiologiquement raison des sensations voluptueuses que l'un et l'autre éprouvent dans la satisfaction de leurs désirs vénériens.

Il nous faut maintenant assister à ce rapprochement, étudier : 1° le double mécanisme que j'ai décrit, et 2° l'ébranlement que l'exercice de la fonction génitale imprime à tout l'organisme ; en un mot, il me faut parler du coït, de la copulation proprement dite.

Étudié dans la sphère des organes copulateurs, c'est-à-dire examiné dans les phénomènes purement locaux, le coït ne peut avoir lieu qu'après une période de préparation pendant laquelle les organes des deux sexes entrent en érection sous l'influence de l'éréthisme vénérien. Quand le membre viril pénètre dans le vestibule, le gland du pénis

(1) *Physiologie*, vol. III, p. 55.

vient heurter le gland du clitoris qui, placé à l'entrée du canal copulateur, peut céder et se fléchir à la faveur de sa position et de l'angle que fait son corps. Après cette première excitation des deux foyers sensitifs, le gland pénien glisse sur le rebord des deux bulbes, par un mouvement brusque et saccadé ; le collet et le corps du pénis sont embrassés par la saillie de ces bulbes ; le gland, au contraire, qui s'est avancé plus loin, est en contact avec la surface fine et délicate de la muqueuse vaginale, rendue elle-même élastique par la doublure que lui constitue le tissu érectile que j'ai dit ramper entre ses membranes. Cette disposition, en permettant au vagin de se mouler sur le volume de la verge, augmente encore la turgescence, et par conséquent la sensibilité du clitoris, en forçant le sang, chassé des parois du vagin, de se rendre, en partie du moins, aux bulbes du vestibule, à travers les veines émissaires dépourvues de valvules, et de parvenir ainsi, d'une manière médiate et directe, jusqu'au clitoris. A son tour, la turgescence, et par conséquent la sensibilité du gland pénien, est accrue par l'action compressive du tissu vaginal de plus en plus turgescent et par celle des deux bulbes du vestibule.

De plus, le clitoris, abaissé fortement et porté à la rencontre de la face dorsale du gland et du corps de la verge, par la portion antérieure du muscle compresseur, subit de la part du pénis et lui inflige à son tour des frottements voluptueux, de sorte que chaque mouvement de copulation influe à la fois sur les deux sexes, et concourt, au point culminant de cette excitation mutuelle et réciproque, à amener d'un côté l'éjaculation et de l'autre la réception de la liqueur séminale dans la matrice.

M. Kobelt, en terminant sa monographie, se croit en mesure de décider auquel des deux sexes appartient la plus grande somme de volupté dans l'acte vénérien. Je ne sais, en présence de toutes les circonstances qui influent sur le sens génital, s'il est possible de résoudre *à priori* un semblable problème. Cependant la question a trop souvent occupé des hommes sérieux, pour que je ne fasse pas connaître la pensée de M. Kobelt, résumée ainsi dans une note finale : « Avec ces données anatomiques et physiologiques, dit-il, si nous essayons de résoudre la question, controversée tant de fois, relativement à la somme de volupté ou d'orgasme qui revient à chacun des sexes dans l'acte de la copulation, nous trouverons, quant à l'individu féminin, que la dimension considérable de ses bulbes, comparée au volume du gland du clitoris, que leur action immédiate sur cet organe, que la compression énergique qu'ils éprouvent de la part de la verge, et surtout le grand nombre de nerfs concentrés dans un si petit espace (*multum in minimo*), tout cela joint à la grande sensibilité générale de la femme, sont autant de raisons pour nous faire admettre que la part qui lui revient est la plus considérable. »

Plus tard, lorsque j'étudierai l'influence du tempérament, de la constitution et d'une foule de circonstances tant particulières que générales, on se convaincra que si la question de la différence de volupté entre les deux sexes n'a pas encore reçu une solution convenable, on se convaincra, dis-je, que la question est insoluble au milieu de toutes les conditions diverses dont on ne peut faire une abstraction entière ; et cela est si vrai, qu'il est très difficile de dresser le tableau exact et complet des phénomènes généraux qui accompagnent le coït : tandis que chez l'un la volupté se traduit par quelques tressaillements à peine sensibles, elle atteint chez l'autre le paroxysme de l'exaltation tant morale que physique. Les nuances, entre ces deux états extrêmes, sont infinies : la circulation s'accélère, les artères battent fortement; le sang veineux, arrêté dans les vaisseaux par la contraction des muscles, augmente la chaleur générale, et cette stagnation, plus prononcée au cerveau par la contraction des muscles du cou et le renversement de la tête en arrière, détermine une congestion cérébrale momentanée, pendant laquelle l'intelligence se perd et toutes les facultés s'anéantissent. Les yeux, violemment injectés, deviennent hagards, et rendent le regard incertain, ou, dans la majorité des cas, se ferment spasmodiquement pour éviter le contact de la lumière.

La respiration, haletante et entrecoupée chez quelques-uns, se suspend chez quelques autres par la contraction spasmodique du larynx, et l'air, quelque temps comprimé, se fait enfin jour au dehors, à travers des paroles sans suite et des mots inconnus.

Les centres nerveux, congestionnés comme je le disais tout à l'heure, ne communiquent plus que des sensations et des volitions confuses : la motilité et la sensibilité accusent un désordre inexprimable ; les membres, saisis de convulsions et quelquefois de crampes, s'agitent dans tous les sens, ou se tendent et se roidissent comme des barres de fer ; les mâchoires, serrées l'une contre l'autre, font grincer les dents, et quelques personnes portent le délire érotique si loin, qu'oubliant le compagnon de leurs voluptés, elles mordent jusqu'au sang une épaule qu'on a l'imprudence de leur abandonner.

Cet état frénétique, cette épilepsie et ce délire durent peu d'ordinaire ; ils suffisent cependant pour épuiser les forces de l'organisme, surtout chez l'homme où cette surexcitation se termine par une évacuation de sperme plus ou moins abondante. Une prostration arrive alors, et d'autant plus forte que l'éréthisme a été plus violent. Cet abattement subit, cette faiblesse générale et cette tendance au sommeil qui s'emparent de l'homme après la consommation de l'acte, sont incontestablement dus à l'émission de la liqueur séminale, car la femme, quelque énergie qu'elle ait apportée dans le coït, n'éprouve qu'une lassitude passagère incomparablement inférieure à la prostration de l'homme, et qui lui permet bien plus rapidement qu'à ce dernier la répétition de l'acte. « *Triste est omne animal post coitum, prœter mulierem gallumque,* » a dit Galien, je crois, et cet axiome est essentiellement vrai pour l'espèce humaine.

A partir de ce moment, la fonction génératrice échappe à notre conscience; le rôle de l'homme est fini, celui de la femme commence à devenir réellement actif. Mais tout, au début, se passe encore à son insu; ce ne sera que plus tard, alors que la formation mystérieuse d'un nouvel être sera consommée, qu'elle acquerra la connaissance des droits et des devoirs nouveaux qui lui sont dévolus par la nature. Mais, pour la formation de ce nouvel être, l'homme et la femme n'ont rempli qu'une bien faible partie de leurs obligations par le coït que je viens de décrire; car la mission principale de l'un est le dépôt, dans les organes de l'autre, d'une liqueur prolifique, sans laquelle la reproduction est impossible.

Nous allons donc étudier cette seconde partie de la fonction génitale, tant chez l'homme que chez la femme, et compléter ainsi ce qu'on appelle dans la science la *physiologie de l'espèce.*

CHAPITRE II.

FÉCONDATION.

§ I. — Acte séminal.

Avant de faire connaître la composition du sperme, et le rôle que joue chacun de ses éléments dans l'acte de la fécondation, il me semble plus rationnel d'assister d'abord à sa sécrétion, et à sa translation depuis le testicule jusqu'au canal de l'urètre, et de ne nous occuper de lui que lorsque nous serons parvenus à l'amener au dehors à travers tous les obstacles dont sa marche est semée.

Nous aurons donc à examiner le sperme aux points de vue : 1° de sa sécrétion ; 2° de son excrétion ; 3° de sa composition.

A. *Sécrétion du sperme.*

Le testicule est composé d'éléments tubulés qui se terminent tantôt en cul-de-sac, tantôt par des anastomoses des conduits entre eux. La disposition anatomique des conduits séminifères permet de penser que la sécrétion se fait dans toute leur étendue, et que la quantité de cette sécrétion est très minime, si l'on a égard au petit volume de ces glandes, au nombre et à la ténuité des conduits séminifères, au peu de sang qu'y apportent les artères spermatiques où la circulation est ralentie, et à la longueur et à l'étroitesse des canaux déférents. Cette quantité paraîtra encore plus faible, si l'on se rappelle que, chemin faisant, une foule de glandes viennent mélanger leurs produits à la liqueur séminale. Cependant la sécrétion spermatique est accrue dans certaines circonstances, comme par exemple sous l'influence des excitations vénériennes, de certains aliments ou de certaines substances.

L'appareil sécrétoire du testicule ne laisse aucun doute sur sa tendance à opérer un mélange intime du sperme ; sans parler des anastomoses qui s'établissent à l'extrémité des conduits, les canalicules contournés, lorsqu'ils sont arrivés à une ou deux lignes de distance du réseau du testicule, cessent d'être flexueux ; plusieurs s'unissent ensemble et forment alors les *canalicules séminifères droits*, qui sont au nombre de plus de vingt. Ces conduits s'anastomosent ensuite en réseau, et, en traversant l'albuginée, forment le réseau de Haller, où le sperme se mélange encore. De l'extrémité supérieure du réseau de Haller partent à travers l'albuginée des canalicules un peu moins nombreux que les canalicules droits ; on les nomme *conduits spermatiques efférents*, et l'on en compte ordinairement neuf ; chacun de ces canaux, en se contournant, forme un cône et va toujours en diminuant de calibre du côté de l'épididyme, sans présenter des valvules, comme le croyait Prochaska.

La force qui fait circuler le sperme dans cette partie du trajet qu'il doit parcourir, ne peut être que la *vis à tergo* ; car les parois des conduits n'offrent pas d'éléments susceptibles de contractions ; il est également présumable qu'il y a en même temps un effet de capillarité, puisque le sperme chemine contre les lois de la pesanteur. Dans tous les cas, sa marche est excessivement lente, pour permettre, sans doute, aux animalcules de parcourir toutes les phases de leur développement, avant d'arriver dans un lieu où peut-être ils ne trouveraient plus les conditions nécessaires à leur accroissement.

B. *Excrétion du sperme.*

Je partagerai en deux étapes la route que parcourt le
sperme depuis le testicule jusqu'au dehors. La première
comprendra l'espace compris entre l'épididyme et les vésicules séminales, et la seconde depuis ces dernières jusqu'à
la sortie de la liqueur prolifique par le canal de l'urètre.

1° Pour se rendre du testicule dans les vésicules séminales, le sperme traverse l'épididyme et le canal déférent.
Dans l'épididyme, il parcourt des canaux flexueux très rap-
prochés les uns des autres, et dont la longueur est quarante
fois plus grande que celle de l'épididyme. Dans le canal
déférent, qui fait suite à l'épididyme, le sperme ne parcourt
plus qu'un conduit sans flexuosités, mais qui s'élève jusqu'à
l'anneau inguinal, où il forme une anse, dont la convexité
regarde en haut; puis il descend, en abandonnant la paroi
antérieure du bassin, vers le bord latéral de la vessie; se
rapproche beaucoup, surtout à la partie postérieure de la
prostate, de celui du côté opposé, et finit par se jeter,
presque verticalement, dans le bord interne de la vésicule
séminale.

En parcourant le long trajet que je viens de décrire, le
sperme rencontre des obstacles multipliés à sa marche :
c'est d'abord le réseau de Haller; plus loin, c'est l'épididyme avec ses mille flexuosités; plus loin encore, c'est le
canal déférent dont la longueur est si considérable et le
calibre si étroit, et dans lequel la viscosité du liquide donne
souvent naissance à des obstructions; je montrerai plus tard
avec quelle facilité les canaux de l'épididyme s'oblitèrent
sous l'influence de certaines maladies, oblitérations qui
déterminent fatalement alors la stérilité.

Pour vaincre les obstacles que je viens d'énumérer, la nature recourt à trois forces : 1° la capillarité ; 2° la *vis à tergo*, qui est tellement considérable, que, si à l'époque du rut, on lie le canal déférent, celui-ci se rompt au-dessous de la ligature ; 3° la force élastique des parois du conduit, dépendante d'une tunique musculeuse d'un jaune brunâtre, composée, d'après Leeuwenhoeck, J.-F. Meckel, Cowper, E.-H. Weber, Huschke, de fibres longitudinales et de fibres circulaires. D'après ce dernier auteur, ces fibres seraient surtout de nature élastique, et cette tunique devrait plutôt à son élasticité qu'à sa contractilité musculaire, la propriété de contribuer à la propulsion du sperme.

D'autres forces secondaires contribuent encore à la marche du fluide prolifique, entre autres, les contractions alternatives du crémaster, le décubitus horizontal, les mouvements d'élévation et d'abaissement du testicule correspondant à la respiration, etc., etc.

2° La seconde étape, qui marque la fin du trajet que parcourt le sperme pour arriver au dehors, est remplie par les vésicules séminales, les canaux éjaculateurs et le canal de l'urètre, auxquels sont annexés la prostate, les glandes de Méry ou de Cowper et les follicules de Littre.

Il importe ici de nous arrêter un instant à chacun de ces organes, et d'étudier leur mécanisme d'une manière toute spéciale.

Vésicules séminales. — Le rôle des vésicules séminales n'est pas le même pour tous les auteurs. Les uns en ont fait des glandes et les autres les ont considérées exclusivement comme les réservoirs du sperme.

Ceux qui ont soutenu que les vésicules séminales n'étaient que des glandes sont : Th. Wharton, Dehorne, Swammerdam, Harder, Dan. Tauvry, R. Wagner ; mais c'est à

Hunter (1), surtout, que cette opinion doit son éclat. Les arguments sur lesquels il se fonde sont : 1° La présence dans les vésicules séminales d'un liquide différent de celui qui se trouve dans le canal spermatique ; 2° l'identité des liquides contenus dans les deux vésicules séminales d'un homme ayant depuis longtemps perdu un testicule ; 3° l'existence, chez certains animaux, d'un conduit spécial de la vésicule, qui ne s'abouche pas avec le canal déférent ; 4° la présence de liquide dans les vésicules séminales de personnes faibles et de vieillards, et des autres individus après le coït ; 5° enfin, une douleur testiculaire après des excitations vénériennes, sans consommation de l'acte : preuve évidente, dit Hunter, que ce qui est fourni dans la copulation vient du testicule, et qu'il n'y a pas de réservoir pour le liquide qui devait être éjaculé.

L'opinion contraire, c'est-à-dire celle qui veut que les vésicules séminales soient exclusivement des réservoirs du sperme, a pour défenseurs : Rondelet, Fallope, qui découvrit ces organes chez l'homme ; de Graaff, Sœmmerring, Brugnonne, J.-F. Meckel, Prévost et Dumas, Burdach, Panizza, E.-L.-F. Weber, Gurlt et J. Davy.

L'une et l'autre de ces deux manières de voir sont trop exclusives. Les vésicules séminales sont tout à la fois des glandes et des réservoirs : elles sont des glandes parce que l'anatomie montre des follicules nombreux dans leur membrane muqueuse, et parce que les observations de Hunter sont exactes et parfaitement concluantes en faveur de cette opinion ; mais elles sont aussi des réservoirs du sperme, parce qu'une injection poussée par le canal déférent arrive jusqu'à elles, parce que le liquide qu'elles renferment

_____

(1) *OEuvres* de J. Hunter, trad. par Richelot. Paris, 1843, t. IV, p. 82.

présente au microscope des animalcules spermatiques, ainsi que l'ont attesté Baer, Valentin, Weber, etc.

Enfin, des recherches toutes récentes d'anatomie pathologique, entreprises par M. Gosselin, à l'occasion de l'oblitération des épididymes consécutive à l'inflammation de ces organes, ne laissent aucun doute sur le double rôle assigné aux vésicules séminales. Qu'on me permette de reproduire ici les conclusions physiologiques que cet expérimentateur tire de ses recherches, sur lesquelles je reviendrai ailleurs quand j'étudierai les causes de la stérilité : « On conjecture bien, dit-il, depuis les travaux de Hunter, que celui (le liquide) qui vient des testicules est peu abondant, et que la plus grande quantité provient des vésicules séminales, qui ont reçu en dépôt, depuis un temps plus ou moins long, le produit testiculaire. Mes observations me paraissent démontrer que cette conjecture est une réalité, et même que la quantité de liquide testiculaire est encore plus faible qu'on n'est disposé à le croire. On y remarque, en effet, deux phénomènes capitaux : 1° les éjaculations sont aussi abondantes, malgré l'oblitération des voies spermatiques, que dans les cas où ces dernières sont libres ; 2° la distension du canal épididymaire par le sperme ne donne pas à ce canal des proportions très considérables, et n'occasionne pas de souffrances sur le vivant. Sans doute, il se fait une résorption ; mais si la sécrétion testiculaire était aussi active qu'on le suppose généralement, cette résorption ne serait pas assez rapide pour empêcher si complétement les effets de la distension. Il ressort de ces deux points que la quantité habituellement fournie par les testicules est très faible, quoiqu'elle soit la plus importante.   .   .   .   .   .

.   .   .   .   Quant à la composition du liquide éjaculé, il résulte de mes observations que, dans les cas d'oblitération,

il a la même couleur, la même odeur, la même consistance
qu'à l'état normal ; la seule différence est donnée par l'examen microscopique, qui démontre l'absence des spermatozoïdes dans un cas, leur présence dans l'autre. Il est donc
permis d'établir que, normalement, le testicule ne donne
pas autre chose au produit de l'éjaculation que la substance
fécondante, caractérisée par les animalcules, et que les
matériaux au milieu desquels ceux-ci sont plongés se
développent et vivent, proviennent surtout des vésicules
séminales. C'est au produit de ces dernières que le sperme
doit, en réalité, sa couleur, son odeur et toutes les substances
que l'analyse chimique y fait découvrir (1). »

Quoi qu'il en soit, le rôle que jouent les vésicules séminales dans l'éjaculation spermatique est identique avec celui
de la vésicule biliaire dans l'excrétion du produit fourni
par le foie. Le réservoir spermatique se contracte d'une
manière lente et chasse le liquide qu'il contient dans les
canaux éjaculateurs. Cette contraction est effectuée au
moyen d'une couche de tissu musculaire qui entre dans la
composition de ses parois, et qui, appartenant à la vie organique, ne se contracte pas d'une manière brusque et sac-
cadée comme les fibres d'un muscle de la vie animale.
Pressé de toutes parts, le liquide ne peut refluer dans le
canal déférent à cause du sperme qui y arrive en plus grande
abondance, et est forcé de s'échapper par l'ouverture postérieure des canaux éjaculateurs admirablement disposée
pour cet effet.

Canaux éjaculateurs. — Il résulte de la disposition
anatomique des conduits éjaculateurs, ainsi que de l'étroitesse de leur diamètre et de la direction oblique de leur
orifice, que dans l'état de tranquillité et de santé, ces par-

(1) *Archives générales de médecine*, septembre 1853.

ties éprouvent une compression assez forte pour empêcher le sperme de couler des vésicules séminales dans l'urètre ; mais lorsque le sperme les a pénétrés, ils doivent, au moyen de la contraction de leurs fibres, contribuer à favoriser sa marche vers le canal de l'urètre.

Canal de l'urètre. — Grâce au réseau veineux que nous avons vu entourer la muqueuse de l'urètre et qui constitue le corps spongieux dont j'ai longuement parlé en rendant compte du mécanisme de l'érection, le canal de l'urètre se trouve largement ouvert dans toute sa longueur pendant la turgescence du membre, et, par conséquent, admirablement disposé pour donner un libre passage à la liqueur prolifique.

Mais son rôle n'est pas entièrement passif ; il s'accomplit du côté de la prostate, sur le *verumontanum* même, un phénomène curieux de turgescence qui empêche tout à la fois le sperme de tomber dans la vessie et l'urine de sortir de son réservoir. J'ai décrit plus haut ce phénomène, auquel il est inutile de revenir ici.

Après avoir franchi les deux ouvertures antérieures des conduits éjaculateurs qui s'ouvrent, ainsi qu'on le sait, sur les parties latérales et antérieures du *verumontanum*, et avoir pénétré dans le canal de l'urètre, le sperme s'accumule-t-il dans ce canal ou en est-il chassé immédiatement ? On n'a pas craint d'avancer que le bulbe n'était autre chose qu'un réservoir dans lequel s'amoncelait le sperme pendant la copulation, pour être lancé tout à coup en saccades par les contractions du muscle bulbo-caverneux. Cette opinion de l'élargissement de la portion bulbeuse du canal de l'urètre est contredite par un examen de M. Kobelt, qui a pris l'empreinte exacte de la lumière du canal ; l'élargissement qui se fait à partir de la portion membraneuse a lieu d'une manière régulière, continue, et c'est par la seule présence

du sperme dans le bulbe que les muscles de l'urètre se contractent et chassent en avant la liqueur prolifique.

Mais on se demande alors s'il n'y a pas une espèce de
contradiction entre la ténuité de canaux éjaculateurs et la
quantité assez considérable de liquide chassé par l'éjaculation. Sans doute, l'objection aurait quelque gravité, si l'on
ne savait que la plus grande partie du liquide éjaculé n'est
pas de la semence, et n'est autre chose que le produit des
différentes sécrétions glandulaires dont il me reste à parler.

Le fluide prostatique est un liquide filant, transparent,
hyalin, qui se mêle au sperme au moment de son émission,
et dans lequel Kraüse a trouvé des flocons troubles, contenant
des granulations de 1/900ᵉ à 1/300ᵉ de ligne de diamètre.
Il n'a point encore été soumis à l'analyse chimique et il est
assez difficile de dire l'influence qu'il peut avoir dans la
fécondation.

Un autre liquide, sécrété par les glandes de Cowper ou de
Méry, vient également se mêler au sperme. D'après Kraüse,
il est filant, clair, visqueux ; il contient quelques flocons
dans lesquels sont amassés des granulations de 1/900ᵉ à
1/370ᵉ ; il a, par conséquent, une grande analogie avec le
fluide prostatique. « De même que le fluide prostatique
fraie la voie au sperme dans les portions prostatique et membraneuse, dit Huschke, de même le liquide des glandes de
Cowper les garantit de l'urine qui pourrait être restée dans
les portions bulbeuse et spongieuse du canal. »

Les follicules de Littre et de Morgagni sécrètent à leur
tour un liquide qui lubrifie les parois du canal et se mêle
aussi au sperme.

Parvenu dans la portion membraneuse du canal de
l'urètre où il est déjà mélangé avec les divers liquides que
je viens d'énumérer, le sperme s'échappe au dehors par

4

saccades, comme chassé par les contractions alternatives d'un muscle. Ce muscle existe-t-il réellement? Jusque dans ces derniers temps on a voulu faire jouer ce rôle au muscle bulbo-caverneux.

M. Kobelt, dont je ne saurais trop citer les ingénieuses investigations, réfute cette opinion par des raisons physiologiques et par l'anatomie comparée, et conclut que l'on ne peut rapporter cette action qu'au seul muscle de l'urètre, c'est-à-dire à cette couche musculaire qui, dans les deux sexes, chez l'homme comme chez les animaux, enveloppe dans toute son étendue la portion membraneuse de l'urètre avec ses fibres circulaires. « C'est aussi dans sa circonscription d'action, continua-t-il, que viennent se déverser, chez les mâles, les produits des canaux séminifères, des vésicules séminales, des vésicules séminales accessoires, de la prostate, tous les produits destinés à être portés au dehors. »

Cuvier, qui avait examiné cette couche musculaire dans toute une série d'animaux, lui donne le nom d'*accélérateur de la marche de l'urine et du sperme*, et s'exprime ainsi à son sujet : « On prévoit qu'elle doit avoir pour usage, en contractant la première portion du canal de l'urètre, d'en expulser la semence et de servir ainsi à l'éjaculation : voilà pourquoi, sans doute, elle est si épaisse dans les animaux dont la verge est fort longue, tels que les ruminants, etc., et dans ceux qui ont ce même organe fort court, tels que les chats. Dans le premier cas, il fallait une grande force pour chasser la semence à travers un si long canal ; il en fallait une également très grande dans le second, afin que ce liquide, qui n'aurait pas été porté assez avant par cette courte verge, fût lancé loin de cet organe, jusqu'au lieu où il doit atteindre (1). »

____

(1) *Anatomie comparée*, vol. V, p. 78.

Pourtant M. Kobelt ajoute en note : « Je ne refuse pas au bulbo-caverneux toute espèce d'action sur ces fluides ; mon but est seulement de démontrer que ce n'est pas là sa véritable fonction. »

C. *Composition du sperme.*

Le sperme est un liquide épais, filant, d'une couleur blanchâtre, plus pesant que l'eau, d'une odeur spéciale, *sui generis*, d'une réaction légèrement alcaline, qui est due peut-être au fluide prostatique, soluble dans l'eau et les acides, coagulable par l'alcool. Abandonné à lui-même, il laisse déposer des prismes à quatre pans, terminés par de longues pyramides quadrangulaires et groupés en étoiles, qui sont du phosphate calcaire et du phosphate ammoniaco-magnésien. Ensuite il se dessèche en une lamelle jaune fendillée, insoluble dans l'eau, et répand une odeur de corne brûlée. Il a donné à l'analyse chimique de Vauquelin :

Eau.	900
Mucilage animal.	60
Soude	10
Phosphate de chaux.	30

L'examen microscopique a fourni des résultats plus rigoureux que l'analyse chimique, il a fait constater dans le sperme : 1° une partie fluide ; 2° des globules analogues aux globules muqueux ; 3° des granules élémentaires ; 4° et par-dessus tout une innombrable quantité de corpuscules mouvants, filiformes, que l'on appelle *spermatozoïdes, zoospermes, animalcules spermatiques*, etc., etc.

Je ne m'occuperai ici que des spermatozoïdes qui con-

stituent la partie réellement fécondante de la liqueur séminale.

Les spermatozoïdes ont été découverts, en août 1677,
par un jeune étudiant allemand, Louis Hamm. Leeuwenhoeck, à qui ils furent montrés, en fit l'objet de ses études,
et peu de temps après, Hartsœker les décrivit pour la première fois dans le *Journal des savants*. Ils se rencontrent
chez tous les animaux à l'époque du rut, et n'apparaissent
chez l'homme qu'à l'âge où s'établit la fonction génératrice.
Ceux de l'homme, comme ceux d'un très grand nombre
d'animaux, présentent une partie renflée à laquelle on a
donné le nom de *corps* ou de *tête*, et un filament que l'on
désigne sous le nom de *queue;* la tête est ovoïde et un peu
aplatie; la queue, faisant suite à la grosse extrémité du
corps, est assez épaisse à son origine, s'amincit peu à peu
et se termine par un filament très délié. A un grossissement
de 300 ou 400 fois, on voit que leur longueur totale est
de 1/20ᵉ de millimètre, et que le grand diamètre de leur
tête est de 1/200ᵉ à 1/300ᵉ de millimètre.

Quand on les observe au microscope, les animalcules
spermatiques se font surtout remarquer par la rapidité
et la nature de leurs mouvements : ils ne suivent aucune
direction déterminée ; ils vont en avant, reviennent en
arrière, plongent au fond du liquide ou arrivent à sa
surface, se heurtent, se croisent entre eux, passent entre
les lamelles épithéliales ou les globules muqueux qui les
environnent ; en un mot, ils semblent obéir à une impulsion
volontaire. D'après Henle, ils peuvent parcourir un espace
de 2 centimètres en sept ou huit minutes. Ce mouvement,
qui paraît être produit par les ondulations de l'animal, cesse
après quelques instants, sous l'influence du froid, d'une
température élevée ou du dessèchement; mais en dehors de

ces circonstances défavorables, les spermatozoïdes peuvent pendant plusieurs heures manifester leur existence ; Wagner assure même qu'il a noté ces signes de vie après vingt-quatre heures.

Cependant les animalcules spermatiques, observés dans les organes de la femme qui les doivent normalement recevoir, vivent un temps beaucoup plus long dans ces organes ; plusieurs observateurs ont acquis cette certitude, en examinant le sperme trouvé dans le vagin, et surtout dans l'utérus et les trompes de Fallope. Leeuwenhoeck pensait que les spermatozoïdes pouvaient se mouvoir dans ces organes pendant huit jours ; Prévost et Dumas ont vu les zoospermes s'agitant encore, dans les trompes de chienne, sept jours après le coït, et M. Bischoff a observé le même phénomène dans les trompes de lapines, huit jours après l'accouplement.

La motilité des animalcules spermatiques est diminuée et même détruite par certaines circonstances que les observateurs ont notées ; parmi elles je citerai le froid, le chaud, l'électricité par décharge, les acides, l'acide cyanhydrique (Prévost et Dumas), la strychnine (Wagner), les narcotiques, le mucus vaginal dont l'acidité est augmentée, et le mucus utérin dont l'alcalinité est plus prononcée (Donné) ; d'un autre côté, le mucus, la salive, le lait, le pus (Donné), l'urine (Wagner), n'ont aucune influence sur cette même motilité.

On a également remarqué que les spermatozoïdes n'ont pas toujours la même énergie, la même densité, les mêmes dimensions depuis le moment où ils se rencontrent dans le testicule, jusqu'à celui où on les examine après le coït. Ils peuvent être plus ou moins nombreux, très rares, remplacés par des produits incomplets, et même manquer complétement chez certains malades. M. Duplay dans un travail dont j'aurai à m'occuper plus tard (1), avance que la sécrétion spermatique s'effectue encore chez les vieillards de quatre-vingt-six ans, quoiqu'elle soit moins abondante que chez l'adulte, et que, contrairement à l'opinion généralement admise, les spermatozoïdes se retrouvent encore dans leur liqueur séminale. Enfin, dans ses recherches sur l'oblitération des voies spermatiques (2), M. Gosselin a constaté que le nombre des animalcules va en augmentant, depuis le testicule et l'épididyme, où ils sont très rares, jusqu'aux vésicules séminales, où ils sont très nombreux.

La nature des spermatozoïdes est vivement controversée aujourd'hui. Les premiers observateurs, Leeuwenhoeck, Spallanzani, etc., n'élevaient aucun doute sur leur animalité, et, s'appuyant sur cette opinion, Ehrenberg les plaça parmi les microzooaires suceurs, tandis que Czermak, les faisant rentrer dans les infusoires, classa les uns dans les vibrionides, les autres dans les cercaires, etc., etc.

Leur organisation a été diversement décrite par les auteurs. Valentin a signalé dans les spermatozoïdes de l'ours un suçoir antérieur, un anus, des vésicules stomacales ou des circonvolutions d'intestin. Gerber assure avoir distingué des organes de génération dans les spermatozoïdes du cabiai. Schwann prétend qu'il existe, au centre de la tête des spermatozoïdes de l'homme, une ventouse ou un suçoir analogue à celui des cercaires et des douves. M. Pouchet, sur les travaux duquel j'aurai à revenir bientôt, a noté en avant une sorte de ventouse stomacale, en arrière une circonvolution intestinale, faisant suite à ce premier organe,

____

(1) *Recherches sur le sperme des vieillards* (*Archives de médecine,* 1852, 4ᵉ série, t. XXX, p. 385).

(2) *Archives de médecine,* Paris, 1847, t. XIV, p. 405.

et reconnaît que toute la surface des spermatozoïdes est recouverte d'un feuillet épithélial.

Ainsi que je le disais plus haut, l'animalité des spermatozoïdes est vivement attaquée aujourd'hui, et la nature de ces prétendus animaux ne serait autre chose qu'une *cellule embryonnaire*.

Les travaux et les observations de Wagner, de Lallemand, de Hallemann, et surtout de Kœlliker, ont le plus contribué à propager cette manière de voir. M. Charles Robin, se rangeant sous ce drapeau, a mieux, peut-être que ses devanciers, décrit le développement des spermatozoïdes, dans un Mémoire qui fixa tout d'abord l'attention du monde savant (1). Après avoir interprété les recherches de Reichert sur le développement des spermatozoïdes, il décrit celui des spermatozoïdes des méduses : « Leurs tubes spermagènes, dit-il, sont creux, et renferment, hors l'état de gestation, de petites cellules sphériques granuleuses ; au milieu de celles-ci apparaissent des vésicules qui se distinguent des premières par un volume plus grand, un contenu clair et transparent avec un noyau ou vésicule germinative au centre. Leur volume grandit, au point d'atteindre un diamètre de $0^{m},10$; en même temps, le vitellus devient granuleux, masque plus ou moins la vésicule germinative ; leur paroi ou membrane vitelline amorphe devient très épaisse, et une couche assez cohérente de cellules au milieu desquelles elles sont nées les fixe à la face interne des tubes en doigt de gant. Ceux-ci, qui avaient au plus 1 millimètre de long, deviennent quatre ou cinq fois plus longs et larges en proportion. A cette période, les mâles se distinguent des

______

(1) *Mémoire sur l'existence d'un œuf ou ovule chez les mâles comme chez les femelles* (*Comptes rendus de l'Académie des sciences*), 1848, t. XXVII, p. 427.

femelles par la couleur gris bleu de leurs organes générateurs, qui sont gris rosé sur ces dernières; mais chaque
ovule pris séparément est semblable : l'aspect général, le
volume, sont les mêmes; il n'y a de différence que dans
l'enveloppe vitelline des ovules mâles, qui est de moitié plus
mince que celle des ovules femelles. »

Quant au développement de la queue de ces *cellules
embryonnaires du mâle* ou spermatozoïdes, et aux mouvements dont elles sont douées, M. Ch. Robin compare le
premier au développement des cils vibratiles, et les mouvements à la surface de l'épithélium des muqueuses et des
téguments d'êtres adultes de toutes les classes ou à l'état
de larves.

Je dirai plus loin comment M. Ch. Robin, par suite de
l'assimilation qu'il fait de l'ovule mâle à l'ovule femelle,
explique le rôle des spermatozoïdes dans l'acte de la génération.

§ II. — Acte ovarien.

Quelques animaux n'ont qu'un seul ovaire, comme les
myxinoïdes et quelques squales; Rathke n'a rencontré qu'un
seul ovaire et qu'un seul testicule chez plusieurs poissons
osseux. Chez la plupart des oiseaux, à l'exception des
rapaces, il ne se développe que l'ovaire et l'oviducte gauches;
mais ceux du côté droit existent à l'état rudimentaire chez
le fœtus. D'autres animaux inférieurs, au contraire, comptent un nombre plus ou moins grand de ces organes : ainsi
chez les vers cestoïdes les organes génitaux mâles et femelles
se répètent dans chacun de leurs anneaux parvenus à maturité.

Dans l'espèce humaine, dont je m'occuperai désormais
exclusivement, les ovaires sont au nombre de deux, flottant

dans le bassin et appendus au repli postérieur du ligament large; leur tissu propre, que, depuis Baër, on désigne souvent sous le nom de *stroma*, renferme, pendant tout le temps que l'individu est apte à la génération, un nombre plus ou moins considérable de vésicules ou petits sacs membraneux, fort apparents, que l'on connaît sous le nom de *vésicules de de Graaf*.

Ces vésicules doivent un instant fixer notre attention.

L'ovaire de la femme en présente de douze à vingt, d'après la plupart des observateurs; Rœderer et quelques autres assurent en avoir compté jusqu'à cinquante; outre celles-ci, MM. Barry et Pouchet en ont signalé encore un grand nombre d'autres, que le microscope seul permet d'apercevoir.

Ces vésicules ont une double enveloppe : l'une, externe, plus forte, rétractile, ne se distingue pas du tissu propre de l'ovaire; l'autre, interne, appelée *membrane épithéliale granuleuse de Baër*, composée de vésicules microscopiques à parois translucides, sillonnée de vaisseaux , selon M. Pouchet, et en manquant entièrement, selon MM. Bischoff et Courty, forme un sac entièrement fermé. C'est cette membrane granuleuse qui , en s'accroissant considérablement, constitue plus tard les corps jaunes. D'une ténuité excessive, à ce point qu'il est très difficile de l'obtenir intacte par la dissection, elle n'est pas égale partout; lorsque la vésicule de de Graaf se prépare à émettre son œuf, la membrane granuleuse se trouve refoulée vers le point où va se produire la déchirure et forme autour de l'œuf un coussin protecteur au milieu duquel il est placé, et auquel Baër avait donné le nom de *cumulus* ou *disque proligère*.

Le liquide contenu dans la vésicule de de Graaf est très abondant, clair, visqueux, ne contenant que de rares gra-

nulations moléculaires et des gouttes d'huile. Quand on
ouvre la vésicule de de Graaf, ce liquide s'en échappe avec
force et entraîne avec lui le disque proligère ayant encore
l'ovule dans son épaisseur.

L'œuf préexiste à la fécondation; sans recourir à l'analogie, des observations directes ont mis cette assertion hors
de doute, non-seulement pour les vertébrés et les mammifères, mais encore pour l'espèce humaine. On a constaté
les œufs à divers degrés de développement sur des individus
vierges et même dans les premiers temps de la vie. Duvernoy,
après les avoir notés chez les fœtus de quelques poissons,
assure que l'on peut reconnaître les premiers vestiges des
œufs dans les ovaires de jeunes filles de quatre ans et sur
ceux des sujets morts peu de temps après la naissance.
Carus a décrit des ovules trouvés dans les mêmes conditions
d'âge. Ritchie a constaté que les ovaires des enfants nou-
veau-nés et des enfants plus âgés offraient quelquefois, en
assez grand nombre, des vésicules ovariennes qui sont le
siége d'une injection très vive à partir de la sixième année,
et qui ont déjà un volume assez considérable, depuis celui
d'une graine de coriandre jusqu'à celui d'un petit grain de
raisin (vers la quatorzième année). Dans ces derniers temps,
MM. Négrier, Bischoff, Courty, et Coste en particulier, ont
fait des observations confirmatives des faits constatés par
leurs prédécesseurs.

Le nombre des œufs contenus dans l'ovaire est excessivement considérable, eu égard à ceux qui doivent être fécondés. D'après M. Coste, l'ovaire de la femme, destiné à
n'émettre qu'une petite quantité d'œufs, n'est pourtant pas
moins richement pourvu que celui des mammifères les plus
féconds; d'où il faut conclure qu'un très grand nombre de
ceux-ci doivent avorter de bonne heure, périr et être ré-

sorbés. Je dirai tout à l'heure comment les autres, ayant subi toutes les phases de leur développement, sont expulsés de la vésicule qui les contient; je dois à présent faire connaître la structure anatomique de l'œuf.

Il a la forme d'une petite sphère d'un diamètre de 1/15ᵉ à 1/20ᵉ de millimètre; Huschke dit l'avoir trouvé arrondi, mais oblong, chez une jeune fille de six semaines. Son volume augmente un peu après sa sortie de l'ovaire; sa couleur est jaunâtre, claire, translucide. Plusieurs observateurs en ont trouvé deux et même trois dans la même vésicule de de Graaf.

On n'est pas d'accord sur la position qu'il occupe dans la vésicule. Suivant Wagner, l'œuf du chien, encore très petit et non parvenu à maturité, serait situé au centre du follicule, et à maturité, il serait très près de la membrane interne; M. Bischoff prétend que c'est sur la membrane granuleuse qu'il se trouve implanté; M. Pouchet, au contraire, assure, d'après des observations sur la truie, répétées un grand nombre de fois, qu'il se développe à la surface interne de la membrane granuleuse, mais qu'une fois formé il est placé au point le plus superficiel de l'ovisac, et conserve invariablement la même position et ses rapports avec le disque proligère.

La structure de l'ovule présente trois points à examiner : 1° la *membrane vitelline ;* 2° le *vitellus ;* 3° la *vésicule germinative.*

Membrane vitelline. — C'est l'enveloppe protectrice du vitellus, à laquelle on donne aussi les noms de *chorion,* de *zone transparente* de Baër, de *colemma pellucidum* de Kraüse. Close de toutes parts, elle apparaît sous forme d'anneau fort clair et large, dont les contours externe et interne sont accusés par deux lignes circulaires bien tran-

chées, tandis que l'intervalle est parfaitement transparent ;
cette écorce a une épaisseur de 1/50,000ᵉ de millimètre et
offre une assez grande solidité ; elle est formée d'une substance tout à fait homogène, incolore et sans granulations.

Vitellus. — Contenu dans la membrane vitelline, il
consiste en une quantité innombrable de très fins granules,
unis ensemble par une humeur très visqueuse et susceptible
d'éprouver un retrait en masse, lorsque l'eau pénètre par
endosmose entre lui et la membrane vitelline.

Vésicule germinative ou de Purkinje. — Découverte
par M. Coste, et étudiée par MM. Jones, Valentin, Bern-
hardt, c'est une petite vésicule de 0ᵐᵐ,035 à 0ᵐᵐ,040, très
fragile et transparente. Elle est située au milieu des granules du vitellus qui peuvent la dissimuler. Elle est hyaline
et renferme un liquide qui contient des granules d'un jaune
verdâtre. Ceux-ci la remplissent en partie et forment à son
centre un noyau s'avançant presque jusqu'au contact de la
paroi interne. C'est cet amas de granules colorés qui constitue la *tache germinative* de Wagner dont l'existence a
été constatée dans l'espèce humaine, les mammifères et la
plupart des animaux.

L'œuf que je viens de décrire ne peut, on le comprend,
subir des accroissements ultérieurs, sans briser et abandonner la vésicule de de Graaf, et par conséquent sans
sortir de l'ovaire. Je vais rapidement décrire ce double
travail d'expulsion qui s'opère, soit à l'époque de la menstruation, soit sous l'influence de l'excitation du coït.

On sait que les vésicules de de Graaf sont d'abord très
petites et ensevelies dans le tissu même de l'ovaire. Elles
s'arrêtent quelque temps à ce premier degré de développement pendant qu'il s'en forme de nouvelles ; puis elles
gagnent le bord libre de cet organe, apparaissent à sa sur-

face, mais ne s'isolent et ne se pédiculent jamais, comme chez l'oiseau. Toute la portion de la vésicule qui s'élève au-dessus de l'ovaire devient mince et transparente, tandis que les vaisseaux, comprimés par suite de la dilatation, s'atrophient, s'oblitèrent même dans le point le plus saillant.

Parvenus ainsi au terme de leur accroissement, les vésicules semblent rester stationnaires jusqu'au moment où une surexcitation provoquée, soit par la maturité de l'œuf, soit par le rapprochement des sexes, vient en déterminer la rupture. Sous l'influence de cette stimulation, le liquide qui les remplit est sécrété en plus grande abondance et distend la cavité outre mesure; aussi ses parois se déchirent dans le point le plus culminant, et, en se rétractant, expriment avec violence le liquide qu'elles contenaient. On a comparé cette rupture à celle d'un abcès qui s'ouvre spontanément pour la pression du liquide et pour la résorption des parois.

Le liquide exprimé par le retrait du follicule, rencontrant sur son passage le disque proligère et l'œuf qu'il renferme, détache et entraîne celui-ci, pendant que de son côté le pavillon de la trompe vient le saisir et le diriger vers son intérieur, par l'action contractile dont la trompe est douée, et par celle des cils vibratiles développés sur le pavillon et dans son intérieur et dont l'action s'exerce de dedans en dehors, selon les observateurs qui en ont constaté l'existence.

La rupture de la vésicule ne se fait pas sans une inflammation assez intense, laquelle se traduit par une sorte d'hypertrophie et de tuméfaction de la membrane interne, et par la dilatation des vaisseaux qui se trouvent dans son épaisseur. Le feuillet externe, au contraire, fibreux, élastique, en rapport avec le stroma de l'ovaire, ne participe

pas à l'inflammation, et commence à se rétracter. La rétraction de ce second feuillet, coïncidant avec la tuméfaction du premier, qui est lié avec lui dans certains points
par des brides fibreuses, détermine dans le feuillet interne
la formation de plis qui, croissant de plus en plus, arrivent
bientôt au contact et donnent à l'intérieur de la vésicule
ovarique l'aspect des circonvolutions cérébrales. « Ce n'est
qu'en dernier lieu et assez tard, dit M. Pouchet, que les circonvolutions, après s'être avancées lentement vers la partie
centrale de la vésicule, parviennent à s'y rencontrer et à se
confondre, et alors la cavité de cet organe se trouve désormais totalement remplie par l'extension de la membrane
propre ; alors celle-ci constitue un corps plus ou moins glo-
buleux ou ovoïde, dont l'intérieur présente une couleur
d'un rouge grisâtre ou jaunâtre pâle, et une consistance
pulpeuse qui semble tout à fait analogue à la substance
grise du cerveau : c'est là le *corps jaune, corpus luteum* (1). »

_ Les corps jaunes ont été, depuis leur découverte, le
sujet de plusieurs controverses. Huschke, adoptant dans
son entier la théorie de la ponte périodique, veut que l'on
distingue les corps jaunes en *vrais* et en *faux*, les premiers
succédant à la fécondation, et les seconds survenant après
les règles. Mais cette distinction est inadmissible dans l'état
actuel de la science, car il est impossible d'affirmer aujourd'hui que la menstruation implique toujours et fatalement la rupture d'une vésicule de de Graaf.

Eu égard aux relations qui existent entre l'utérus et
l'ovaire, on peut dire que la durée des corps jaunes est très
longue. Le *corpus luteum* a atteint son apogée vers la fin

(1) *Théorie positive de l'ovulation spontanée.* Paris, 1847, 1 vol. in-8.

du premier mois de la gestation. Au quarantième jour, il y a adhérence des plis de la membrane interne et la tuméfaction est la plus grande possible. Il reste dans cet état jusqu'au troisième mois; au quatrième, il diminue de volume, mais lentement; vers le huitième mois, il a encore le tiers de son volume. Au moment de l'accouchement, il a le volume d'une cerise; un mois après, il ressemble à un tubercule lardacé et est gros comme un pois.

§ III. — Génération.

Les ténèbres qui enveloppent les débuts de la vie sont aussi épaisses que celles qui en masquent le terme. Des théories sans nombre, des hypothèses diverses, ont été émises pour percer ces ténèbres, et l'histoire de ces théories, dont la connaissance importe plus qu'on ne croit, mérite de trouver ici une place.

Quels que soient le nombre et la diversité des systèmes produits, on peut tous les ramener à deux principes seulement : l'un admettant que l'individu nouveau se forme de toutes pièces par le mélange de ce que fournit l'un et l'autre sexe; et l'autre soutenant que l'un des sexes fournit le germe qui, à la suite de divers développements, constituera l'individu nouveau.

Le premier de ces principes est dit *théorie de l'épigénèse;*

Et le second est connu sous le nom de *théorie de l'évolution.*

J'aurai pu prendre chacune de ces théories comme un centre autour duquel se seraient groupés les systèmes qui reconnaissent son principe, mais j'ai craint la confusion.

L'ordre chronologique m'a paru préférable, parce que

de nos jours, grâce aux progrès de l'anatomie, la question
de la préexistence des germes a perdu presque à peu près
son importance, et que de tous les problèmes anciennement débattus il n'en reste réellement plus que deux,
par l'examen desquels je terminerai ces considérations physiologiques.

A. Les séministes.

Hippocrate et Aristote ont fourni, chacun séparément,
les points de départ des variétés d'opinions qui ont la semence pour base : l'un, en attribuant un rôle à peu près
égal aux deux sexes dans l'acte de la génération, et l'autre
en réservant au mâle seul la faculté réellement active et
réellement productive.

Hippocrate (1) admettait chez l'homme et chez la femme
deux sortes de semences : la semence forte, qui produisait
le mâle, et la semence faible, qui produisait la femelle. Selon la prédominance de l'une ou de l'autre de ces semences,
naissait un homme ou une femme : « Si la semence plus forte
vient des deux côtés, dit-il, le produit est mâle ; si la semence est plus faible, le produit est femelle. Celle des deux
qui l'emporte en quantité prédomine aussi dans le produit :
si, en effet, la semence faible est beaucoup plus abondante
que la forte, la forte est vaincue, et, mêlée à la faible, se
transforme en femelle ; si la forte est plus abondante que
la faible, la faible est vaincue et se transforme en mâle. De
même si, mêlant ensemble de la cire et de la graisse, et
mettant plus de graisse, on fait fondre le mélange au feu,
tant qu'il sera liquide, on ne distinguera pas quelle est la

____

(1) OEuvres d'Hippocrate, trad. par E. Littré ; liv. DE LA GÉNÉRATION. Paris, 1851, t. VII, p. 479.

substance qui l'emporte ; mais après coagulation, on reconnaît que la graisse est plus abondante que la cire. Il en est ainsi pour la semence mâle et pour la semence femelle (1).»

Comme on le voit, Hippocrate est très explicite, quand il s'agit de la prédominance simultanée chez les deux sexes de l'une ou de l'autre semence ; mais il se tait sur les résultats qu'amènerait le mélange égal de la semence mâle d'un côté, et de l'autre de la semence femelle. Dans ce système, et le cas échéant, ne pourrait-on pas considérer cette circonstance comme une cause de stérilité relative?

Mais ne nous arrêtons pas à de semblables hypothèses, et poursuivons.

Cette double semence venait de toutes les parties du corps, et en constituait la portion la plus active, la véritable essence. L'une, celle de l'homme, avait pour réservoirs les testicules, et celle de la femme était tenue enfermée dans la matrice. Pendant l'acte de la copulation, la semence de l'homme se mêlait à celle de la femme dans l'utérus, et de ce mélange, rendu écumeux par la chaleur de la matrice, résultait le nouvel individu, comme par l'effet d'une cristallisation animale.

Hippocrate, qui rapportait ordinairement les causes des actes biologiques et pathologiques à une force inconnue qu'il nommait ενορμον, a recours cette fois aux lois d'une physique grossière dont je demande la permission de citer un échantillon : « Si la semence venue des deux parents, dit-il, demeure dans les matrices de la femme, d'abord elle se mêle, attendu que la femme n'est pas immobile ; elle se condense et s'épaissit en s'échauffant ; puis elle a du souffle, et parce

______

(1) *OEuvres complètes d'Hippocrate*, traduites par M. Littré, t. VII, p. 479.

qu'elle est en lieu chaud et parce que la mère respire. Quand elle est remplie de souffle, le souffle se fait à lui-même une voie vers l'extérieur, au milieu de la semence, par où il sort. Quand une voie vers l'extérieur a été faite au souffle qui est chaud, un autre souffle froid vient de la mère par inspiration. Et cette alternative dure tout le temps...... La semence ainsi soufflée, s'entoure d'une membrane; autour d'elle s'étend la partie extérieure qui est continue, à cause de sa viscosité. C'est ainsi que sur le pain cuit s'étend une mince superficie membraneuse; car le pain échauffé et rempli de souffle, se soulève, et là où il est soufflé se forme la substance membraneuse (1). »

Roussel (2), en adoptant les idées du père de la médecine, les a débarrassées de cet arsenal inutile, et les a ramenées dans le véritable giron hippocratique, c'est-à-dire sous le pouvoir de l'ενορμον.

Grâce à la présence de la semence chez la femme, et grâce à l'hypothèse de la semence forte et de la semence faible, on expliquait facilement la ressemblance entre les enfants et les parents, l'hérédité de certaines maladies, le sexe du produit, etc. Malheureusement, si la théorie était attrayante, les bases qui lui servaient de fondement ne pouvaient souffrir un examen un peu sérieux. D'abord, Hippocrate n'appuie sur aucune preuve l'existence de la double semence; il établit comme article de foi, comme un axiome qu'il n'est pas nécessaire de démontrer, la présence chez l'homme et chez la femme de la semence mâle et de la semence femelle.

Pour établir que la femme possède, comme l'homme,

_____

(1) *OEuvres complètes d'Hippocrate*, traduites par M. Littré, t. VII, p. 487 et 489.

(2) *Système physique et moral de la femme*, édition Cerise, p. 201.

une liqueur indispensable à la génération, il se fonde sur les quatre propositions suivantes :

1° La femme rend de la semence comme l'homme ;
2° Elle ressent la même volupté ;
3° La tendresse pour les enfants est égale deux côtés;
4° Les enfants ressemblent aux deux époux.

La première de ces propositions pouvait être acceptée comme vraie du temps d'Hippocrate, mais les progrès de la science ne permettent plus aujourd'hui de comparer au sperme la sérosité que sécrètent la plupart des femmes pendant l'acte du coït.

La volupté, d'après Hippocrate, étant due chez l'homme à l'émission du sperme, il était raisonnable d'admettre que chez la femme les mêmes effets étaient produits par la même cause. Je prouverai ailleurs que l'émission du sperme, loin d'être le promoteur de la volupté, est, au contraire, le signal de sa terminaison.

La tendresse pour les enfants est rarement égale des deux côtés : dans la grande majorité des cas, l'amour maternel laisse bien loin derrière lui l'affection du père, et l'on ne peut recourir, pour l'explication de faits purement physiques, à des considérations morales, essentiellement variables selon les circonstances au milieu desquelles elles se produisent.

Enfin, la ressemblance entre les enfants et les parents n'est pas une preuve tellement exclusive de l'existence de la semence chez la femme, qu'elle n'ait été également et tour à tour invoquée par les ovaristes et les animalculistes.

Comme on le voit, les raisons sur lesquelles se fonde Hippocrate pour admettre une liqueur séminale dans les deux sexes n'ont pas plus de fondement que la proposition par laquelle il soutient que la semence mâle est sécrétée du côté droit, et la semence femelle du côté gauche (1).

Aristote (2) s'éloigne de l'opinion d'Hippocrate en n'admettant pas une semence chez la femme. C'est aux menstrues qu'il attribue le rôle que la femme joue dans l'acte de la génération, et c'est à ce sang qui constitue la base de l'individu nouveau, que le sperme de l'homme vient donner la vie et la forme qu'il doit revêtir ; en d'autres termes, et pour nous servir des expressions métaphoriques d'Aristote lui-même, le sang des règles est le marbre, le sperme le sculpteur, et le fœtus la statue.

Avicenne adopta, sans la modifier, la théorie d'Aristote, et la répandit ainsi dans toute l'école arabique.

Malgré d'incontestables progrès accomplis dans cette partie de la science, malgré les expériences de Harvey, et les découvertes de Sténon, de de Graaf, de Swammerdam, de Ham, de Leeuwenhoek et Hartsœker, quelques modernes ont repris les idées d'Hippocrate et d'Aristote, en leur imprimant seulement le caractère du système scientifique dominant à leur époque. Descartes, que l'on s'étonne de trouver ici en compagnie des péripatéticiens, veut que l'individu nouveau se forme par suite d'un mouvement de

______

(1) C'est à cette opinion d'Hippocrate qu'il faut faire remonter l'usage que des matrones conservent même encore aujourd'hui dans certains pays, de faire coucher par terre une femme grosse et de lui ordonner ensuite de se lever. Si elle prend son point d'appui à droite, l'enfant à naître sera un garçon, et *vice versâ*. De nombreuses observations anatomo-pathologiques protesteraient facilement contre l'opinion d'Hippocrate, si tout le monde ne savait pas qu'un homme privé d'un testicule engendre indistinctement des filles et des garçons.

(2) *Hist. animal.*, lib. VII, cap. xvii, et *Generat. animal.*, lib. II, cap. iv.

fermentation qui s'établit dans les semences des deux sexes. Paschalis, fidèle aux principes de l'école iatro-chimique, voit dans la semence de l'homme une substance acide, et dans celle de la femme une substance alcaline, et considère le fœtus comme le résultat de la combinaison de ces deux corps hétérogènes. Roussel, côtoyant la philosophie de Rousseau, prête à la matrice un admirable instinct : «Dans notre supposition, dit-il, la semence, au lieu d'être un amas d'organes ébauchés, ne sera qu'une matière animalisée, dont chaque partie sera capable de devenir un centre d'activité, comme chacun d'un morceau d'un polype peut devenir un polype. Cette matière, lancée dans la matrice, s'y attachera en totalité ou en partie ; cet organe, frappé par la sensation qu'il désirait, et que la présence de cette matière lui procure, s'en emparera aussitôt, y ajoutera ce qui lui manque pour former un fœtus, la couvrira des enveloppes qui doivent la mettre à l'abri des accidents, et concourir avec les autres moyens à lui donner le degré de perfection qu'elle y doit recevoir (1). » Maupertuis (2), dominé par les idées matérialistes de son école, reconnaît que les semences des deux sexes contiennent toutes les parties de l'individu nouveau, et que dans leur mélange, pendant le coït, chacune de ces parties s'attire et s'agrége par une sorte de cristallisation.

Malgré son immense génie et son talent d'observation, Buffon (3) n'a brodé qu'un roman sur les idées d'Hippocrate, et ses *molécules organiques* et sa force vitale qu'il ne faut

(1) *Système physique et moral de la femme*, chap. III, p. 300, édition Cerise.

(2) *Vénus physique.*

(3) *Histoire naturelle*, t. III, chap. ii, iii, iv, vi, vii et viii, t. I V, chap. x et xi.

pas confondre avec celle de Barthez, sont les fruits d'une imagination brillante et amoureuse du merveilleux.

D'après cet illustre naturaliste, il existe dans la nature deux matières, l'une vivante, et l'autre morte, qui, par leurs diverses combinaisons, donnent naissance à tous les êtres organisés. La matière vivante est formée par une infinité de petites particules incorruptibles, impérissables, passant tour à tour des végétaux aux animaux, et des animaux aux végétaux, par la nutrition et la mort, et dont, par conséquent, le nombre est à jamais déterminé dans l'univers; ces particules sont ce que Buffon appelle les *molécules organiques*. Ces molécules, dont la forme est indécise, se moulent d'abord sur les végétaux et les animaux, et concourent ensuite à leur nutrition et à leur développement. Lorsque ce développement est complet, les animaux et les végétaux renvoient dans des réservoirs spéciaux les molécules superflues, après toutefois que ces molécules ont revêtu la forme des organes où elles étaient contenues, de telle sorte qu'elles sont des extraits de toutes les parties du corps.

Tel est le mode de formation des semences de l'un et l'autre sexe.

Pour accomplir la génération, ces semences se mêlent pendant le coït, et la même force qui tantôt assimilait les molécules organiques aux parties du corps pour nourrir et faire croître celles-ci, les rapproche alors et les fait s'agréger. La prédominance des molécules du mâle, ou des molécules de la femelle, rend compte du sexe du produit; la formation de la semence, qui est la réunion des molécules organiques superflues, fait comprendre la nécessité de certains phénomènes, tels que l'impossibilité de reproduire son semblable avant l'époque du développement, la maigreur qui suit les abus vénériens, et l'embonpoint, au contraire, qui caractérise les eunuques et les animaux mutilés, etc. La ressemblance entre les enfants et le père ou la mère tient à une plus grande quantité de molécules organiques fournies par le mâle ou par la femelle, et la supériorité numérique des garçons sur les filles dans l'espèce humaine aurait pour cause la faiblesse plus grande des femmes, qui fournissent une semence plus faible que celle de l'homme, ou qui en émettent moins que lui.

Je le répète, malgré le génie de Buffon, cette théorie est insoutenable, parce qu'elle ne repose sur aucune observation rigoureuse. Il n'est pas vrai qu'il existe deux matières, l'une vivante, l'autre morte : la matière organisée n'est que la matière générale modifiée par un principe inconnu qu'on appelle la vie et qui tend sans cesse à se détruire pendant que la matière générale tend à s'organiser. De plus, d'où viennent ces moules constitués par les animaux et les végétaux ? et puis, si les molécules organiques tenues en dépôt dans les testicules de l'homme et dans les ovaires de la femme, ne sont que la reproduction de certaines parties du corps, de quelle manière comprendre que des enfants bien conformés naissent de parents mutilés, et comment expliquer l'existence des parties annexes du fœtus ?

Si de pareilles difficultés naissent des conclusions de la théorie, que sera-ce si nous abordions les bases mêmes du système ? De quel droit Buffon donne-t-il aux animalcules spermatiques les propriétés qu'il reconnaît aux molécules organiques ? et par quelle expérience a-t-il reconnu que le liquide contenu dans l'ovaire était identique avec la liqueur séminale de l'homme ?

Non, cette théorie, quelque brillante qu'elle soit, quelque autorité, quelque garantie qu'elle puise dans le nom de son auteur, ne peut pas plus être admise que les idées d'Hippocrate, d'Aristote et de tous les séministes (1).

B. *Les ovaristes.*

Jusqu'à la renaissance des lettres, c'est-à-dire jusque vers la fin du xve siècle, les physiciens, comme on appelait alors les physiologistes, se contentaient du système d'Hippocrate ou d'Aristote, et ne concevaient pas autrement la génération que par le mélange de la liqueur prolifique de l'homme, avec un liquide également prolifique fourni par la femme, que ce liquide fût de la semence, comme le voulait Hippocrate, ou qu'il fût constitué par les menstrues, ainsi que le prétendait Aristote.

Mais, lorsque les sciences prirent un nouvel essor sous l'inspiration des savants chassés de Constantinople, l'anatomie et la physiologie secouèrent les langes dans lesquels les avait tenues enfermées le moyen âge, à ce point que Harvey, rompant avec les anciennes traditions, proclama son axiome célèbre : *Omne vivum ab ovo.*

A peu près à la même époque, Sténon, de Graaf et Swammerdam se disputèrent l'honneur d'avoir découvert, dans les testicules de la femme, autre chose que ce que les anciens s'étaient obstinés à y voir, et proclamèrent que ces organes, loin de sécréter une semence, comme l'avait pensé l'école hippocratique, étaient des réservoirs dans lesquels la nature déposait les œufs que devait féconder le

____

(1) Le système de Buffon a trouvé beaucoup de contradicteurs, mais les plus importants sont Haller (*Histoire naturelle*), Ch. Bonnet (*Considérations sur les corps organisés*), et l'auteur anonyme de l'*Art de faire des garçons*, que l'on sait être Procope Coutreau.

sperme de l'homme ; en conséquence, ces organes cessèrent de s'appeler *testicules* et prirent le nom d'*ovaires*.

Le mystère de la génération parut, dès lors, à jamais dévoilé, et à la femme seule fut dévolu tout le mérite de la propagation de l'espèce.

Les partisans de l'école qui se forma à la suite de la découverte des œufs sont connus dans l'histoire sous la dénomination d'*ovaristes*.

Harvey avait été amené à dire que tout animal vient d'un œuf, par l'observation de ce qui se passe chez les ovipares, et à attribuer, dans l'acte de la génération, le rôle principal à la femme, par analogie avec celui de certaines femelles qui pondent leurs œufs avant même d'avoir été fécondées. Plus tard, les ovaristes trouvèrent d'autres points de comparaison, non-seulement dans la série animale, mais encore parmi les végétaux, et ces études comparatives les amenèrent à admettre également pour l'homme la préexistence des germes. En effet, il était difficile de nier que dans les plantes, la graine existe en rudiments dans la fleur, bien avant que le pollen lui-même soit arrivé à maturité ; que dans la classe des oiseaux, l'ovulation ait lieu chez les femelles vierges ; que chez les poissons, les reptiles batraciens, la fécondation ne s'opère qu'après la sortie des œufs, etc., etc. En même temps, Spallanzani constata la présence de têtards dans des œufs de grenouille non fécondés, et Haller fit la même remarque à l'égard de l'œuf de poule, à l'occasion du vitellus qu'il regarde comme une dépendance de l'intestin du fœtus.

Les ovaristes, auxquels étaient faites des objections que je rapporterai tout à l'heure, étayaient leur système sur diverses autres considérations. Ils citaient, comme prouvant la préexistence du germe chez la femelle, ce qui se passe chez certaines espèces animales, où une seule copulation suffit pour féconder plusieurs générations successives : cette particularité est, en effet, incontestable chez les pucerons, où neuf générations sont produites par une seule fécondation, et chez les monocles, où cet effet s'étend jusqu'à la quinzième génération.

Enfin les expériences, tentées d'abord par Swammerdam, puis par Roësel, et en dernier lieu par Spallanzani, et ayant pour but des fécondations artificielles, parurent aux ovaristes ne laisser aucun doute sur la préexistence du germe dans l'œuf de la femelle.

Mais, objectait-on aux ovaristes, en admettant cette préexistence, comment expliquer la ressemblance de l'enfant et du père? comment se rendre compte de certaines monstruosités, et comment concevoir l'influence du mâle dans la production des hybrides chez les végétaux, des métis chez les animaux, et des mulâtres chez l'homme? Evidemment, répondaient les ovaristes, le mâle joue un rôle quelconque dans l'acte de la génération; sans lui, la reproduction est impossible, et les œufs, condamnés à subir son influence, ne reçoivent l'impulsion que de lui.

Mais, cette influence, il leur était impossible de la spécifier et de la limiter; ils la reconnaissaient comme indispensable, et lui rapportaient les difficultés qu'ils rencontraient dans leur marche. D'ailleurs, ajoutaient-ils, l'accouplement irrégulier d'où résultent les hybrides et les métis n'a guère lieu qu'entre des espèces et des variétés fort rapprochées, et n'a jamais été observé entre des espèces un peu distantes; on doute même de la possibilité du jumart, qui résulterait du rapprochement du taureau et de la cavale; de plus, ces produits, s'ils ne sont pas stériles, ne peuvent donner naissance à un nouvel être que jusqu'à un certain nombre de générations, et reviennent promptement au type maternel, s'ils sont abandonnés à eux-mêmes. Par conséquent, tout en admettant l'influence du mâle dans l'acte de la reproduction, il faut reconnaître que le rôle principal est dévolu à la femelle, qui est le dépositaire des germes que le sperme vient aviver.

Mais ce germe préexistant à toute fécondation, quand et comment se forme-t-il? Est-ce une partie inhérente et essentielle à l'organisme de la femelle, comme la matrice, la glande mammaire, etc.? où est-ce le produit d'une sécrétion plus ou moins lente? En un mot, par quelle mystérieuse opération le germe se trouve-t-il logé dans le corps de la femme?

A ce point de vue, les ovaristes offrirent entre eux trois principales dissidences que je vais rapidement passer en revue.

1° *Panspermie, ou dissémination des germes.* — Dans ce système, les germes de tous les êtres vivants, tant végétaux qu'animaux, auraient été créés dès le commencement du monde et répandus dans l'espace, attendant, pour se développer, des corps capables de les retenir et de les faire croître, c'est-à-dire des corps semblables à eux. La faculté dont jouissent tous les êtres vivants de reproduire plus ou moins exactement les parties dont ils sont accidentellement privés était le motif principal sur lequel reposait cette étrange opinion. Il est incontestable, en effet, que cette faculté est réelle, et d'autant plus appréciable que les animaux sur lesquels on l'observe sont moins élevés dans l'échelle zoologique. Mais, en acceptant cette hypothèse, il faut nécessairement admettre un terme à toutes les espèces vivantes connues, car, quelque considérable que l'on suppose le nombre des germes créés, ce nombre va graduellement s'affaiblissant chaque jour, de telle sorte qu'il arrivera un instant où notre globe manquera tout à la fois de végétaux et d'animaux. Mais il est inutile de nous arrêter plus longtemps sur un système dont l'absurdité fait tout le mérite.

2° *Emboîtement des germes.* — Ce système, inventé par Vallisnieri ou Swammerdam, et défendu avec ardeur par Bonnet, veut que dans l'ovaire de la première femme se soient trouvés les germes de toute la race humaine. Cette opinion bizarre, que Malebranche n'a pas craint d'adopter, étonne l'esprit sur la divisibilité de la matière. Le privilége de l'infini dont on a doté notre première mère doit être également attribué à toutes les femmes, de telle sorte qu'il faut admettre non-seulement un infini créé, mais encore une infinité d'infinis créés actuellement existants, et une infinité d'infinis à venir. Où s'arrêter sur cette pente incommensurable? D'ailleurs, l'infini est-il bien de ce monde, et est-il donné à l'homme de jouir d'une chose sans fin? Pour échapper à cette objection, les partisans de l'emboîtement des germes ont admis que cet emboîtement avait un terme, et qu'à un moment donné les œufs n'en contiendraient plus d'autres. Cette concession faite aux dogmes religieux est loin de lever toutes les difficultés; il reste à savoir comment Ève a été instituée la première dépositaire du genre humain, et combien chaque femme reçoit pour sa part de germes emboîtés. Quelque faible que soit cette part, et en considérant le petit nombre d'individus qui voient le jour en comparaison des germes créés, on se prend à douter de la sagesse de la nature, qui sacrifie à un seul individu des millions et peut-être des milliards d'êtres sur lesquels sa puissance créatrice s'était étendue.

Malgré l'autorité et le talent de ses défenseurs, cette

cause, trop fortement compromise par les élans d'une imagination amoureuse d'hypothèses, n'a pas trouvé grâce devant la postérité, qui, cette fois, s'est rangée à l'avis de Buffon contre Bonnet.

3° *Génération gemmipare, ou unovistes.* — Harvey, qui, le premier, avait formulé l'axiome : *Omne vivum ab ovo*, et qui, selon l'heureuse expression de Maupertuis (1), fit un massacre savant des biches et des daines des parcs de Charles Ier, désespérant de pénétrer jamais expérimentalement le secret de la génération, eut recours à une hypothèse étrange : comme il n'avait jamais rencontré, contrairement à Verheyen, des traces de sperme dans la matrice et les ovaires, il avança que la femelle est fécondée par le mâle, comme le fer, après qu'il a été touché par l'aimant, acquiert la vertu magnétique. En terminant cette dissertation obscure, Harvey finit par comparer la matrice au cerveau, et veut que l'*une conçoive le fœtus comme l'autre les idées qui s'y forment.*

L'opinion de Harvey a trouvé des partisans dans les temps modernes ; seulement l'action sécrétoire a été enlevée à la matrice et dévolue à l'ovaire. MM. Grimaud de Caux et Martin Saint-Ange sont on ne peut plus explicites sur ce point : « Ce n'est pas ici le lieu, disent-ils, de prouver que le produit fourni par l'ovaire est le fait d'une véritable sécrétion ; c'est, pour nous, une vérité que nous essaierons peut-être un jour d'établir sur des fondements irrécusables. Nous dirons seulement aujourd'hui que les grains que l'on remarque à la grappe des gallinacés ne sont pas des œufs ; que la poule, par exemple, ne perd pas un grain de sa grappe toutes les fois qu'elle pond un œuf ; que chaque

____

(1) *Vénus physique*, chap. vii, p. 54, édition de 1777.

grain, au contraire, doit être considéré comme un conduit excréteur de l'organe de sécrétion qui est proprement l'ovaire. Or, si l'ovaire est un organe sécrétoire, il est évident qu'il rentre dans la condition de tous les autres organes analogues de l'économie animale, qui, avec des matériaux semblables apportés par le sang artériel, fournissent chacun des produits nouveaux et différents en tout point des éléments qui ont concouru à les former (1). »

D'après les faits récents acquis à la science, il faudrait supposer, en admettant l'opinion de MM. Grimaud de Caux et Martin-Saint-Ange, que la sécrétion ovarique précède de beaucoup toutes les autres fonctions de ce genre, car MM. Négrier, Bischoff, Courty, et Coste en particulier, ont fait des observations confirmatives de celles de Carus qui avait rencontré des œufs dans les ovaires des fœtus, de telle sorte que la femme enceinte porte avec elle trois générations.

Ces faits, qui nous ramènent à la théorie de l'évolution dont nous éloignaient les idées de Harvey et celles de MM. Grimaud de Caux et Martin-Saint-Ange, établissent que l'œuf est un élément anatomique, et, comme tel, se formant de toutes pièces.

Dans les divers systèmes auxquels donna naissance la découverte des œufs, et que je viens d'exposer, on accordait le rôle principal, dans l'acte de la génération, à ces nouveaux organes de la femme, et l'on n'attribuait au sperme qu'une faculté pénétrante, active, capable de féconder l'œuf en donnant la vie à l'embryon qui y est con-

______

(1) *Physiologie de l'espèce, histoire de la génération de l'homme,* 1 vol. gr. in-4, p. 146.

tenu. Mais le problème n'était pas entièrement résolu, et il restait à savoir comment le sperme arrivait à l'œuf, dans quelle partie des organes de la femme cette rencontre avait lieu, et de quelle manière la fécondation s'opérait.

Sous le premier rapport, les expériences de Harvey jetèrent les physiologistes dans un grand embarras. Comme l'illustre expérimentateur n'avait jamais trouvé de traces de sperme dans la matrice des biches et des daines, dont il avait fait un *savant massacre*, quelques instants après l'approche du mâle, les uns admirent un *aura seminalis* qui, sous forme de vapeur, arrivait jusqu'à l'ovaire en traversant la matrice et les trompes; et les autres prétendirent que le sperme était absorbé par les vaisseaux de la matrice, porté dans la masse du sang, et ramené ainsi, par les secondes voies, jusqu'à l'ovaire. Ces derniers donnaient pour preuves de leur manière de voir, les changements qui s'opèrent chez les femelles fécondées : les accidents que la femme éprouve au début d'une grossesse étaient dus à la présence du sperme dans le sang, et l'odeur dont la chair et le lait de certaines femelles s'imprègnent après la fécondation, comme, par exemple, la chair de la chèvre qui sent le bouc, devait être rapportée à la même cause.

Cependant Verheyen avait été plus heureux que Harvey, et avait découvert une fois du sperme dans la matrice d'une vache. Les uns nièrent le fait, et les autres n'y attachèrent aucune importance, disant avec l'auteur de l'*Art de faire des garçons* (1) : « Si cela est arrivé une fois, c'est par un accident qui ne tire point à conséquence; c'était le coup d'essai d'une jeune vache, dont la matrice, novice encore, ne savait apparemment pas bien son métier, et retint mal à

(1) On sait que l'auteur est Procope Coutreau, édition de Montpellier, 1782, p. 108.

propos pour elle ce qui lui avait été confié, pour le faire passer ailleurs. »

Faites donc de la science avec de semblables raisonnements ! ! !

La détermination du point de rencontre du sperme et de l'œuf divisa moins profondément les savants que les autres parties du problème. Les expériences de Harvey s'opposaient à admettre cette rencontre dans la matrice, contrairement à Hippocrate, qui l'avait supposée pour les liqueurs séminales de l'homme et de la femme ; et l'existence bien constatée de certaines grossesses tubaires fit penser à quelques-uns que la fécondation ou l'imprégnation de l'œuf pouvait avoir lieu dans les trompes de Fallope. Cependant cette opinion eut peu de partisans, et le plus grand nombre considéra l'ovaire comme *un petit ermitage où le germe recevait la visite du sperme*, soit indirectement, soit sous forme de vapeur, soit mêlé avec le sang. C'était pendant cette visite que le sperme mettait en action sa faculté active, pénétrante et fécondante ; après quoi l'œuf fécondé se détachait de l'ovaire, pénétrait dans la trompe, et arrivait enfin dans la matrice.

Quelques savants, plus physiciens que physiologistes, se révoltèrent contre la faculté attribuée au sperme, et la repoussèrent comme une hypothèse gratuite et inintelligible à l'égale de la faculté génératrice des anciens et du *nisus formativus* des modernes. Ils se replièrent sur la chimie, eurent recours à une espèce de fermentation qu'ils décorèrent du nom barbare d'*intussusception*, et, comme il leur fallait deux liquides pour obtenir cette opération chimique, ils établirent un système mixte entre les séministes et les ovaristes, et aux partisans duquel je donnerai le nom de *semen-ovaristes*.

C. *Les semen-ovistes.*

Les promoteurs de cette théorie n'ont abandonné l'idée hippocratique que parce que les lois de la physique ne leur permettaient pas de comprendre comment la liqueur séminale de la femme restait dans la matrice, alors que par son propre poids elle eût dû s'écouler au dehors. Quant aux œufs dont ils ne pouvaient plus nier l'existence depuis les démonstrations de de Graaf, de Sténon, de Swammerdam et d'à peu près tous les anatomistes, ils en firent les réservoirs de la semence féminine, et conservèrent aux ovaires les attributs que les anciens avaient reconnus aux testicules.

Pour eux la semence du mâle et celle de la femelle découlent du même principe de formation : « La matière, dit l'auteur de l'*Art de faire des garçons*, est une et la même partout. Ses parties, c'est-à-dire les corps ne diffèrent entre eux que par la quantité de mouvement présent ou passé; par la configuration des molécules et par la diversité d'autres modifications contingentes dont ils sont affectés. De là le dangereux espoir de convertir en or tous les autres métaux. Le plus ou moins de mouvements dépend de la figure plus ou moins propre à le recevoir, à le conserver. La figure elle-même vient des cribles, des filières, des matrices par où passent les parties de la matière. Les cribles, les filières, les matrices sont des espèces de moules formés par le rapport, la connexion des parties voisines et par la pression générale des corps environnants. C'est la source commune de tous les fossiles, des métaux, des pierres précieuses, des camaïeux, des végétaux, des animaux, en un mot de l'homme même (1). »

(1) *Loc. cit.*, p. 174.

Ces principes plus ou moins obscurs de cosmogonie une fois admis, la formation des corps est la chose la plus élémentaire. Les uns se constituent par la simple juxtaposition, et n'exigent rien de plus; ce sont les fossiles, les métaux, les pierres précieuses, etc. Les autres commencent aussi par la juxtaposition, mais ont besoin, pour se compléter, de l'espèce de fermentation qu'ils appellent l'*intussusception*, tels sont les végétaux et les animaux. « La petite portion de matière, dit l'auteur de l'*Art de faire des garçons*, l'espèce de levain contenu dans la graine des plantes fermente avec les sucs convenables de la terre, et la semence des animaux mâles avec celle de leurs femelles (1). »

Le mélange ou plutôt la fermentation de deux semences se fait dans l'œuf. Le sperme de l'homme est dardé directement dans la matrice qui, sous l'impression que lui fait éprouver ce fluide, entre dans une contraction générale qui la referme exactement; de cette façon, le sperme de l'homme, quel que soit son poids spécifique, est obligé de rester dans l'utérus; mais celui-ci se contractant de plus en plus, ses deux faces se collent l'une contre l'autre, et obligent la semence qu'elle a reçue « d'enfiler rapidement les trompes de Fallope, semblables au jus d'une cerise pressée entre deux doigts, qui s'échappe de côté et d'autre. Les trompes de Fallope n'ont pu se dispenser d'essuyer les secousses de la matrice, » et vont, en conformité de ces secousses, se porter sur les ovaires où elles charrient la semence de l'homme. « Là, car il me faut encore citer textuellement, elle pénètre la première membrane d'un ou de plusieurs œufs, qui s'en imbibe par des pores garnis de valvules propres à permettre aisément l'entrée de la liqueur

_____

(1) *Loc. cit.*, p. 175.

et à s'opposer à sa sortie. Le mélange de ce fluide avec celui qui est contenu entre la première et la seconde membrane de l'œuf, le chorion et l'amnios, cause une fermentation. L'œuf s'enfle, et cette enflure suffit pour le détacher de l'ovaire, d'où il tombe dans la trompe de Fallope. Elle le descend tout doucement dans la matrice, à laquelle il se colle ; il s'attache vraisemblablement par l'endroit par lequel il tenait à l'ovaire. Pendant ce temps, la fermentation continue, augmente. Les parties les plus grossières de la semence du mâle restent entre les deux membranes de l'œuf. La portion la plus subtile traverse l'amnios, et se mêle dedans, y fermente avec la partie la plus épurée de la semence qui y est contenue ; et c'est de ce dernier mélange que se forme le fœtus (2). »

Et de la Mettrie, à qui l'idée de cette théorie est attribuée, s'écrie, avant d'en commencer l'exposition : « J'admire toujours qu'on ne m'ait pas prévenu dans cette découverte si simple, car je ne m'en fais pas accroire, il y avait déjà longtemps que toutes les parties de cet édifice étaient connues, il ne s'agissait plus que de les arranger. »

La découverte était, en effet, facile à faire ; on n'avait qu'à ouvrir l'ouvrage du père de la médecine et il suffisait, pour frapper la théorie hippocratique au coin de la nouveauté, de changer le lieu où les semences du mâle et de la femelle se rencontrent. Hippocrate les faisait fermenter dans la matrice, les semen-ovistes les font *intussusceptionner* dans l'ovaire. On pourrait se rencontrer de plus loin ; aussi les critiques, adressées au système du médecin de Cos, reviennent-elles de droit aux semen-ovistes. Je ne les renouvellerai pas ici et je renverrai le lecteur à la partie de cette introduction qui les renferme.

(1) *Loc. cit.*, p. 177.

D. *Les animalculistes.*

Le sperme de l'homme qui, dans les systèmes des anciens, marchait l'égal de la semence ou des menstrues de la femme ; qui, dans la théorie des ovaristes, était réduit à un rôle en quelque sorte secondaire, et qui avait recouvré quelque importance dans l'opinion des semen-ovistes, acquit vers le milieu du xviie siècle une telle valeur qu'il fut considéré comme l'élément constitutif de l'embryon.

Cette révolution était due à la découverte, faite en 1674 par Hamm et Leeuwenhoeck d'une part, et par Hartsœker de l'autre, de petits corps animés et se mouvant dans le sperme, auxquels on donna le nom d'*animalcules spermatiques* ou *zoospermes*. Ces animalcules furent aussitôt regardés, soit comme le germe, soit comme l'embryon lui-même.

Des observations faites par les partisans de ce nouveau système, il résulta : 1° que le sperme seul contient de semblables animaux, et que tous les autres liquides de l'économie en sont dépourvus ; 2° que ces animalcules diffèrent d'espèces à espèces, et qu'ils sont, au contraire, identiques dans le sperme d'un même animal, et dans celui des individus d'une même espèce ; 3° que le sperme de tout animal ne contient des animalcules qu'à l'âge où l'acte de la génération est possible, et qu'il en est dépourvu pendant la première et la dernière époque de la vie ; 4° que le nombre de ces animalcules est excessivement considérable, puisqu'il est de 50,000 dans une goutte de sperme de coq, égalant à peine en volume un grain de sable, et que cette multiplicité, en rendant compte des expériences de Spallanzani, rentrait dans les lois de la nature qui déploie une prodigalité remarquable pour la reproduction de toutes les espèces vivantes.

Cependant quelques objections furent faites à l'existence des animalcules dans le sperme de l'homme : Spallanzani les considéra comme des animaux infusoires ordinaires, et rappela qu'il avait effectué des fécondations artificielles avec de si faibles guttules de sperme, qu'il n'était pas possible d'admettre qu'elles continssent des zoospermes ; Buffon prétendit que ces animalcules n'étaient autre chose que ses molécules organiques (1) ; Needham (2) assura avoir découvert dans la semence du *calmar* « de petits corps à ressort, qui paraissent être analogues aux vers spermatiques, et qui pourraient faire douter que ces vers soient de véritables animaux ; » les uns prétendirent n'avoir pu découvrir les animalcules dans la semence de quelques animaux ; d'autres, au contraire, assurèrent en avoir aperçu dans la semence de quelques femelles de quadrupèdes ; Vallisnieri, Heister, et d'autres observateurs avancèrent que presque toutes les liqueurs contiennent des animaux semblables aux zoospermes ; Bono (3) soutint que les animalcules étaient très visibles dans le sperme, mais lorsque celui-ci est corrompu, ce qui arrive en très peu de temps ; enfin, un médecin de Montpellier, de la Plantade, sous le pseudonyme de Dalempazius, annonça les découvertes les plus absurdes et essaya de tuer par le ridicule l'opinion de ses adversaires ; cependant cette plaisanterie fut prise au sérieux par quelques grands esprits : Buffon descendit jusqu'à réfuter les observations de Dalempazius et Boerhaave, s'appuyant sur elles, battit un système dont je dirai quelques mots plus loin.

(1) Voyez plus haut le système de Buffon, p. 70.

(2) *Nouvelles découvertes faites avec le microscope.* Leyde, 1747, chap. V.

(3) Article GÉNÉRATION, du *Dictionnaire d'anatomie et de physiologie.* Paris, 1766.

Pourtant, malgré ces objections, la découverte de Leeu-wenhoeck fut accueillie avec un engouement presque général; on crut enfin avoir pénétré le secret de la génération, et le zoosperme fut définitivement regardé comme le rudiment même du nouvel être.

Mais d'où venait cet animalcule? Par quelle voie mystérieuse était-il arrivé dans le sperme? Les uns appliquèrent aux zoospermes le système de la dissémination avec lequel on avait voulu expliquer la présence du germe dans l'œuf; les autres, adoptant les idées de Bonnet sur l'emboîtement des germes, dépouillèrent Ève en faveur d'Adam de l'heureux privilége d'avoir porté en lui toute la race humaine; « Il faut bien que chacun ait son tour, dit l'auteur de l'*Art de faire des garçons;* et je sais bon gré à Leeuwenhoeck d'avoir fait venir celui des mâles; mais si j'avais été à sa place, je ne m'en serais pas tenu là. Au défaut du mérite de l'invention, j'aurais voulu enchérir sur l'extravagance de mon antagoniste, la doubler, la tripler. Les infinitovistes n'avaient attribué qu'aux femelles la faculté de renfermer en elles tous les individus de leurs races : les animovistes se sont contentés de la transporter aux mâles; pour ne point faire de jaloux, j'aurais libéralement accordé aux deux sexes cette contenance infinie. L'un aurait contenu les logements bâtis les uns dans les autres à l'infini (les œufs); l'autre aurait renfermé tous leurs petits hôtes futurs (les animaux spermatiques); et je n'en aurais point fait à deux fois, je leur aurais tout de suite donné la vie dès le commencement du monde, avec le pouvoir de sauter, de cabrioler et de faire la culbute les uns dans les autres à l'infini, pour les amuser, les pauvres petits, en attendant qu'ils devinssent grands; avec tout cela j'aurais encore défié les infinitovistes et les animovistes de trouver mon opinion plus ridicule que ne le sont les leurs. La divisibilité de la matière les rend toutes également possibles ; et plus elles sont difficiles à comprendre, plus elles semblent admirables à certains yeux (1). »

Le Camus se rappelant sans doute que Pythagore avait dit que le sperme était *la fleur du sang le plus pur*; Platon, *une effusion de la moelle spinale*; Epicure, *une parcelle de l'âme et du corps*, et plus particulièrement Alcméon, *une portion du cerveau* (2); Le Camus, dis-je, a voulu que le sperme fût l'assemblage d'une infinité de petits cerveaux (3). Quoique l'auteur ne s'en explique pas catégoriquement, il est probable que, dans sa pensée, les animalcules spermatiques représentent les petits cerveaux. Ceux-ci, primitivement produits par le grand cerveau, se rendent aux testicules par le moyen des nerfs ; celui de ces petits cerveaux qui doit produire le nouvel être, une fois porté dans la matrice, s'y gonfle et ne présente d'abord qu'un petit cerveau qui donne successivement naissance aux extrémités, absolument comme les lobes d'une fève qui se gonflent d'abord et poussent ensuite la tige et les racines.

Le Camus ne fut pas le seul à ne tenir aucun compte des découvertes de de Graaf, de Sténon, et de Swammerdam. Les plus enthousiastes des animalculistes, répudiant toute solidarité avec les ovaristes et accordant à peine aux ovaires les fonctions que les anciens leur avaient attribuées, voulurent que l'animalcule, appelé à se métamorphoser, s'attachât à quelque point particulier de la matrice d'où il tirait la nourriture destinée à le faire croître. Cette opinion, en tenant comme non avenues des découvertes très légitimes

(1) *Loc. cit.*, p. 157 et 158.
(2) Plutarque, *Des opinions des philosophes*, liv. V, chap. III.
(3) *Mémoires sur divers sujets de médecine*, 1760, premier mémoire.

acquises à la science, s'enfermait ainsi dans un tel isolement
que le nom de son promoteur n'est même pas arrivé jusqu'à
nous (1). Les animalculistes plus sages accordèrent à la
femme un rôle plus actif, et, les uns restant fidèles au système d'Hippocrate, et les autres acceptant les données de
la science sur l'existence des œufs, se partagèrent en deux
grandes écoles que je vais examiner sous les noms de *semen-
animalculistes* et de *ovo-animalculistes*.

E. *Les semen-animalculistes.*

Maupertuis est le promoteur de ce système (2) : admettant que la semence de l'homme et celle de la femme
s'unissent dans l'utérus par une espèce d'attraction, il
veut que les animalcules spermatiques, sans être les rudiments de l'embryon, « servent à mettre ces liqueurs prolifiques en mouvement; à rapprocher par là des parties trop
éloignées, et à faciliter l'union de celles qui doivent se
joindre, en les faisant se présenter diversement les unes
aux autres. » Maupertuis avoue qu'après beaucoup de tentatives il n'a jamais pu rencontrer des animalcules dans la
liqueur prolifique de la femme, et, sans croire formellement
à leur absence, il n'est pas éloigné de penser qu'ils peuvent bien rester dans l'utérus. Dans tous les cas les
zoospermes de l'homme suffisent pour remplir les fonctions
qu'il leur attribue, et en terminant l'exposition de ses idées,
Maupertuis s'écrie : « Que cet usage auquel nous nous
imaginons que les animaux spermatiques pourraient être
destinés, ne vous étonne point : la nature, outre ses agents

(1) Bonnet, *Considérations sur les corps organisés*, t. I, p. 11.
(2) *Vénus physique*, 1re partie, chap. XVII et XVIII.

principaux pour la production de ses ouvrages, emploie quelquefois des ministres subalternes. Dans les isles de l'archipel on élève avec grand soin une espèce de moucheron qui travaille à la fécondation des figues. »

Ce système est un petit roman, qui ne repose sur aucune observation : sans m'arrêter à la semence de la femme dont l'existence n'est plus admissible aujourd'hui, sur quel fait expérimental Maupertuis s'appuie-t-il pour investir les animalcules spermatiques des fonctions de ministres subalternes de la nature? D'ailleurs, rendons justice à l'auteur qui a reconnu lui-même que sa théorie était un enfant de son imagination, et comme telle ne lui réservons que la place d'un simple souvenir.

F. Les ovo-animalculistes.

Quoique appuyé sur deux faits aussi importants que ceux de la présence d'animalcules dans le sperme de l'homme et de l'existence d'œufs dans les ovaires de la femme, le problème de la génération semble n'avoir pas fait un pas de plus, et sa solution, bonne ou mauvaise, que l'on devait croire la même pour tous, donne naissance, dans les nouvelles limites que lui imposait la connaissance des zoospermes et des œufs, à presque autant de systèmes qu'en avaient produit les solutions par les deux semences, par les œufs, par les animalcules ou par la combinaison de ces éléments.

Les dissidences se montrèrent surtout à l'occasion du lieu où se faisait la rencontre de l'œuf et du zoosperme, et de la manière dont cette rencontre s'opérait. Aussi, pour mettre quelque ordre dans l'historique de ces opinions divergentes, convient-il de partager en deux ordres les ovo-animalculistes, selon que le lieu de rencontre de l'œuf et du zoosperme sera la matrice ou l'ovaire, tout en rattachant à chaque système l'explication qu'il donne relativement à la manière dont se fait cette rencontre ; nous aurons ainsi *les ovo-animalculistes-utérins* et *les ovo-animalculistes-ovariens.*

Ovo-animalculistes-utérins. — Deux opinions se sont produites sur ce terrain, selon que leurs auteurs plaçaient le germe, soit dans l'animalcule spermatique, soit dans l'œuf. Leeuwenhoeck, qui prétendait à l'honneur de la découverte des zoospermes, attribuait à ceux-ci le rôle le plus actif dans la génération, et voulait en conséquence que les animalcules projetés dans l'utérus y attirassent les œufs et les y convertissent en de véritables embryons. On s'étonne qu'un esprit aussi éminent que Leeuwenhoeck ait émis des idées qu'aucune observation ne justifie et que la raison repousse non moins sûrement que la science.

D'autres, appelant à leur aide cet *aura seminalis* dont le bon sens a fait depuis longtemps justice, à défaut des expériences de Spallanzani, veulent que cet *aura*, porté jusqu'aux ovaires, « procure dans l'œuf ou dans les œufs mûrs de l'un ou de tous les deux ovaires, ce changement appelé *fécondation* qui met l'œuf en état de croître, de rompre sa cellule, de tomber dans la trompe et de descendre dans la matrice (1). » Là, l'œuf ainsi fécondé rencontre les animaux spermatiques dont l'un parvient à s'enfermer dans son intérieur qui lui sert de lit et de logement. L'animalcule s'attache à la matrice par son *placenta*, et, protégé par l'œuf d'où il se garde bien de sortir, il se développe et attend l'époque du part.

La théorie des ovo-animalculistes-utérins, dégagée des

____

(1) Astruc, *Maladies des femmes.* Paris, 1765, t. V, p. 59.

ténèbres dont les premiers partisans l'avaient entourée, a été reprise de nos jours par M. Pouchet et par les physiologistes éminents dont je ferai tout à l'heure connaître les opinions, qui, jusqu'à preuve du contraire et malgré le fait des grossesses extra-utérines (1), me paraissent être les plus conformes à la vérité.

Ovo-animalculistes-ovariens. — Sur ce terrain encore, deux sentiments partagent les physiologistes relativement à la manière dont les spermatozoïdes arrivent à l'ovaire : les uns en rapportent tout le mérite aux animalcules, tandis que les autres trouvent les motifs de cette progression dans les contractions utérines.

Parmi les premiers nous trouvons Boerhaave ; et à la tête des seconds nous rencontrons Astruc.

Boerhaave qui, ainsi que je l'ai dit plus haut, prit au sérieux les observations imaginaires de Dalempazius, veut que les zoospermes se livrent dans la matrice à une véritable course au clocher dont la trompe de Fallope est le but; là, dans cet espace réservé, éclate alors une lutte sans trêve ni merci; les animalcules, avec toute la rage du désespoir, se livrent entre eux à un combat dont l'œuf est le prix; le plus fort ou le plus rusé, après avoir jonché le champ de bataille des cadavres de ses ennemis, va triomphalement vers l'ovaire, en détache l'œuf qui lui appartient désormais par le droit de conquête, et le ramène dans l'utérus avec toute la pompe et tout l'orgueil de la victoire. — Ne vous semble-t-il pas assister à un de ces carrousels du moyen

____

(1) Beaucoup de travaux ont été faits sur les grossesses extra-utérines et il n'est pas un seul traité d'accouchement qui ne leur consacre un ou deux chapitres. On aura une idée de tous ces travaux en consultant la thèse de concours pour l'agrégation de M. Alexis Moreau : *Des grossesses extra-utérines.* Paris, 1853.

âge où le chevalier victorieux s'avance vers la tribune des damoiselles, relève enfin la visière de son casque, et reçoit avec l'écharpe aux couleurs favorites, la main et le cœur de la dame de ses pensées? ô Boerhaave ! quel immense tribut ton génie a-t-il payé, en cette circonstance, à la fragilité de la nature humaine, et combien tu nous rappellerais, si nous pouvions l'oublier, que les plus belles intelligences ne se peuvent jamais et complétement affranchir de l'erreur !!!

Astruc, ainsi que je le disais tout à l'heure, trouve dans les contractions utérines l'explication de la marche ascendante du sperme vers les trompes d'abord, et vers l'ovaire ensuite. « L'orifice de la matrice, dit-il (1), se ferme par la contraction des fibres circulaires qui l'entourent, et la semence une fois reçue, ne peut plus s'écouler par là. Les fibres radieuses qui sont autour des ouvertures des trompes dans la matrice, se contractent, et par leur contraction tonique, l'ouverture des trompes se trouve dilatée; par une suite de la même impression, les trompes se raccourcissent et se redressent par la contraction de leurs fibres longitudinales; leurs pavillons conctractés s'attachent à la partie inférieure des ovaires que leurs bords frangés, qui sont de véritables muscles, embrassent étroitement. » Au milieu de ces contractions diverses, les fibres musculaires de la matrice ne restent pas inertes, elles se contractent également et diminuent ainsi la capacité de l'utérus; « dans cet état, poursuit Astruc, la semence pressée par la matrice qui se resserre, et n'ayant point d'issue par l'orifice de la matrice qui est fermée, est obligée d'enfiler l'ouverture des trompes qui sont alors béantes ; et par ce moyen elle est portée jusqu'aux ovaires qui en sont baignés. » Un animalcule, *plus*

_____

(1) *Maladies des femmes*, t. V, p. 64 et suiv.

agile ou *plus heureux peut-être*, s'insinue dans l'œuf par *la fente de la tunique des ovaires*, s'y niche, et *voilà*, s'écrie Astruc, *un œuf fécondé.*

Les idées d'Astruc, à l'époque où il les émettait, durent jouir d'un certain crédit; elles ne choquaient ni la raison, ni la plupart des faits admis alors par la science; mais aujourd'hui, quelques-unes de ces idées, celles surtout qui se rapportent à l'introduction du spermatozoïde dans l'œuf, ne sont plus acceptables, en raison des connaissances nouvelles acquises à la science, et que je vais exposer dans le paragraphe suivant.

État actuel de la science.

Malgré les connaissances plus positives que nous possédons aujourd'hui sur le sperme et les œufs, et que j'ai précédemment exposées, le problème de la fécondation est loin d'être résolu; il est réduit, il est vrai, en deux points seulement, mais ce sont les points les plus ardus et les plus difficiles à pénétrer; à peu près toute la question est aujourd'hui de savoir : 1° dans quel organe, ovaire, trompe ou utérus, se fait la rencontre du sperme et de l'œuf; 2° quelle est la nature de leur contact, l'essence de leur union.

1° *Lieu où se fait la fécondation.* — Les ovaires, les trompes et l'utérus ont été tour à tour regardés comme la scène sur laquelle se rencontrent le produit mâle et le produit femelle. Des expériences nombreuses et contradictoires ont jeté la confusion sur cette partie du problème, et l'on hésite à accorder sa confiance ou aux physiologistes qui assurent avoir trouvé du sperme jusque dans l'ovaire, ou à ceux qui nient positivement la réalité de ces observations. Cependant, en lisant sans esprit de parti et dans le but unique d'arriver à la vérité, la relation de toutes les expériences et les arguments de chaque adversaire, on ne peut se défendre d'un sentiment de préférence pour la théorie de M. Pouchet qui place dans l'utérus ou dans la partie des trompes la plus voisine de cet organe, la rencontre de l'œuf et du sperme. « La structure des trompes, dit-il, leur vitalité, et la nature des zoospermes empêchent de supposer que ce fluide (*le sperme*) puisse remonter plus haut, et d'ailleurs le mucus infranchissable, qui remplit ces conduits, oppose aux spermatozoaires un obstacle invincible (1). »

L'ouvrage de M. Pouchet est trop connu pour que j'analyse seulement les arguments et les expériences qu'il cite à l'appui de son opinion, et, malgré une récente communication de M. Coste (2) à l'Institut, par laquelle l'auteur répudie sa première manière de voir pour placer le siége de la fécondation dans l'ovaire, je crois, d'après quelques expériences personnelles dont il est inutile de surcharger cette introduction, je crois, dis-je, que la rencontre de l'œuf et du fluide séminal se fait normalement dans l'utérus ou dans la première portion des trompes.

Les grossesses extra-utérines ne peuvent plus être considérées aujourd'hui comme un argument en faveur des fécondations ovariennes contre les fécondations utérines. Astruc, Marc, Lallemand, Velpeau, etc., ont suffisamment montré que ces grossesses anormales étaient produites par quelque sensation ou quelque émotion extraordinaires au moment du coït ; cette explication me paraît encore plus plausible et surtout mieux démontrée par des observations scrupuleuses que cette assertion, émise par des physiologistes recommandables d'ailleurs, tels que MM. Pouchet et Courty,

(1) *Théorie positive de l'ovulation spontanée et de la fécondation.* 1 vol. in-8, 1847, p. 298.

(2) *Académie des sciences*, séance du 20 mai 1850.

par exemple, et par laquelle on voudrait que l'œuf, tombé dans l'abdomen au moment de l'effroi, y fût fécondé plus tard par le sperme. Si le sperme ne peut, par les raisons que M. Pouchet lui-même énumère, parcourir les trompes, il est impossible qu'il arrive jusque dans l'abdomen pour y féconder l'œuf qui serait tombé dans sa cavité. Il est plus rationnel d'admettre que l'œuf a déjà reçu l'imprégnation de la liqueur séminale, lorsque par suite des sensations et des émotions extraordinaires dont je parlais plus haut, il quitte le lieu normal de sa résidence, soit pour se fixer dans les trompes, soit pour tomber dans l'abdomen.

2° *Union de l'œuf avec le sperme.* — La nature de l'union du principe générateur mâle avec le principe générateur femelle échappe complétement à l'observation dans l'état actuel de la science. Prévost et Dumas, trompés par les apparences, pensaient qu'au niveau de la matricule dans l'œuf des oiseaux, il existe un pertuis dans lequel ils croyaient avoir vu des spermatozoïdes s'introduire dans le vitellus. Barry prétend avoir observé la même disposition sur la lapine, et avoir vu aussi un zoosperme s'enfoncer dans la zone transparente qui circonscrit l'ovule. M. Pouchet assure que ses recherches sur les mollusques semblent parfaitement constater l'existence d'une solution de continuité à la surface de la membrane vitelline.

Mais toutes ces observations n'ont pas tellement un caractère d'authenticité qu'on les doive accepter comme l'expression fidèle de la réalité. Je préfère admettre que l'union du principe générateur mâle avec le principe générateur femelle se fait par endosmose, et que, lorsque le sperme se trouve en contact avec l'œuf, il s'établit à travers celui-ci, de dehors en dedans, des courants spermatiques qui entraînent avec eux les spermatozoïdes.

M. Charles Robin, considérant, ainsi que je l'ai dit plus haut, les spermatozoïdes comme des espèces d'œufs ou cellules embryonnaires, veut que « la nature de cette union consiste dans la dissolution des spermatozoïdes, avec pénétration endosmotique molécule à molécule dans l'ovule femelle, d'où formation des cellules embryonnaires femelles (1). »

CHAPITRE III.

DURÉE DE LA FONCTION GÉNÉRATRICE.

On peut établir comme une loi des corps organisés que la fonction procréatrice « étant le point culminant du développement, dit Burdach, elle apparaît d'autant plus tôt que la marche de la vie est plus simple, l'individualité moins prononcée, l'organisation plus simple, le corps plus petit et la vie, en général, plus pauvre (1). » L'homme, qui doit seul m'occuper ici, est de tous les êtres vivants celui qui acquiert le plus tard cette faculté, non pas seulement d'une manière absolue, mais même encore eu égard à la durée de sa vie, car chez lui le rapport entre cette dernière et le temps qui s'écoule depuis la naissance jusqu'à la puberté est de 1 : 4 ou 5, tandis qu'il est de 1 : 18 chez le lapin ; de 1 : 8 ou 9 chez le loup, le renard et le blaireau ; de 1 : 5 ou 6 chez le cerf, etc.

L'époque à laquelle apparaît la faculté de procréer n'a rien de fixe ; elle peut être avancée ou retardée par une foule de circonstances dont j'aurai à examiner les princi-

(1) *Manuel de physiologie*, par M. Béraud. Paris, 1853, p. 441.
(2) *Traité de physiologie*, trad. par Jourdan, t. V, p. 36.

pales ; mais on peut dire d'une manière générale que dans nos climats tempérés la puberté se montre de quinze à dix-huit ans, et un peu plus tôt chez la femme que chez l'homme.

Des causes qui peuvent avancer ou retarder l'apparition de la faculté génératrice, les unes sont inhérentes à l'individu, et les autres lui sont extérieures ; parmi les premières se rangent le développement de l'organisme, l'état de santé ou de maladie, la constitution, le tempérament, les habitudes, la manière de vivre, l'éducation, la moralité, etc.; et parmi les secondes se classent la latitude géographique, les climats, les races, l'état de la civilisation, la religion, etc.

Toutes ces circonstances, tant individuelles que générales, n'agissent pas seulement sur le développement de l'âge pubère ; elles ont encore une influence marquée sur l'énergie de la fonction génératrice. Or, comme pour compléter ces études physiologiques j'ai dû réserver un chapitre à l'examen des circonstances qui exercent une action salutaire ou funeste sur la faculté génitale, j'estime que leur exposition doit se trouver en une seule et même place, pour ne pas faire double emploi, et que cette place doit clore cette introduction, parce que pour être bien compris, l'examen de ces circonstances exige la connaissance des rapports de la faculté génitale avec toutes les autres fonctions des vies organique et animale, rapports qui feront le sujet du chapitre suivant.

Cependant je dois placer ici l'étude d'une fonction dont l'apparition marque toujours l'éveil de la faculté procréatrice chez la femme, mais qui n'a avec l'exaltation vénérienne aucune espèce de corrélation. Je veux parler de la menstruation.

D'ailleurs les travaux des physiologistes modernes, en faisant de la menstruation le symptôme le plus apparent de la ponte périodique de la femme, rattachent cette fonction à l'ovologie, et m'imposent en quelque sorte le devoir de ne pas trop éloigner son examen des notions générales sur l'œuf que j'ai données dans le chapitre précédent.

Tous ces motifs me sont une excuse suffisante pour m'occuper exclusivement ici de la femme, et l'importance de la menstruation légitime l'étendue que je vais consacrer à l'étude de cette fonction.

MENSTRUATION.

§ Iᵉʳ. — Circonstances qui influent sur elle.

La menstruation est toujours un indice certain de l'aptitude de la femme à l'acte de la procréation ; avant son apparition cette aptitude n'existe pas, et elle disparaît avec les règles à un âge plus ou moins avancé. Cependant on a cité des exemples de femmes qui ont été fécondées malgré l'absence complète des menstrues, en même temps que l'on voit fréquemment des femmes parfaitement réglées être toujours stériles. Je dirai tout à l'heure les motifs qu'allègue la physiologie pour expliquer la première de ces anomalies, et, dans une autre partie de cet ouvrage , je m'étendrai sur l'état pathologique ; pour le moment, il nous doit suffire de savoir qu'en thèse générale l'aptitude à la fécondation ne se décèle réellement que par la présence des menstrues, et que l'apparition de celles-ci est tout à la fois pour la femme le signal de sa nubilité et de sa vie propre.

Cette apparition n'a pas lieu à une époque fixe et la même pour toutes les femmes ; elle subit l'influence de circonstances nombreuses, dont je ne puis indiquer ici que les principales.

A. Climat. — Latitude géographique. — Races.

L'empire que la température exerce sur la première

éruption des règles a été noté de tout temps ; les relations des voyageurs n'ont laissé aucun doute sur ce point, et il est admis comme axiome que la première menstruation est d'autant plus hâtive que le climat est plus chaud. François Picard et Prideaux assurent qu'en Perse et dans tous les pays de l'Inde, de l'Arabie et en Chine, les femmes deviennent mères à huit ou neuf ans, tandis qu'en Laponie, au dire de M. Wretholm, les femmes ne seraient réglées qu'à dix-huit ans lorsqu'elles restent dans les montagnes.

Grâce aux progrès de la science, les différences dans l'époque de la première menstruation selon les climats et la latitude géographique, acceptées jusqu'à présent en règle générale, ont été notées d'une manière plus précise, et, comme résumé de toutes les observations recueillies dans différents pays, je donnerai le tableau suivant que j'emprunte à l'ouvrage de M. Raciborski (1).

NOM DE LA VILLE.	Latitude géographique.	Âge de la première éruption des règles.	Température moyenne de l'année.
Toulon	43°	14,084	+ 15°
Marseille	43	14,045	+ 15
Lyon	46	14,492	+ 14,6
Paris.	49	14,465	+ 10,6
Gœttingue.	52	16,038	+ 8,0
Varsovie	52	15,083	+ 9,2
Manchester.	53	15,491	+ 9,6
Skeen.	59	15,450	+ 6,0
Stockholm	59	15,590	+ 5,7
Laponie suédoise	65	18,000	+ 4,0

Du tableau qui précède on est en droit de tirer les deux conséquences suivantes : 1° l'époque de la puberté se trouve toujours en raison inverse de la latitude géographique, en

(1) *De la puberté et de l'âge critique chez la femme*, p. 17.

d'autres termes, plus le degré de la latitude se trouve élevé, moins la puberté offre de tendance à devenir précoce ; 2° la latitude géographique n'influe sur l'époque de la puberté qu'autant qu'elle marche d'accord avec la température, et que, en s'écartant de la température d'un pays, elle perd son influence sur l'époque de la puberté qui n'obéit plus alors qu'à l'impulsion donnée par la température.

L'influence du climat et de la latitude géographique sur la première apparition des règles est si manifeste, qu'on a vu des jeunes filles de neuf à dix ans réglées dans les Indes orientales, qui, transportées en Europe et surtout en Angleterre, éprouvaient une suspension dans leur menstruation jusqu'à quatorze ou quinze ans, sans que dans l'intervalle leur santé parût en souffrir (1).

Cependant M. Raciborski rappelle que les négresses nées en Europe conservent l'aptitude à être réglées de bonne heure, comme si elles étaient nées sous le ciel brûlant de l'Afrique ou de l'Amérique du Sud, de même que les femmes créoles héritent généralement des dispositions organiques de leur mère, lorsque celle-ci est née dans les pays tempérés.

A cette occasion, l'auteur que je cite se demande si les races n'auraient pas quelque influence sur l'époque de la puberté chez la femme. Examinant la race juive en Pologne où les israélites forment encore jusqu'à présent une véritable colonie ayant conservé leurs mœurs, une partie de leur costume et leur religion, M. Raciborski conclut que la menstruation est proportionnellement plus hâtive chez les juives que chez les femmes de la race slave. Ainsi, ajoute l'auteur, tandis que sur cent femmes de cette dernière race

____

(1) *The cyclopedia of practical medicine*, vol. III, p. 110.

on peut à peine en trouver une qui soit réglée à treize ans, on en trouve déjà douze parmi les juives (1).

B. *Sociabilité. — Habitudes. — Régime.*

S'il est un fait généralement admis et constaté par toutes les statistiques, c'est celui de l'apparition hâtive des règles chez les femmes des villes et surtout des capitales. En présence d'un semblable phénomène et de la diversité des éléments qui entrent dans la composition des grands centres de population, il faut reconnaître que le système nerveux joue un très grand rôle dans la fonction que j'examine, et que M. Brierre de Boismont a raison de dire, en parlant du développement rapide de ce système dans les grandes villes : « Il semble que cette précocité du système nerveux soit une véritable serre qui fasse éclore les règles et qui remplace ainsi, jusqu'à un certain point, la chaleur des contrées équatoriales (2). »

Est-il besoin de faire ressortir les différences qui existent entre les mœurs, la manière de vivre, les habitudes, les plaisirs, le régime, etc., des femmes des grandes villes, et les mœurs, la manière de vivre, les habitudes, les travaux et le régime des femmes de la campagne ? Ne sait-on pas l'influence qu'exercent sur l'imagination, sur les passions, sur les sens, sur la circulation, sur l'organisme tout entier, et plus particulièrement sur le système nerveux, les bals, les spectacles, les arts, et surtout la musique à laquelle ne purent rester insensibles les éléphants du Jardin des plantes dont les désirs amoureux s'éveillèrent pendant un concert

(1) *Loc. cit.*, p. 32.

(2) *De la menstruation considérée dans ses rapports physiologiques et pathologiques*, p. 15.

qu'on leur donna (1)? Chez les femmes de la campagne au contraire tout contribue à hâter d'abord le développement du système musculaire, et l'on trouve rarement parmi elles ces organisations chétives et avortées dont toute la vie semble se concentrer dans la tête, et dont les salons des capitales n'offrent, hélas! que de trop nombreux exemples. Tandis qu'il n'est pas rare de rencontrer dans les hautes classes de la société, parmi celles dont l'existence s'écoule dans le luxe, les boudoirs, les théâtres, les bals et les concerts, de jeunes personnes réglées à sept, huit, neuf et dix ans, il est très peu de filles de la campagne dont la première menstruation apparaisse avant la onzième année.

En thèse générale, on peut dire, d'après les statistiques dressées sur ce sujet, que l'âge moyen auquel la première menstruation apparaît est, pour les femmes de la campagne, la seizième année; pour celles des villes, la quinzième; et pour celles de Paris, sans distinction de position et de fortune, la quatorzième.

C. Constitution. — Tempérament. — Taille, etc.

Parmi les causes individuelles qui ont une influence marquée sur l'apparition des menstrues, il faut placer en première ligne la constitution. Il est généralement admis que les femmes d'une constitution robuste sont réglées de meilleure heure que celles qui présentent une constitution faible; la différence serait assez notable, d'après M. Raciborski, car les premières seraient réglées, en terme moyen, à l'âge de quatorze ans: 34/49; et les secondes à quinze ans: 46/87.

(1) On peut lire les détails de ce concert donné aux éléphants du Jardin des plantes, le 10 prairial an vi, dans la *Décade philosophique* et dans le *Dictionnaire des sciences médicales*, t. XXXV.

D'après ce que j'ai dit plus haut de l'influence du système
nerveux sur le développement de la menstruation, on comprend déjà le rôle que doivent jouer les divers tempéraments sur l'évolution de cette fonction. La statistique prouve
en effet que les tempéraments nerveux et nervoso-sanguins
sont les plus favorables de tous à la rapide apparition des
menstrues, et que le tempérament lymphatique, celui qui
donne les sensations les plus lentes et les plus obtuses, est
ordinairement marqué par un retard dans l'apparition du
phénomène ; ainsi, d'après M. Raciborski, les règles appa-
raîtraient à quatorze ans chez les filles d'un tempérament nerveux ou nervoso-sanguin, tandis qu'elles ne se montreraient
qu'à quinze ans, 17/27, chez les jeunes personnes d'un tempérament lymphatique.

Quelques auteurs, poussant leurs investigations jusqu'aux
dernières limites, ont essayé de déterminer la part d'influence qui peut revenir à la couleur des cheveux, à la
taille, etc.; et M. Marc d'Espine est allé jusqu'à regretter
de n'avoir pu examiner l'influence des taches de rousseur,
des *nævi*, etc. (1). J'estime ces investigations non-seulement
inutiles, mais encore nuisibles à la science, parce qu'elles
introduisent dans un problème déjà si compliqué des éléments sans valeur, et qui sont, comme la couleur des cheveux ou la taille, sous la complète dépendance des causes
que j'ai déjà examinées.

Je ne m'y arrêterai donc pas plus longtemps.

§ II. — Signification de la menstruation ou ponte périodique.

Il ne faudrait pas croire que l'âge moyen de la puberté
chez la femme, que j'ai indiqué plus haut, fût une loi

____

(1) *Archives générales de médecine*, 2ᵉ série, 1835, t. IX.

constante pour la nature; il existe sous ce rapport de nombreuses exceptions, et la science possède plus d'un exemple, soit de menstruation excessivement hâtive, soit de menstruation très retardée. Je ne puis entreprendre ici l'histoire de tous ces faits, et à ceux que ces documents intéresseraient, j'indiquerai un intéressant mémoire publié par le journal *l'Expérience* (1), où l'auteur, M. Dézeimeris, a réuni la plupart des observations de ce genre disséminées dans les annales de la science.

Malgré ces anomalies, ou plutôt à cause même de ces anomalies, la menstruation, ainsi que je le disais plus haut, a toujours été regardée comme le signe le plus certain de l'aptitude de la femme à la procréation. En rapprochant ce fait de celui qui se passe chez les animaux à l'époque du rut, on ne peut s'empêcher de reconnaître entre eux une certaine analogie. Aristote l'avait si bien compris qu'il donna le nom de *menstrues* et au flux cataménial de la femme et à l'écoulement périodique qui suinte par la vulve des mammifères en chaleur. Chez ces derniers, une corrélation évidente existe entre ce phénomène et la maturité des follicules de de Graaf, puisque cet écoulement ne se montre qu'à l'époque où la fécondation peut avoir lieu.

En est-il de même pour la femme? Y a-t-il, entre les phénomènes extérieurs et intérieurs quelque point de contact? Les uns sont-ils cause et les autres effet, ou sont-ils simplement concomitants? D'après les travaux récents des physiologistes dont je parlerai tout à l'heure, la menstruation et le détachement de l'œuf des follicules de de Graaf seraient unis par un lien certain et entrevu bien longtemps avant notre époque; Baudelocque, en effet, disait que

(1) L'*Expérience*, t. II, p. 12.

la menstruation n'était qu'un avortement périodique; Lecat la considérait comme une espèce de phlogose amoureuse, et Ernett comme une véritable érection des parties génitales; bien plus, Dugès et madame Boivin, se fondant sur ce que des femmes portant un utérus sans ovaire n'avaient jamais été réglées, ou que la menstruation avait cessé avec l'extirpation de ces organes, disent textuellement dans leur *Traité des maladies de l'utérus* : « C'est à l'in-
» fluence sympathique de l'ovaire sur la matrice, comme
» sur tout l'organisme, que sont dus ce molimen et cette
» exhalation locale du sang dans la cavité utérine. » En 1835, Schweighœuser annonçait que la menstruation devait être considérée comme la maturation périodique de la substance destinée à produire le fruit; quelques années plus tard, en 1847, M. Pouchet, qui revendique pour lui l'honneur de la découverte, assurait, dans un écrit remarquable (1), que dès 1835 il rendait publique sa théorie de l'ovulation spontanée, dans ses cours faits au Muséum d'histoire naturelle de Rouen. M. Coste professa dès l'année suivante la doctrine nouvelle; mais des faits positifs manquaient encore; M. Gendrin les fournit le premier (2) : se fondant sur trois observations de femmes mortes pendant la période menstruelle, ce praticien fut conduit à considérer l'hémorrhagie menstruelle comme étant liée à une fonction spéciale des ovaires, qui consiste dans la rupture d'une vésicule et dans l'expulsion d'un ovule. De son côté, M. Négrier, d'Angers, publia, en 1840, quinze observations directes qui laissent supposer que, depuis longtemps déjà, il était en possession du fait de concordance de l'évolution et de la rupture d'une

---

(1) *Théorie positive de l'ovulation spontanée et de la fécondation.*
(2) *Traité de médecine philosophique, t. II.*

vésicule de de Graaf avec la menstruation. A partir de cette époque, les travaux se multiplient, et ceux de Jones (1), de Paterson (2), de Lee (3), de Montgomery (4), et les ouvrages de Courty (5), de Pouchet (6), de Coste (7), Bischoff (8), Constancio (9), Raciborski (10), etc., complètent la découverte, et lui donnent une apparence de certitude qu'elle n'avait pas eue jusqu'alors.

J'ai étudié, dans l'article consacré à l'ovologie, les phénomènes qui s'accomplissent dans la vésicule de de Graaf au moment de la sortie de l'œuf. Je n'y reviendrai pas ici. Je dirai seulement que, eu égard à ce qui se passe chez les mammifères soumis à l'observation directe, on peut supposer que les vésicules de de Graaf s'ouvrent tout à fait à la fin de la période menstruelle; aussi M. Pouchet se croit-il en droit de pouvoir déterminer l'époque à laquelle l'œuf est fécondé. Qu'on me permette de citer le passage de son livre relatif à ce point très important pour nous : « La vésicule de de Graaf (car il n'y en a presque constamment qu'une), qui

(1) *Practical observations on diseases of women.* London, 1839.

(2) *Edinb. med. and surg. journ.*, 1840.

(3) *Med. chir. trans.*, t. XXII, p. 329.

(4) *On the signs of pregnancy*, p. 26.

(5) *De l'œuf et de son développement dans l'espèce humaine.* Montpellier, 1845.

(6) *Théorie positive de l'ovulation spontanée et de la fécondation.* Paris, 1847.

(7) *Histoire générale et particulière du développement des corps organisés.* Paris, 1848.

(8) *Traité du développement de l'homme et des mammifères.* Paris, 1343, in-8 et atlas ; et *Mémoire présenté à l'Institut*, août 1843.

(9) *De la menstruation et de ses rapports avec l'imprégnation.* Bruxelles, 1844.

(10) *De la puberté et de l'âge critique chez la femme.* Paris, 1844.

doit émettre l'ovule, se développe pendant le cours de l'époque menstruelle. Puis, soit immédiatement après la cessation du flux cataménial, soit seulement lorsqu'il s'est écoulé un, deux, trois ou quatre jours après sa terminaison, cette vésicule s'ouvre et laisse échapper l'ovule qu'elle contenait.

» L'œuf est alors saisi par le pavillon, et il entre dans la trompe, qu'il parcourt avec lenteur. Je pense qu'il met ordinairement de deux à six jours à la franchir et à se rendre de l'ovaire dans l'utérus.

» Arrivé dans la matrice, il s'y trouve encore retenu de deux à six jours par la *decidua* exsudée à la surface de la muqueuse, vers le déclin de l'irritation qui suit l'époque menstruelle.

» Si l'œuf n'est point alors imprégné de sperme, il ne se fixe pas à l'utérus, et se trouve enlevé avec la *decidua*; celle-ci tombe ordinairement du dixième au douzième jour, à compter de la cessation des menstrues.

» L'expérience ayant prouvé que, chez les mammifères, le fluide séminal versé à l'intérieur des organes génitaux des femelles y conservait plus de trente heures sa vertu prolifique, il est probable qu'il en est de même sur notre espèce. Aussi un rapprochement opéré un et peut-être deux jours avant le passage de l'œuf dans l'endroit où il subit l'imprégnation peut-il devenir fécond.

» Mais tout rapprochement sexuel opéré après la chute simultanée de la *decidua* et de l'œuf, et durant tout le temps qui sépare cette chute de l'invasion de la période menstruelle, est absolument infécond.

» Or, comme nous avons reconnu que la *decidua* tombait constamment du dixième au douzième jour de l'intermenstruation, il résulte conséquemment de ce fait que la conception ne peut s'opérer que du premier au douzième jour qui suivent les règles, et que jamais elle n'a lieu après cette époque (1). »

Courty, de son côté, sans être aussi affirmatif que M. Pouchet, s'exprime ainsi : « Nous sommes porté à conclure que, en général, chez la femme, la conception ne peut avoir lieu que pendant les huit à dix premiers jours qui suivent les règles (2). »

Cette théorie est très séduisante, il en faut convenir, et simplifie singulièrement le difficile problème de la fécondation ; mais malheureusement elle est en désaccord avec l'observation journalière, qui montre la possibilité de la conception chez la femme à toutes les époques de la période intermenstruelle, et quelquefois l'inutilité du coït aux époques fixées par MM. Pouchet et Courty comme les seules propres à la fécondation.

M. Coste a cherché à aplanir ces difficultés, et, pour répondre à la dernière objection, il assure que le travail de l'ovaire peut être incomplet malgré la régularité des règles, et que la vésicule, parvenue à un certain degré de développement, peut rester quelque temps stationnaire, puis avorter sans se rompre.

Quant à la corrélation de la menstruation et de la chute naturelle de l'œuf, M. Coste reconnaît qu'elle n'est pas constante, et qu'il est des circonstances capables de hâter ou de retarder le travail de l'ovaire. Il distingue, pour la maturation et la chute de l'œuf, des époques naturelles et des époques artificielles, c'est-à-dire provoquées par des cir-

(1) *Théorie positive de l'ovulation spontanée et de la fécondation,* p. 274-275.

(2) *De l'œuf et de son développement dans l'espèce humaine,* p. 81.

constances extérieures. Au nombre de celles-ci, on doit citer les conditions d'abri et de température, l'abondance et la qualité des aliments, la cohabitation des mâles et des femelles; ainsi, prenant l'exemple d'une lapine dont le rut se renouvelle tous les deux mois, quand elle est isolée, et qui se laisse de nouveau couvrir peu après la cessation du rut, quand elle est avec le mâle, M. Coste se demande si, en considérant que l'espèce humaine dispose à son gré de toutes ces conditions à l'égard d'elle-même et jouit du privilége d'une aptitude permanente au rapprochement des sexes, on ne pourrait pas conclure qu'elle aussi est soumise à ces influences, et admettre que les phénomènes de la maturation et de la chute de l'œuf chez la femme ne sont pas toujours spontanés ni invariablement fixés par la période menstruelle.

Quoi qu'il en soit, dans l'état actuel de nos connaissances il serait injuste de repousser la théorie de l'ovulation spontanée, ainsi que l'a fait le docteur W.-B. Kesteven (1), qui refuse de la ranger parmi les théories inductives légitimes, et ne la regarde que comme un ingénieux arrangement de l'esprit, et d'admettre comme causes de la menstruation les explications données par Haller et Burdach.

§ III. — Phénomènes accompagnant la menstruation.

La menstruation s'accompagne de phénomènes locaux et généraux qu'il est important de connaître.

Parmi les phénomènes locaux, le premier fait caractéristique de l'invasion des règles est la manifestation d'une *odeur spéciale* que contracte le mucus excrété par les organes génitaux, et qui est comparable à celle que répandent les

(1) *Archives générales de médecine,* 1850.

émanations des parties génitales des femelles à l'époque du rut. Quelquefois ce phénomène est précédé ou accompagné par des coliques, des maux de reins, et un sentiment de pesanteur dans le bassin. Le museau de tanche se tuméfie, se ramollit légèrement, et l'utérus semble s'abaisser. M. Ripault, de Dijon, en niant ces deux derniers caractères, dit que la seule exaltation des forces vitales dont l'œil puisse invariablement s'assurer, consiste dans la saillie d'une veine bleuâtre, quelquefois de deux, affectant une direction irrégulièrement transverse, et formant un relief sur la lèvre antérieure du col.

Bientôt le mucus utéro-vaginal change de couleur : de blanc qu'il est d'ordinaire, il devient brunâtre, et cette coloration, tantôt précède l'écoulement sanguin d'une manière immédiate, et tantôt disparaît pendant un jour, après lequel du sang presque pur s'échappe par la vulve.

C'est la seconde période qui commence.

Cette période n'a pas une durée égale chez toutes les femmes. D'après les calculs de la statistique, cette durée, fixée sur 562 femmes, a été, dans l'ordre de fréquence, huit, trois, quatre, deux, cinq, six, dix, sept jours. Mais on peut dire d'une manière générale que l'écoulement menstruel se prolonge plus longtemps chez les femmes des villes que chez les femmes de la campagne ; chez les femmes petites, délicates, nerveuses, que chez celles qui sont grandes, fortes, sanguines ; chez les personnes qui mènent une vie sédentaire, molle, voluptueuse, que chez celles qui se livrent à des occupations actives et dont les habitudes et les mœurs sont régulières.

D'après ces considérations, on comprend combien doit être variable la quantité de sang perdue, comparée d'une femme à une autre ; cette quantité n'est même pas égale chez la même femme à chaque menstruation, et il est du reste presque impossible de l'apprécier expérimentalement d'une manière exacte; cependant on estime que Dehaen s'est le plus rapproché de la vérité en fixant cette quantité en chiffre de 90 à 150 grammes.

Après une durée plus ou moins longue de cette seconde période, la quantité de sang excrété devient de moins en moins abondante, sa couleur passe du rouge au brun, et, peu à peu, le mucus utéro-vaginal pâlit d'abord, s'épaissit et recouvre ses qualités premières.

Quand l'écoulement menstruel a cessé, des plaques épithéliales nombreuses, d'abord presque intactes, mais bientôt réduites en fragments plus ou moins ténus, se détachent de la face interne de l'utérus et surtout du vagin. En ce moment, c'est-à-dire le dixième jour environ après la cessation des règles, tomberait constamment, d'après M. Pouchet, un flocon albumineux, élastique, d'une teinte opaline, produit par la surface de l'utérus, et qui serait une véritable *decidua* se formant normalement dans la matrice après chaque période menstruelle, se détachant normalement aussi pendant chaque intervalle des règles, lorsqu'il n'y a pas eu fécondation.

Parmi les symptômes généraux qui accompagnent d'ordinaire l'écoulement des règles, il faut noter, avec les coliques et les douleurs des reins, une lassitude dans les jambes et la tuméfaction des mamelles; pendant la durée de l'évacuation sanguine, l'intensité des battements du pouls diminue, les yeux se creusent et s'entourent d'un cercle livide, et quelquefois l'haleine devient fétide. Enfin si l'hémorrhagie se fait avec difficulté, surtout la première fois, apparaissent, ainsi que le remarque M. Longet, de véritables symptômes morbides.

La menstruation se reproduit périodiquement chez la

femme tous les mois. M. Brierre de Boismont assure que l'intervalle d'une période à l'autre est de 30 jours, d'après Schweigs, il serait seulement de 27 à 28 jours ; très souvent les règles anticipent sur l'époque suivante, rarement elles retardent.

La menstruation se suspend d'ordinaire pendant la grossesse et l'allaitement ; je dis *d'ordinaire*, parce qu'il n'est pas très rare de rencontrer des femmes réglées pendant ces deux périodes de leur vie ; mais dans le premier cas, les menstrues se montrent plutôt pendant les trois ou quatre premiers mois que pendant tout le reste de la grossesse. Chez un grand nombre de nourrices, la menstruation reparaît six ou huit mois après l'accouchement, tandis que chez d'autres, elle se montre aussi hâtivement que chez les femmes qui ne nourrissent pas ; celles-ci reviennent ordinairement à la menstruation six semaines ou deux mois après l'accouchement.

La nature du liquide excrété n'est ni vénéneuse, ni fétide ; la fétidité des menstrues doit être rapportée à la malpropreté, à la chaleur ou à un long séjour dans les organes. Son peu de disposition à se coaguler et à se séparer par le repos en caillot et en sérum, avait fait supposer qu'il était dépourvu de fibrine. Cette opinion, que Lavagna avait surtout partagée, est démentie par les analyses plus récentes de M. Denis et de M. Bouchardat, et par l'examen microscopique.

D'après Haller, l'écoulement cataménial serait produit par les artères de la matrice ; d'après M. Coste, le sang s'échapperait des vaisseaux superficiels de la muqueuse utérine par de petites gerçures microscopiques.

La cessation définitive des règles ou *ménopause* n'arrive pas à une époque fixe et égale pour toutes les femmes. Sur 181 femmes dont l'âge critique a été noté par M. Brierre de Boismont, 114 ont cessé d'être réglées de quarante à cinquante ans ; 21, de cinquante et un à cinquante-cinq ans ; 5, de cinquante-cinq à soixante ans. Les 41 femmes restantes ont vu tarir leurs menstrues avant quarante ans : chez 25, la cessation a eu lieu de trente-cinq à quarante ans ; chez 10, de trente à trente-cinq ; et chez 7, de vingt et un à trente ans. Les relevés statistiques faits à Lyon par M. Pétrequin, et à la Salpêtrière par M. Raciborski, concordent avec ceux que je viens de citer, et l'on peut dire, en règle générale, que l'âge critique apparaît de quarante à cinquante ans.

La cessation des règles coïncide avec des phénomènes ovariques inverses de ceux qui accompagnent l'établissement des menstrues. La diminution et l'atrophie des ovaires font plisser leur enveloppe extérieure, et les rides profondes qui en résultent leur donnent un aspect singulier que M. Raciborski compare à celui du noyau de pêche. Les vésicules de de Graaf sont grisâtres ou d'un blanc opaque à parois froncées. Le liquide qu'elles renferment a disparu, quelquefois même leurs cavités sont effacées, et leurs parois épaissies forment une espèce de tubercule offrant à peine, à son centre, trace de l'ancienne cavité. Quelquefois plus rien n'est reconnaissable, et l'ovaire fortement réduit est transformé en substance cellulo-fibreuse.

L'utérus et les glandes mammaires, dont nous avons vu le développement s'accomplir lors de l'établissement des règles, s'atrophient aussi dans de certaines limites, et suivent le dépérissement des ovaires.

Des phénomènes généraux divers, et d'une durée variable, accompagnent ou suivent d'ordinaire la ménopause. 141 femmes interrogées par M. Brierre de Boismont ont présenté les résultats suivants : dans 40 cas, les règles se sont supprimées tout à coup d'un mois à l'autre, sans que rien d'avance l'ait pu faire prévoir ; 26 fois cette terminaison brusque s'est opérée après les couches, le sevrage, des émotions, des chutes, des coups, etc. Les retards, notés 30 fois, ont varié entre une semaine et une année ; les irrégularités constituent le phénomène le plus fréquent, il s'est montré 60 fois ; les unes ont leurs menstrues toutes les trois semaines, deux fois et même trois fois par mois ; chez d'autres, les règles diminuent graduellement de quantité ; enfin, chez les troisièmes, la cessation n'a lieu qu'après des alternatives de diminution et de retours réguliers.

L'accident le plus fréquemment noté est la métrorrhagie, il l'a été 57 fois par M. Brierre de Boismont. Chez quelques femmes, aux règles succèdent, pendant un temps plus ou moins long, des écoulements blancs continus, ou qui offrent des alternatives de flux et de suppression.

Cependant les accidents qui peuvent accompagner la ménopause n'ont pas la gravité que leur prêtent quelques personnes, car les importantes statistiques de MM. Lachaise, Muret de Vaud, Benoiston de Châteauneuf et Deparcieux, n'accusent pas une augmentation de mortalité parmi les femmes pendant la période de quarante à cinquante ans.

Il arrive quelquefois qu'à l'époque ordinaire de l'âge ritique, les règles se suspendent pour reparaître après un temps plus ou moins long. Dans ce cas, la fécondité revient avec la menstruation, et Haller a vu des femmes de soixante-dix ans qui avaient encore des enfants.

Mais si la menstruation ne s'est jamais montrée, ou tout au moins si les phénomènes qui accompagnent cette fonction ont toujours été absents, on peut assurer que la stérilité de la femme est une conséquence fatale de cet état. On a cité, je le sais, des exemples dans lesquels la femme a été fécondée sans qu'elle eût été jamais réglée, ou pendant que ses règles étaient suspendues. Je conteste formellement le fait, et je suis convaincu que, chez ces femmes, la menstruation n'apparaissait pas par suite d'un état particulier des ovaires ou de l'utérus, mais qu'à chaque mois, à l'époque correspondante au travail des vésicules de de Graaf, des phénomènes spéciaux se devaient faire sentir, soit du côté des organes génitaux, soit dans les glandes mammaires, soit dans l'organisme tout entier.

Les détails dans lesquels je suis entré dans ce chapitre trouvent leur excuse dans cet axiome si important pour nous : *Sans menstruation, point de fécondation de la femme.*

CHAPITRE IV.

RAPPORTS DE LA FONCTION GÉNÉRATRICE AVEC LES AUTRES FONCTIONS DE L'ORGANISME.

L'homme n'est appelé à reproduire son semblable que lorsque toutes les fonctions de l'organisme s'exécutent avec une énergie suffisante ; la fonction génératrice est la dernière à entrer en exercice et la première à disparaître de la scène de la vie, parce que la nature a voulu que le produit de cette fonction portât l'empreinte de la vitalité la plus forte, et que la grande et sublime mission de la perpétuation de l'espèce s'accomplît au milieu des conditions les plus favorables de toutes sortes.

Avant la mise en jeu des organes génitaux, l'homme, pour ne parler ici que de lui, n'a qu'une vie individuelle, ne participe au monde extérieur que pour la satisfaction de ses besoins personnels, et, par cet égoïsme d'un instant, il s'ouvre la voie de l'existence dont le but unique, aux yeux de la nature, est la production d'un être nouveau et semblable à lui. Avant la puberté, l'homme, si je puis ainsi dire, n'est pas une réalité, ce n'est qu'une espérance ; il n'est rien dans le passé, il est peu dans le présent, il est tout dans l'avenir. Confondus sous la dénomination commune d'enfants, les deux sexes se ressemblent au physique et au moral ; mais à mesure qu'ils avancent vers l'époque où chacun d'eux aura à remplir une fonction spéciale, les formes extérieures se modifient, la vie végétative semble ne plus obéir au même courant, et des tendances différentes dirigent leurs jeunes esprits ; ces divergences se prononcent de plus en plus tous les jours, et lorsque la fonction génératrice apparaît, ces dissemblances se montrent plus prononcées et plus caractéristiques : chez la jeune fille, la menstruation prend un type plus fixe ; les seins se développent, leurs mamelons deviennent plus larges et plus gros ; l'auréole, qui était rosée chez les blondes et jaunâtre chez les brunes, devient, dans le premier cas, d'un rouge sale, et dans le second, d'un brun plus foncé ; le mont de Vénus acquiert plus d'élévation et de largeur ; les poils qui le garnissent deviennent plus roides, plus frisés et plus foncés en couleur ; chez l'homme, les formes perdent leurs contours et deviennent anguleuses ; la barbe croît à la figure, et des poils se montrent à la poitrine, aux aisselles et sur les membres ; la voix devient grave, la marche plus assurée, et la raison tempère la fougue de l'imagination.

Et la preuve que tous ces changements sont dus à l'éveil de la fonction génératrice, c'est que, chez les castrats, le système adipeux l'emporte sur le système musculaire, et conserve aux formes extérieures ces contours moelleux qui sont l'apanage de la femme ; leur figure ne se garnit pas de barbe, et les poils manquent aussi ou sont rares et mal plantés aux autres parties du corps ; chez la femme stérile, au contraire, par atrophie ou absence congénitale des ovaires, des poils naissent sur la lèvre supérieure et au menton, et ses habitudes extérieures ont tellement perdu le cachet du sexe féminin, qu'elles lui ont valu chez les anciens le nom de *virago*, et chez nous celui d'*hommasse*.

Des changements analogues, mais en sens contraire, ont également lieu lorsque la fonction génératrice est éteinte. Chez les deux sexes, les formes gracieuses qui les distinguaient s'effacent peu à peu sous des rides nombreuses ; les cheveux et les poils accusent l'affaiblissement des forces vitales par leur chute ou leur changement de couleur ; les fonctions digestives, plus languissantes, ralentissent la circulation et diminuent par conséquent la caloricité (1) ; l'intelligence s'affaiblit à son tour, et quand la décrépitude est assez avancée et quand sont éteints tous les signes distinctifs de l'un et l'autre sexe, l'homme et la femme *tombent en enfance*, selon l'heureuse expression populaire, c'est-à-dire dans cet état amorphe où les deux sexes se confondent dans un mutuel oubli de leurs attributs.

Malgré ce tableau ébauché à grands traits, on doit comprendre le rôle important que joue la fonction génératrice dans l'histoire de l'homme : une fonction qui tient ainsi sous sa dépendance l'accroissement et le dépérissement de l'organisme, doit avoir avec toutes les autres fonctions des rapports intimes qui établissent entre elles des influences réciproques.

Ce sont ces rapports que je me propose d'examiner dans ce chapitre.

(1) Voyez Réveillé Parise, *Traité de la vieillesse hygiénique, moral et philosophique.* Paris, 1853, p. 52.

Je les étudierai d'abord au point de vue des fonctions de
la vie organique, comme aurait dit Bichat, ou de la vie plastique, comme dit Burdach ; et je terminerai par l'examen
des relations de la fonction génératrice avec les fonctions
de la vie animale.

A. *Rapports avec la vie organique.*

1° *Nutrition.* — « La nutrition et la génération, dit Burdach, sont des directions opposées de la vie. Cependant il
y a sympathie entre elles. Une nutrition abondante et une
bonne digestion sont des circonstances favorables à la procréation, car la formation de l'individualité est la condition
nécessaire de toute formation dirigée dans les intérêts de
l'espèce. Le défaut de nutrition commence par suspendre la
sécrétion du sperme et éteindre les désirs ; puis les testicules
commencent par se flétrir. La fécondité dépend aussi de la
nutrition, car elle est plus grande quand la nourriture abonde
ou chez les animaux qui trouvent facilement à se nourrir,
ceux par exemple qui habitent la mer (1). »

Il ne faut pas ici confondre la nutrition avec un résultat
quelquefois exagéré de cette fonction, le développement
trop considérable du tissu graisseux, car leur influence sur
la fonction génératrice est complétement opposée.

Cette réserve admise, doit-on accepter comme expression
de la vérité les paroles de Burdach? Je ne le pense pas.
Sans chercher mes exemples dans les hautes classes de la
société, où le luxe, la paresse et mille autres causes d'innervation, peuvent masquer l'action de la nutrition, je citerai
la fécondité proverbiale des paysans et du peuple, qui ont
une nourriture souvent insuffisante et toujours malsaine.

____

(1) *Traité de physiologie,* trad. par Jourdan. Paris, 1837, t. V, p. 11.

L'Irlande, les contrées les plus pauvres de l'Allemagne et de la Russie, fournissent toutes les années, sans s'amoindrir et s'éteindre, des contingents considérables à l'émigration.

Cette influence d'une nutrition trop abondante sur la fonction reproductrice n'est pas spéciale à l'espèce humaine ; elle se retrouve dans l'histoire de tous les êtres organisés, et l'industrie l'a su mettre à profit pour multiplier outre mesure certaines espèces dont elle tire parti : « Les étangs de la Sologne, dit le docteur Mayer, sont si favorables à la croissance des carpes, que la rapidité du développement de leur taille —LUXE— les rend tout à fait infécondes, et qu'ils sont obligés, eux propriétaires, *pour conserver de la graine* de leur poisson, d'avoir des *carpières de misère*, où ils tiennent les carpes exclusivement destinées à la reproduction. Ces carpières, spéciales à la reproduction, sont d'étroites pièces d'eau où les carpes femelles sont entassées par myriades, sont les unes sur les autres, meurent de faim, en un mot. Ne pouvant profiter, ces carpes pondent ; et ces pondéuses fécondes ont été baptisées en Sologne du nom significatif de *peinards* (1). »

Cependant, que l'on n'exagère pas ma pensée : je suis loin de prétendre que des privations prolongées, que des *carpières de misère*, pour me servir de l'expression des habitants de la Sologne, sont des conditions heureuses, sinon les plus favorables à la reproduction ; non, telle n'est pas ma manière de voir ; mais je suis convaincu qu'une nourriture frugale, grossière même, mais suffisante, est infiniment préférable pour le but à atteindre, que ces raffinements culinaires inventés par les palais blasés, et que ces excès de table dont toute civilisation avancée donne le

____

(1) *Des rapports conjugaux.* Paris, 1851, p. 95.

triste spectacle. On a depuis longtemps fait la remarque que Rome eût péri avant la fin de la République, si les étrangers n'eussent continuellement comblé les vides que son intempérance creusait sans cesse. Mais il ne suffit pas, pour que la faculté procréatrice atteigne sa plus haute énergie, que la nourriture réunisse les conditions que je viens d'énumérer, il faut encore que les fonctions digestives s'accomplissent dans leur intégrité. Je dirai ailleurs, alors que j'exposerai les causes de l'impuissance, combien les affections de l'estomac et des intestins influent sur l'acte de la copulation, et je raconterai l'histoire d'un garçon de café, soumis à mon observation, qui, sous l'empire d'un état morbide de l'estomac, était incapable d'entrer en érection, et qui, cet état s'améliorant, ne pouvait exercer le coït que dans des positions où l'épigastre était soustrait à toute espèce de pression.

De son côté, la génération influe aussi sur la nutrition. L'exercice de cette fonction, quand il est modéré et en rapport avec les forces de l'individu, aiguise l'appétit et favorise la nutrition ; quand au contraire il franchit les bornes tracées par l'âge et la constitution, les fonctions digestives s'affaiblissent, l'estomac languissant ne s'assimile plus les portions alibiles des aliments, et l'émaciation générale est la conséquence fatale de cette perversion de la nutrition. Qui ne connaît les suites funestes des excès de l'onanisme ou du coït ?

La suppression de la faculté génitale, à son tour, retentit profondément sur la nutrition : elle la favorise, l'exaspère même ; les castrats sont ordinairement chargés d'embonpoint, et les hommes qui deviennent inhabiles à la procréation, à la suite d'une vie licencieuse, ne tardent pas à engraisser. On dirait que la force vitale, ne pouvant plus s'échapper par l'émonctoire dont le siége est dans les organes génitaux, se réfugie tout entière dans les facultés nutritives, et qu'alors elle emploie à produire toute l'énergie qu'elle mettait à dépenser.

2° *Circulation ; respiration.* — La respiration, selon l'heureuse expression de Burdach, étant une tendance du sang à se porter au dehors pour entrer en conflit avec l'atmosphère, nous réunissons dans le même paragraphe les fonctions du cœur et celles du poumon.

L'une et l'autre ont des rapports directs avec la génération.

La première, par le calorique qu'elle développe, accompagne et favorise les actes génitaux, et tout le monde sait que la chaleur animale augmente à l'époque de la puberté. Bien plus, la vie du sang est exaltée par la faculté procréatrice. D'après les expériences de MM. Barruel (1), Wedekind (2) et Raspail (3), l'odeur qu'exhale la vapeur de ce liquide est plus forte chez l'homme que chez la femme et l'enfant, et présente un caractère particulier que l'on ne rencontre pas chez les castrats, les vieillards et les individus inhabiles à la fécondation ; elle pénètre la chair des animaux, et nul n'ignore combien elle est caractéristique dans la chair du bouc, du taureau, et en général de tous les animaux qui n'ont pas été coupés. Quelques-uns ont prétendu que cette odeur *sui generis* était due à l'absorption de la semence ; mais Burdach, sans repousser entièrement cette explication, attribue au phénomène une autre cause et ajoute : « Ce qui prouve, au contraire, que la fonction procréatrice perfec-

(1) *Mémoire sur l'existence d'un principe propre à caractériser le sang de l'homme et celui des diverses espèces d'animaux*, inséré dans les *Annales d'hygiène*, t. I, p. 267 ; t. II, p. 217.

(2) *Moyen de distinguer le sang humain du sang des animaux*, (*Annales d'hygiène*, t. XI, p. 205.)

(3) *Nouveau système de chimie organique*, Paris 1838, t. III, p. 209 et suiv.

tionne la formation du sang en général, c'est que l'inter-
ruption de la menstruation, sa non-apparition, le défaut de
satisfaction de l'instinct génital et l'onanisme amènent la
chlorose, état dans lequel le sang a une teinte pâle et sale,
le caillot est friable, la fibrine ressemble à l'albumine, et
les sels existent en moins grande quantité, de même que
probablement aussi le fer. Lorsque l'activité des organes
génitaux s'éveille et suit une marche régulière, notamment
sous l'influence du mariage, le sang acquiert sa constitution
normale (1). »

De même que l'exercice modéré de la génération exerce
une heureuse influence sur l'organisme, en éliminant le
superflu de la substance, et que les excès de coït et les abus
de l'onanisme amènent des palpitations et la syncope ; de
même tout épuisement, tout état valétudinaire fait cesser
l'instinct sexuel, à moins que celui-ci ne soit stimulé par une
irritation maladive ou contre nature.

Les rapports réciproques de la génération et de la respiration, tant au point de vue physiologique que pathologique, sont si connus, qu'il me paraît à peine nécessaire
de les énoncer. L'éveil de l'instinct génital est annoncé chez
l'adulte par les changements qui se produisent dans le
timbre de la voix ; la respiration est haletante et précipitée
sous l'empire de cet instinct, et les poumons exécutent des
mouvements désordonnés pendant l'acte du coït. Les excès
des plaisirs de l'amour, les grossesses trop souvent répétées,
et un allaitement trop prolongé déterminent souvent la formation de tubercules dans les poumons, tandis que l'onanisme n'est pas moins souvent accompagné de l'asthme ; la
suppression des règles est fréquemment la cause de douleurs

(1) *Loc. cit.*, p. 16.

de poitrine et de toux ; la blennorrhagie syphilitique est quelquefois annoncée par des douleurs dans la trachée-artère et le larynx, et l'hémoptysie est souvent arrêtée par des applications froides sur les organes génitaux.

L'influence de la respiration sur la fonction génitale est également manifeste : les organes génitaux ne se développent pas ordinairement chez les individus atteints de cyanopathie, et Nasse remarque que cette affection retarde aussi les règles, en diminue l'abondance ou même les empêche de s'établir; nul n'ignore la lascivité des phthisiques, et tout le monde sait que la pendaison et la strangulation déterminent l'érection et l'éjaculation, qui ont même lieu quelquefois après la mort; enfin Meckel a noté qu'aux altérations du larynx se joignent quelquefois l'endolorissement et l'atrophie des testicules, accidents qui augmentent à mesure que la maladie primitive fait des progrès.

Je ne poursuivrai pas l'énumération de ces rapports pathologiques, parce que j'aurai à y revenir plus longuement dans une autre partie de cet ouvrage; mais ceux que j'ai énoncés suffisent à montrer quelles étroites relations unissent la faculté génitale et les fonctions circulatoire et respiratoire.

3° *Excrétions.* — Divers appareils d'excrétion existent dans l'organisme humain ; tous ont plus ou moins de rapports avec la faculté génitale; mais je n'examinerai ici que les principaux, qui sont : excrétion rectale, excrétion vésicale ou urinaire et excrétion cutanée ; je dirai aussi quelques mots des relations génésiaques avec les parties du corps qui, plus que d'autres, portent en elles le caractère d'excrétions organisées, comme les os, les poils et les cheveux.

Le voisinage du rectum et des organes génitaux est, pour le praticien, d'un grand secours, non-seulement pour le diagnostic de certaines maladies de ces derniers organes,

mais encore au point de vue thérapeutique, car toutes les
substances introduites dans le rectum, par lavement ou sous
toute autre forme, réagissent sur l'appareil génital ; on verra
plus loin le parti que j'ai plus d'une fois tiré de cette indication
anatomique. De plus, la dureté des matières féçales rete-
nues dans le rectum est souvent la cause d'une érection fati-
gante et même d'une espèce d'éjaculation chez les individus
affaiblis par les excès. Le retentissement des affections de la
matrice sur le rectum et de celles du rectum sur la matrice
est si généralement connu qu'il me paraît simplement nécessaire de rappeler ce point de pathologie médico-chirurgicale.

Ces considérations peuvent également s'appliquer aux
rapports de l'appareil génital avec l'appareil urinaire : le
prurit du gland chez les graveleux et les calculeux, la diminution de l'urée chez les castrats, et l'impuissance des diabétiques, prouvent suffisamment les relations dont je parle.

Lorsque les désirs vénériens se font sentir, la peau devient le siége d'une transpiration plus abondante et impré-
gnée d'une odeur spéciale. Chez les castrats, la peau est
molle, pâle, lisse, rarement sujette aux exanthèmes et produisant une transpiration aigrelette.

Les os, de leur côté, dont la formation cesse lorsque
commence la sécrétion testiculaire, répandent une odeur
spermatique quand on les lime ou qu'on les scie.

Les poils du pubis sont ordinairement, dans les deux sexes,
eu égard à leur quantité, à leur couleur et à leur frisure,
un indice de l'énergie de la faculté génitale. La barbe, qui
ne se développe pas chez les castrats, et qui est peu fournie
et tombe de bonne heure chez les individus qui ont subi
l'opération à l'époque de la puberté, est implantée avec
force et ne disparait que fort rarement, même dans un âge
avancé, chez les personnes qui jouissent de toute leur puis-

sance virile. Tandis que les poils à la lèvre supérieure et au menton sont pour l'homme un signe de virilité, ils sont quelquefois chez la femme, ainsi que je l'ai déjà dit, un signe de stérilité surtout quand leur présence coïncide avec la perte des autres attributs extérieurs du sexe féminin. On prétend, mais je n'ai pu m'assurer jusqu'à quel point cette assertion est fondée, que l'habitude de se raser stimulait les organes génitaux.

B. Rapports avec la vie animale.

La génération dont on a fait un sens spécial sous le nom de génésique, appartient essentiellement à la vie animale ou de relation; mais tandis que les autres sens entrent en exercice sous l'influence d'une excitation extérieure, comme la lumière pour la vue, les odeurs pour l'odorat, etc., le sens génital n'exécute ses fonctions que sous l'empire d'une excitation interne que l'on nomme instinct, désir vénérien. Cependant, les excitations extérieures ne sont pas sans action sur l'éveil du désir, quelquefois même celui-ci, inerte ou paresseux, ne sort de son apathie que par la vue d'une belle femme ou par des attouchements licencieux; mais, je le répète, l'érection de la verge et celle du clitoris, et par suite le plaisir, chez les deux sexes, obéit entièrement au sens intime, à l'âme, à l'imagination, en un mot à la partie intellectuelle de notre être. La femme violée ou contrainte au coït avec un homme que son cœur repousse, est passive dans l'acte qu'elle laisse accomplir sans volupté; et cependant le stimulus extérieur ne lui a pas manqué: les frottements de la verge contre ses parties génitales ont eu lieu, et ces frottements qui, en d'autres circonstances, l'eussent plongée dans des ravissements frénétiques, la trouvent maintenant froide et insensible, parce que l'initiation morale lui a fait défaut. On a dit que les préludes du coït valaient mieux que le coït lui-même, et cela est vrai jusqu'à un certain point, parce que la perte de la semence, d'un côté, et l'*arrosement du museau de tanche par le sperme* de l'autre, en entraînant la raison au milieu de la tempête qu'ils soulèvent dans l'organisme, lui enlèvent la conscience du stimulus intérieur, et ne lui laissent qu'une conception troublée et affaiblie des sensations vénériennes.

L'âme, le sens intime, l'intellect, comme on voudra l'appeler, et qui comprend l'imagination, les facultés attractives et répulsives, a non-seulement des rapports très intimes avec le génésique, mais encore est indispensable à son exercice. Ces rapports, auxquels je reviendrai tout à l'heure, ne se bornent pas à la partie immatérielle de notre âme ; ils existent aussi avec sa partie matérielle, si je puis ainsi dire, avec le cerveau, que les philosophes et les physiologistes s'accordent à lui donner pour siége.

Par l'exaltation momentanée que révèlent les facultés morales sous l'empire des désirs vénériens ou du coït, on peut conclure que le cerveau prend une large part à la génération, et que son exercice détermine dans cet organe une congestion passagère, un afflux plus considérable de sang ; c'est ce qui arrive en effet assez fréquemment chez les vieillards, pour qui ces épanchements sont plus à craindre, à cause de l'inertie de réaction de la force vitale. De plus, les excès de coït et l'onanisme sont presque toujours suivis de céphalalgie, de vertiges, d'hallucinations, quelquefois même de dégénérescence du cerveau, notamment de la suppuration et de l'induration. La compression des testicules occasionne une stupeur qui peut devenir mortelle, comme des faits trop nombreux l'ont prouvé, et qui a été mise à profit pour se rendre maître des animaux les plus indomptables. Le cerveau lui-même ne réagit pas moins sur la fonction génératrice : on a vu la lubricité être produite par l'enfoncement des os du crâne, par l'hydrocéphale ou le ramollissement du cerveau, tandis que l'impuissance venait à la suite de plaies de la tête ou de la suppuration de l'encéphale ; enfin Burdach assure que l'hydropisie chronique des ventricules occasionne l'imperfection du développement des organes génitaux, le peu d'abondance des règles et l'absence de désirs vénériens (1).

Mais de tous les points du centre encéphalique, le cervelet est celui qui entretient avec la fonction génitale les rapports les plus intimes. C'est lui que Gall avait noté comme le siége du sens génésique ; et, en effet, le développement du cervelet et des muscles de la nuque est presque toujours en proportion directe avec l'énergie de la faculté procréatrice, car tandis que l'on trouve la nuque large et bombée chez les individus qui font preuve d'une grande virilité, on la constate étroite et aplatie chez les hommes et les animaux qui ont subi la castration.

Plusieurs fois je suis parvenu à calmer le priapisme ou à éteindre des érections fatigantes, au moyen d'applications froides à la nuque, et M. Serres a démontré, par une série d'observations, qu'un épanchement du sang au cervelet s'annonce par une turgescence des parties génitales, qui est parfois accompagnée de pollutions, et qui dure même après la mort. La pathologie est remplie d'exemples de pareilles sympathies, et Burdach prétend même que les ulcères de la matrice font naître des douleurs à l'occiput et des spasmes dans la nuque (2).

(1) *Vom Bau und Leben des Gehirns*, t. III, p. 75.
(2) *Loc. cit.*, p. 423.

La moelle épinière, elle aussi, entretient avec la faculté génitale les relations les plus intimes. Depuis Hippocrate, qui l'a si admirablement décrite, tout le monde connaît la consomption dorsale qu'entraînent les excès vénériens et l'onanisme. La suppression des règles détermine quelquefois dans cet organe des congestions, des phlegmasies, des épanchements de sang ; et les organes génitaux se flétrissent lorsque le cordon rachidien est frappé de phthisie. Ces relations, qu'indiquent les notions anatomiques les plus superficielles, sont quelquefois invoquées par la débauche et la vieillesse avides de luxure, qui cherchent dans la flagellation une énergie et des voluptés qui les fuient.

Les sens, qui sont sous une dépendance si complète du cerveau, partagent avec lui les relations qu'il nourrit avec la fonction génitale.

La vue, en portant à l'âme l'image de l'autre sexe, éveille et exalte le sens génésique. Les excès vénériens et l'onanisme diminuent la faculté visuelle, dilatent la pupille, ternissent le regard, et cernent l'œil d'un cercle bleu et profond. Au moment du coït, la vue acquiert une telle sensibilité que la moindre lumière l'impressionne d'une manière désagréable.

L'odorat exerce sur les organes génitaux une action que l'on ne peut méconnaître : l'odeur qui s'exhale de ces organes est pour les deux sexes un stimulus puissant, et les courtisanes et les roués se servent, avec avantage, de certains parfums que je nommerai volontiers aphrodisiaques, tels que la vanille, l'œillet, le girofle, etc.

L'ouïe agit quelquefois sur la fonction génitale d'une manière étrange. J'ai connu une personne dont le sens génésique s'éveillait au seul frôlement d'une robe de soie, et une autre à qui ce même frôlement produisait un effet tout contraire ; il est vrai de dire que chez ce dernier individu, la sensibilité générale était douloureusement affectée par la vue, le toucher ou le bruit de la soie, comme quelques personnes le sont par la peau veloutée de la pêche ou le brillant raboteux du satin. L'ouïe, après le coït, supporte avec peine le moindre bruit, et les excès vénériens déterminent des bourdonnements d'oreille et quelquefois la surdité.

Le goût n'a pas de relations directes avec la génération, mais ses organes accessoires, tels que les glandes salivaires et parotides, la langue et les lèvres, en entretiennent de très intimes : tous ces organes entrent en turgescence quand les désirs vénériens se font sentir ; le développement des glandes salivaires est en rapport avec l'énergie génitale, et leur sécrétion augmente pendant le coït et à l'époque des règles. Burdach cite l'observation d'une mélancolie produite par des désirs non satisfaits et guérie par la salivation. Souvent avec l'orchite, quelle que soit sa nature, apparaît l'inflammation des carotides. M. Desportes assure que l'angine couenneuse amène parfois un état d'orgasme des parties génitales, même avant la manifestation ou après la disparition de la faculté procréatrice (1).

Le toucher a une telle influence sur le sens génésique, qu'il est, pour ainsi dire, le compagnon inséparable de la copulation, dont les baisers sont les préludes, le complément et la fin. La main de l'homme caresse avec volupté les seins et les formes arrondies de la femme, et ces attouchements envoient à l'âme des deux conjoints des excitations plus vives, qui appellent la volupté et hâtent la formation d'un nouvel être.

____

(1) *Revue médicale.* 1828, t. III, p. 184.

Enfin, et pour en finir avec les organes dépendant des centres nerveux, l'appareil musculaire jouit de sa plus grande énergie pendant l'existence de la faculté procréatrice : sans force chez l'enfant et affaiblis chez le vieillard, les muscles sont flasques et pâles chez le castrat, qui, comme triste compensation, est à jamais exempt de la goutte.

L'âme, dont j'ai déjà parlé tout à l'heure, a toutes ses facultés en rapports intimes avec la génération. L'acte procréateur trouve dans la joie et dans toutes les dispositions à l'allégresse une excitation heureuse, tandis qu'il est en quelque sorte paralysé par les chagrins, les soucis, la crainte, la frayeur et les préoccupations trop prononcées de l'esprit.

Le pouvoir de l'imagination est ici immense : c'est par elle que naissent les désirs vénériens, que se produit l'érection, et que s'accomplissent plusieurs autres actes de l'appareil générateur. Pichon rapporte qu'une femme de quarante-huit ans, dont l'âge critique avait passé depuis quatre ans, et dont la sensibilité était fort exaltée, fut prise, en assistant à l'accouchement long et pénible d'une de ses sœurs, de douleurs semblables à celles de la parturition ; que quelques heures après se déclara une hémorrhagie par les parties génitales, qui dura pendant plusieurs jours, et que trois jours après la cessation de cet écoulement, les seins non-seulement se tuméfièrent, mais encore fournirent une sécrétion de lait (1). Si la puissance de l'imagination n'est pas en rapport direct avec l'énergie de la génération, on peut dire que la première ne peut guère exister sans la seconde, car on ne connaît aucune production intellectuelle portant le cachet de l'originalité qui soit émanée d'un eunuque.

(1) *Archives générales de médecine*, t. XVII, p. 125.

La raison, cette faculté mère, si je puis ainsi m'exprimer, dans laquelle viennent se confondre la mémoire, le jugement, la volonté, etc., entretient, elle aussi, des relations réciproques avec la faculté génitale. Les imbéciles, les crétins surtout, s'adonnent ardemment à l'onanisme (1), et les excès vénériens ou la masturbation conduisent ceux qui s'y abandonnent, tantôt à l'imbécillité, tantôt à la manie du suicide, et tantôt à la démence (2).

Le caractère n'est pas à l'abri de l'influence de la génération : l'impuissant et le masturbateur tombent dans une mélancolie profonde, deviennent timides, sont faibles de volonté, montrent de l'indifférence pour tout, et nourrissent un amer dégoût de la vie (3); les eunuques sont pusillanimes, lâches et ne savent pas mourir ; Richerand a fait la remarque que les amputés de la verge sont pris d'une mélancolie qui les dispose éminemment aux fièvres de mauvais caractère, et les conduit souvent à la mort, tandis que les hommes auxquels on coupe un membre supportent gaiement cette mutilation (4).

Enfin, et pour en finir, le génésique développe chez les deux sexes le sentiment de la sociabilité, puisqu'il exige le rapprochement de deux individus. C'est également sous son influence que se perfectionnent les peuples, et que la civilisation marche toujours vers de nouvelles et plus brillantes destinées.

(1) Esquirol, *Maladies mentales*, t. II, p. 353 et suiv.

(2) Esquirol, *Maladies mentales*, t. II, p. 219.

(3) Deslandes, *De l'Onanisme et des autres abus vénériens.* Paris, 1835, p. 133.

(4) *Diction. des sciences médicales*, t. XL, p. 193.

CHAPITRE V.

CIRCONSTANCES DIVERSES QUI INFLUENT SUR LE DÉVELOPPEMENT ET L'EXERCICE DE LA GÉNÉRATION.

Ces circonstances sont de deux sortes : *A*, celles qui sont inhérentes à l'individu ; *B*, celles qui sont en dehors de lui. C'est dans cet ordre que je vais les examiner.

A. *Circonstances inhérentes à l'individu.*

Les principales de ces circonstances sont l'âge, la constitution, le tempérament, les passions, les habitudes, le régime, les professions et les travaux.

Age. — La vraie maturité procréatrice, dit Mende (1), est l'état de la vie dans lequel les fonctions génitales peuvent s'accomplir sans porter atteinte à la santé de l'individu, ni sous le rapport physique, ni sous le point de vue moral, et de telle sorte, en outre, que le caractère de l'espèce soit imprimé aux produits de la manière à la fois la plus profonde et la plus complète. En un mot, c'est l'époque où l'individu, parvenu au point de pouvoir se conserver lui-même, devient apte à concourir au maintien de l'espèce.

Cette époque n'est pas celle de la puberté. Une fonction, surtout la génération, n'acquiert pas toute son énergie au moment de son apparition ; il faut, comme l'observe judicieusement Burdach, que la puissance existe pendant quelque temps sans entrer en exercice, pour qu'elle puisse se développer parfaitement, déployer en entier ses effets, et se répandre sur tout l'ensemble de l'organisme. Chez les ani-

(1) *Handbuch der gerichtlichen Medicin*, t. IV, p. 212.

maux, la nature a pris soin d'empêcher l'accouplement immédiatement après l'éveil du sens génital : sans parler de la loi du plus fort, qui donne aux mâles seuls complétement développés la puissance de repousser les rivaux et de conquérir la femelle, je citerai l'exemple du cerf, qui, à trois ans, entre bien en rut, mais qui est dépourvu de la voix propre à attirer la femelle ; cette voix commence à se faire entendre l'année suivante, mais faible encore, et ce n'est qu'à cinq ans qu'elle acquiert toute sa force.

A la puberté, c'est-à-dire à l'époque de l'éveil du sens génital, l'érection chez l'homme semble ne pas être complétement encore sous l'empire de l'âme ; elle se produit, qu'on me passe le mot, à tort et à travers, sans but bien déterminé et sous l'influence de circonstances diverses ; chez la femme, le plaisir ne paraît pas atteindre les limites de la volupté, et ce n'est pas sans raison que les hommes véritablement sensuels préfèrent la femme de vingt à trente ans.

D'un autre côté, les enfants dont les parents sont trop jeunes, la mère surtout, ont rarement une complexion robuste. Comme toutes les autres, la faculté procréatrice s'accroît jusqu'à un certain point par l'exercice, et l'on a remarqué que les produits d'une conception trop hâtive sont fréquemment d'une constitution plus frêle et plus délicate, toutes choses égales d'ailleurs, que ceux qui correspondent au milieu de la vie procréatrice ; on a également noté que le premier accouchement a ordinairement lieu avant l'expiration complète du temps de la grossesse. Enfin les glandes mammaires participent aussi à cette inertie de l'appareil génital, et sécrètent beaucoup moins de lait qu'à une époque ultérieure de la vie utérine.

Lorsque la puissance a suffisamment accru l'énergie de la fonction génitale, l'homme et la femme deviennent nubiles ; c'est alors que les organes dans toute leur force accomplissent la génération sans péril pour l'individu et sans dommage pour l'espèce. La nubilité, qu'il faut avoir soin de distinguer de la puberté, commence à vingt ans pour les femmes et à vingt-quatre ans pour les hommes ; l'usage la recule même presque toujours de quelques années, et les législations ont varié à l'infini pour la fixation de l'époque du mariage. Lycurgue voulait que les hommes se mariassent à trente-sept ans et les femmes à dix-sept ; Platon prescrivait aux premiers l'âge de trente ans, et aux autres celui de vingt ; Solon fixa le mariage des hommes à trente-sept ans, et à Rome, il ne leur fut, pendant quelque temps, permis de se marier qu'à quarante ans. Aujourd'hui les lois sont moins sévères, mais les mœurs et les usages font qu'en moyenne, en France du moins, les hommes se marient de trente à quarante ans et les femmes de dix-huit à vingt-six.

La faculté procréatrice s'éteint, chez la femme, avec la menstruation ; je ne reviendrai pas ici sur ce que j'ai dit précédemment de cette fonction. Chez l'homme, la retraite de la même faculté est moins liée que chez la femme à une époque déterminée, et ne présente pas, comme chez l'autre sexe, des accidents plus ou moins funestes. En général, à partir de la cinquantième année, la faculté génitale diminue, et cet abaissement dans l'énergie de la force procréatrice va en augmentant graduellement jusqu'à la soixante-dixième, où les désirs ont même en général disparu. Je dirai ailleurs les caractères que présente le sperme des vieillards, mais on peut déjà pressentir que les produits de la vieillesse sont cacochymes, délicats, et plus que tous autres soumis à l'influence des causes morbifiques.

Constitution ; tempérament. — Bien que les mettan sous la même rubrique, je dois me garder de confondre la constitution et le tempérament, comme l'ont fait et le font encore quelques auteurs. La constitution, éminemment sous l'empire de la plasticité, exprime le degré de développement et d'activité des organes, tandis que le tempérament désigne la prédominence et l'influence d'une partie de l'organisme sur toutes les autres, coïncidant d'ailleurs avec un état parfait de santé.

On comprend dès lors quels sont, d'un côté, la constitution, et de l'autre, le tempérament qui favorisent et secondent le plus heureusement l'éveil et l'exercice de la génération.

La faculté procréatrice, par les lois mêmes qui président à sa destinée, ne doit entrer en action qu'après l'entier développement de tout l'organisme, ainsi que je l'ai dit en parlant de la nubilité, et s'éteint lorsque la vitalité générale diminue, lorsque les forces plastiques et animales commencent à perdre de leur intensité ; par conséquent, il doit exister une relation intime entre la fonction génitale d'une part, et la constitution de l'autre, qui marque précisément le degré de développement et d'activité de toutes les parties de l'organisme.

C'est ce qui arrive en effet.

Les individus dont toutes les fonctions s'exécutent non-seulement avec régularité, mais encore avec énergie, comme ceux qui sont doués d'une constitution athlétique, sont les plus aptes tout à la fois à la copulation et à la fécondation ; les Messalines choisissent de préférence les hommes de cette trempe, et les amis de la santé publique doivent souhaiter à tous les enfants des pères et des mères aussi heureusement dotés.

Les constitutions faibles, cacochymes, qu'elles soient le résultat d'un vice héréditaire ou d'un mal acquis, retentissent profondément sur la génération. Moins tourmentées

de désirs, moins impressionnables aux sensations voluptueuses, elles semblent accomplir l'acte, non comme un
plaisir, mais comme un devoir, et cette nonchalance, cette
froideur dans le coït est incapable d'imprimer une énergie
bien vive au produit de la conception, sans parler des affections héréditaires que cette absence de vitalité chez les parents est loin de contre-balancer et de détruire.

Quelquefois même l'apathie générale se communique à
la fonction génitale elle-même, et alors, selon qu'elle frappe
plus particulièrement les organes de la copulation ou ceux
de la fécondation, elle détermine l'impuissance ou la stérilité. Ce n'est pas ici le lieu de parler de ces états pathologiques, et je renvoie le lecteur au chapitre de cet ouvrage
qui les concerne.

Au point de vue génital, plus encore que sous tout autre
rapport, le tempérament joue un rôle de la plus haute importance ; c'est par le mot tempérament que le monde exprime l'aptitude ou l'inhabileté aux plaisirs de Vénus : Cette
femme n'a point de tempérament, dit-on ; cette autre a un
tempérament de feu.

L'observation journalière vient confirmer la vérité du
langage populaire, et quoiqu'il soit difficile d'établir une
ligne de démarcation bien tranchée entre les tempéraments,
on les distingue d'ordinaire par une habitude extérieure
particulière, un état spécial des fonctions physiques et des
facultés morales, par un genre propre de maladies, en un
mot, par un ensemble de phénomènes physiologiques, psychiques et pathologiques faciles à saisir et à classer.

Les anciens, dont la délicatesse d'observation était infinie,
avaient admis quatre tempéraments primordiaux : le *bilieux*
ou *colérique*, le *sanguin*, le *mélancolique* ou *atrabilaire*,
et le *pituiteux* ou *phlegmatique*. Mais comme la prédomi-

nance de l'activité porte rarement sur un seul système, il suffit de combiner ces expressions deux à deux ou trois à trois, pour peindre toutes les nuances que présente la nature.

Afin de mieux faire saisir l'empire des tempéraments sur la génération, je rappellerai les considérations que j'ai déjà présentées sur l'action des climats et des âges, en exposant les ingénieux rapprochements que les anciens établissaient entre ces diverses conditions d'influence. A chacun des tempéraments primordiaux que j'ai énoncés plus haut, nos pères rattachaient un des quatre âges de la vie, une des quatre saisons de l'année et un des climats du globe : au tempérament bilieux correspondaient l'âge adulte, l'été et les climats chauds ; le tempérament sanguin était celui de la jeunesse, du printemps et des pays tempérés ; le tempérament atrabilaire était celui de l'âge mûr, de l'automne et des contrées équatoriales ; enfin, le tempérament pituiteux était celui des vieillards, de l'hiver, et des pays humides et froids.

Ces rapprochements, grâce aux notions qui précèdent, expliquent mieux que je ne le pourrais faire, l'influence des tempéraments sur la génération ; ainsi la mollesse des tissus et l'inertie des fonctions qui caractérisent le tempérament lymphatique, étant peu compatibles avec les ardeurs de l'amour, les anciens l'avaient fait l'apanage des vieillards, dont la puissance génératrice est nulle ; de l'hiver, dont les frimas glacent les désirs, et des pays froids et humides, dont l'action est tout aussi débilitante que celle de l'hiver. Au contraire, l'âge adulte, l'été, les climats chauds, toutes choses favorables aux plaisirs sexuels, sont le propre de l'homme bilieux, « dont le tempérament est si chaud et si amoureux, qu'il aurait beau avoir la vertu des personnes les plus saintes, sa nature lui donnera toujours une pente à l'amour des femmes. On aurait plutôt éteint un grand feu avec une goutte d'eau, et l'on obligerait plutôt un fleuve rapide à remonter vers sa source, que de corriger l'inclination de cet homme (1). »

Avec de pareilles données, il est facile d'établir la gradation des tempéraments qui éveillent et surexcitent la faculté procréatrice, et de noter ceux, au contraire, qui tempèrent ou éteignent les désirs de l'amour.

Facultés morales ; passions. — Plus que toute autre partie de l'organisme, l'appareil génital subit l'influence du moral. En ce qui concerne les facultés intellectuelles, on peut dire, toutes choses égales d'ailleurs, que l'étendue de l'esprit et l'ardeur de l'imagination agissent plus vivement sur le sens génital que les intelligences bornées et paresseuses ; c'est à ce titre, plus encore peut-être qu'au point de vue de leur vanité, que les femmes recherchent l'amour des artistes, des savants et des littérateurs ; malheureusement, les travaux abstraits et les méditations auxquels cette classe d'hommes est soumise, surtout les savants, diminuent beaucoup l'heureuse influence de leur esprit, et frappent quelquefois même leurs organes sexuels d'impuissance et de stérilité, ainsi que nous le verrons ailleurs (2).

Les sentiments de l'âme exercent sur la génération un empire à peu près absolu, et l'on ne comprendrait pas qu'il en fût autrement, puisque c'est dans l'âme que réside le consensus intime qui éveille et anime le sens génésique. Mais, de même que les sentiments ou les facultés de l'âme

______

(1) Vénette, *Tableau de l'amour conjugal*, 2ᵉ partie, chap. IV, art. 1ᵉʳ.

(2) *Physiologie et hygiène des hommes livrés aux travaux de l'esprit*, par le docteur Reveillé-Parise. Paris, 1843.

se peuvent ranger en deux groupes distincts et opposés, de même l'influence qu'ils exercent sur l'activité génitale est contraire; car tandis que les facultés affectives la favorisent, les facultés répulsives en éteignent l'ardeur et en glacent les voluptés.

Les passions, qui ne sont que les facultés de l'âme surexcitées, élevées à une plus haute puissance d'expression, agissent dans le même sens que les facultés auxquelles elles répondent, mais seulement avec plus d'énergie et de vivacité.

Cependant cette énergie et cette vivacité des sentiments affectifs, qui sont, sans contredit, des excitants heureux du génésique, doivent être contenues dans de certaines limites. — Les extrêmes se touchent, dit-on. — Jamais maxime ne fut plus applicable qu'en cette circonstance. Un amour violent, longtemps réprimé dans ses désirs, plonge tout l'organisme, au moment de sa réalisation, dans une espèce d'extase où l'âme, c'est-à-dire la partie immatérielle de notre être, semble concentrer en elle toute force et toute vitalité, et paraît oublier les organes qui lui servent d'ordinaire pour transmettre ses volitions. Le consensus s'est replié en lui-même, et comme le sens génital ne s'éveille qu'aux excitations de ce consensus, il faut attendre, pour que tout rentre dans l'ordre, que la surexcitation morale ait cessé, ou qu'elle soit revenue du moins au type normal de la simple excitation. Le plaisir qui suit cette détente générale et qui succède à cette impuissance momentanée, est d'ordinaire plus ardent et la fécondation plus facile. « J'en sçay, dit Montaigne, que j'aurai plus d'une fois occasion de citer à propos de l'influence du moral sur le génésique, j'en sçay à qui il a servy d'y apporter le corps même, demy-rassasié, d'ailleurs, pour endormir l'ardeur de cette fureur, et qui, par l'aagé, se trouve moins impuissant de ce qu'il est moins puissant (1). »

Habitudes. — S'il est vrai que l'habitude soit une seconde nature, il est facile de comprendre, par ce que j'ai dit précédemment de la constitution, du tempérament et des facultés de l'âme, l'empire qu'elle peut exercer sur la génération.

Mais en dehors des habitudes physiques et morales dont je parlerai tout à l'heure, et qui modifient plus ou moins les prédispositions de l'organisme et les tendances de l'esprit, il est une habitude spéciale au sujet qui m'occupe, et qui doit par cela même fixer la première mon attention. Je donne à cette habitude l'épithète de *copulatrice*, parce qu'elle résulte de l'exercice longtemps prolongé du coït entre deux individus.

L'habitude copulatrice ne produit pas les mêmes effets sur toutes les personnes, ou du moins les manifestations de ces effets ne sont pas identiques dans tous les cas.

Le plus généralement, l'uniformité des rapports engendre une espèce de satiété qui enlève au consensus l'aiguillon de la nouveauté et au plaisir le charme de l'imprévu ; en l'absence de ces excitants, le sens génital languit, devient paresseux, et se refuse quelquefois même à accomplir sa fonction. Quand un poëte a dit que l'amour mourait de nourriture, il a nécessairement voulu parler de l'habitude copulatrice, qui pousse tant de maris hors de la couche conjugale, et qui rompt tant de liens formés sous les plus favorables auspices.

Quelquefois, au contraire, l'habitude copulatrice produit un effet diamétralement opposé à celui que je viens de signa-

____

(1) *Essais*, t. I, p. 104, édit. de 1743. Paris.

ler: non-seulement elle éveille les désirs et soutient l'éréthisme génital, mais encore elle glace toute ardeur génésique, et repousse tout excitant qui n'a pas sa source dans la
personne qui est l'objet de cette habitude. Je possède dans
mes notes une curieuse observation, qui trouvera ailleurs sa
place, mais que je crois utile d'analyser brièvement ici, pour
montrer jusqu'où peut aller l'empire de cette habitude. Marié
à vingt-deux ans à une femme qu'il aimait profondément,
M. X... devint veuf à l'âge de trente-sept ans, sans jamais
avoir éprouvé aucune défaillance dans ses fonctions génitales
et sans avoir jamais déserté la couche conjugale. La mort,
en frappant sa femme, sembla avoir glacé ses organes génitaux, et, malgré des désirs réels, il ne put, à partir de son
veuvage, obtenir une érection suffisante pour le coït. C'est
alors qu'il vint me consulter, et qu'il m'avoua qu'il n'obtenait une demi-érection qu'auprès des femmes qui, par leur
tournure, la couleur de leurs cheveux et la forme de leur
taille, lui rappelaient le mieux son épouse; de plus, ces
demi-érections n'étaient possibles qu'au lit et que lorsque
la femme était dans le simple appareil de la couche maritale.
Mais l'illusion du malheureux ne pouvant aller plus loin,
à cause de l'absence de ces mille petits riens qui, tous les
jours répétés, engendrent l'habitude, l'érection s'arrêtait
aussi, et le coït devenait impossible.

L'impuissance de ce malade tenait bien évidemment à la
cause que je signale, car après une année laborieusement
employée à oublier le souvenir de sa femme, M. X... recou-
vra toute sa virilité, ayant toutefois conservé une préférence
très marquée pour les personnes du sexe qui, par leurs
qualités physiques, lui rappelaient le plus servilement son
épouse.

Les habitudes physiques sont tellement liées au régime

et à la profession, et les habitudes morales au genre de travail des individus, que ce que j'ai à dire des unes et des autres trouvera naturellement sa place dans les articles suivants.

Régime. — On peut poser en règle générale que tout ce qui tend à établir la prédominance du système nerveux, ou plutôt du système nervoso-sanguin sur les autres parties de l'organisme, et à diminuer l'influence du système lymphatique, doit être considéré comme essentiellement favorable à l'exercice de la génération. Pourtant il est un précepte non moins général et non moins vrai, qui veut que la prédominance du système nerveux soit enfermée dans de certaines bornes, et que les fonctions de ce système, se substituant à toutes les autres, ne transforment pas les malheureux qui le possèdent en tristes sensitives qu'effraie le moindre bruit, qu'affecte l'odeur la plus douce, etc.

Le régime joue un très grand rôle dans le développement de ces pauvres natures. C'est parmi les femmes, surtout les femmes des capitales et des boudoirs parfumés, que se rencontrent ces êtres chétifs, maigres, dont toute la vitalité se concentre dans la figure, qui, munie de quelques muscles, sans ampleur, jouit d'une expression saisissable seulement à la lumière des bougies. On les voit dans les salons toucher du piano, pincer de la harpe et chanter la romance, et cependant, malgré soi, on se dit que la vie n'anime ni ces mains ni cette voix, et que ces accords et ces chants sont froids comme la mort et faibles comme le néant.

Ce n'est point auprès de ces femmes que la copulation est riche de voluptés; ce n'est point avec elles que se perpétue l'espèce. Si les habitants des petites villes et ceux de la campagne, parmi lesquels se rencontrent rarement de semblables organisations, ne venaient pas constamment remplir les places vides dans les capitales, la population de celles-ci aurait bientôt disparu, laissant, après quelques générations, un désert à la place du bruit et du mouvement. L'assimilation des étrangers que Rome opérait dans son sein n'avait évidemment pas d'autre but, et l'on a depuis longtemps remarqué que, sans ce système, la capitale du monde alors connu aurait péri après quelques générations.

Le régime, ou, pour mieux dire, la manière de vivre est donc, au point de vue qui nous occupe, de la plus haute importance ; mais comme je ne fais point ici un livre d'hygiène, et que, dans ces considérations générales surtout, il me doit suffire d'indiquer le but à atteindre, je répéterai que pour seconder efficacement l'acte génital, le régime doit favoriser, dans de certaines limites, la prédominance du tempérament nervoso-sanguin, et combattre les tendances à la suprématie du tempérament lymphatique.

Profession; travaux. — Les professions, que l'on ne doit pas s'attendre à voir passer ici en revue, se partagent en deux grandes classes : 1° celles qui n'exigent que les forces purement corporelles, et que l'on appelle métiers ; 2° celles qui réclament l'intervention de l'intelligence, et que l'on nomme professions. Les premières, toutes choses égales d'ailleurs, favorisent plus que les secondes l'acte vénérien : en activant la circulation, elles augmentent la nutrition, et partant toutes les sécrétions dont l'abondance, cependant, ne saurait troubler l'harmonie de l'économie, à cause de la transpiration plus considérable que détermine l'exercice prolongé du corps.

Mais tous les métiers ne sont pas dans ces heureuses conditions : les tailleurs, les bottiers, etc., renfermés presque toujours dans des pièces sans air et sans lumière, accroupis sur des tables ou des escabeaux, et soumis en quelque sorte à un exercice négatif, arrivent, par toutes espèces de privations, à cet état maladif et nerveux dont je parlais tout à l'heure. C'est dans cette classe de la population ouvrière que se rencontre le plus grand nombre d'êtres malingres et difformes ; c'est dans elle aussi que germent le plus de vices et que les mauvaises passions se recrutent. La fonction génératrice participe d'ordinaire à cette dégradation physique et morale, et si quelque maladie héréditaire ou cette sorte d'emprisonnement ne retentissent pas d'une manière suffisamment néfaste sur la génération, le contact journalier des deux sexes, des conversations et des exemples fatalement licencieux, poussent ces malheureux à des excès et à des vices qui épuisent bientôt leur faculté génératrice.

Il en est à peu près de même pour les ouvriers des manufactures, dont la vie s'étiole au milieu d'une atmosphère empestée ou chargée de molécules délétères.

Les professions libérales ou celles qui exigent l'intervention de l'intelligence sont éminemment favorables à l'acte de la génération. Par la politesse dont elles ont l'apanage, et par la culture des arts et des sciences, elles donnent au système nerveux une plus grande délicatesse de sensibilité, et par le travail auquel l'esprit est soumis, elles ne laissent point s'affaisser et dormir le consensus qui tient sous sa dépendance le sens génésique.

Cette influence est encore plus marquée pour les professions qui s'adressent plus spécialement à l'âme, comme tous les beaux-arts en général. Cependant il est à remarquer que tous les grands artistes et les grands poëtes ont eu fort peu d'enfants, et cette observation n'a pas échappé à Destouches, qui la consigne ainsi dans son *Philosophe marié :*

> On dit qu'on n'a jamais tous les dons à la fois,
> Et que les grands esprits, d'ailleurs très estimables,
> Ont fort peu de talent pour former leurs semblables.

Les conceptions sublimes doivent être précédées de méditations profondes, même chez les hommes de génie, qui obéissent alors à la loi commune qui nous apprend que l'énergie de la fonction génitale n'est jamais en raison directe de la longueur et des difficultés des travaux intellectuels.

Je dirai en effet ailleurs que les études abstraites et trop longtemps prolongées constituent une cause assez fréquente d'impuissance et parfois de stérilité.

B. *Circonstances étrangères à l'individu.*

Ces circonstances sont nombreuses et se peuvent déduire de cette infinité d'accidents qui accentuent le cours de la vie; on comprend que je ne puis ici aborder une pareille énumération, et que je me dois contenter de signaler les causes les plus générales qui, n'ayant point un siége dans l'organisme ou n'étant point soumises à la volonté, exercent sur le développement et l'énergie de la fonction génératrice une influence marquée et incontestable. Parmi ces causes, je citerai les climats, les saisons, les années, le jour, la nuit, dans les considérations desquelles seront compris le froid, le chaud, l'humide, la latitude, la position géographique, etc.

Climats. — J'ai dit, en parlant de la menstruation, que les femmes étaient réglées de meilleure heure dans les pays chauds que dans les contrées froides ou tempérées, et que cette influence de la chaleur ne saurait être mise en doute, lorsqu'on voit les femmes des pays très froids, comme les Samoïèdes, vivant presque toute l'année dans des souterrains où règne une chaleur étouffante produite par de l'eau jetée sur des pierres rougies, quand on voit ces femmes, dis-je, être aussi précoces que celles des tropiques.

Montesquieu, donnant à ce fait une importance plus que

physiologique, le classe parmi les causes de la polygamie :
« Les femmes, dit-il, sont nubiles, dans les climats chauds,
à huit, neuf et dix ans ; ainsi l'enfance et le mariage y vont
presque toujours ensemble ; elles sont vieilles à vingt ans.
La raison ne se trouve donc jamais chez elles avec la beauté.
Quand la beauté demande l'empire, la raison le fait refuser ;
quand la raison pourrait l'obtenir, la beauté n'est plus.
Les femmes doivent être dans la dépendance, car la raison
ne peut leur procurer dans la vieillesse un empire que la
beauté ne leur avait pas donné dans la jeunesse même. Il
est donc très simple qu'un homme, lorsque la religion ne
s'y oppose pas, quitte sa femme pour en prendre une autre,
et que la polygamie s'introduise (1). »

Chervin, dans sa thèse inaugurale (2), a vivement combattu l'assertion de Montesquieu. Il est incontestable, en
effet, par les rapports des voyageurs (3), que les hommes
sont également pubères de meilleure heure dans les pays
chauds que sous les climats tempérés, et qu'ils subissent profondément, au point de vue des plaisirs vénériens, l'influence
excitatrice de la chaleur. Selon Niebuhr (4), Volney (5), et
beaucoup d'autres voyageurs (6), rien n'est plus commun
dans le Levant que de rencontrer des hommes de trente

____

(1) *Esprit des lois*, 1764, in-12, liv. XVI, chap. ii.

(2) *Recherches médico-philosophiques sur les causes physiques de la polygamie dans les pays chauds*. Paris, 1812.

(3) Voy. Salze, dans *Histoire médicale de l'armée d'Orient*, par Desgenettes. Paris, 1802, in-8°, IIᵉ partie, p. 125 ; et *Histoire de l'Afrique française*, par l'abbé Demanet, 1767, in-12, t. II, p. 60.

(4) *Description de l'Arabie*, 1779, in-4°, t. I.

(5) *Voyage en Syrie*, 1787, in-8.

(6) Olivier, *Voyage dans l'empire ottoman*, an IX, in-8, t. I, p. 150 ; et Renati, dans *Histoire médicale de l'armée d'Orient*, IIᵉ partie.

ans atteints d'impuissance. « C'est la maladie, dit Volney, pour laquelle les Orientaux consultent davantage les Européens, en leur demandant du *Madjoun*, c'est-à-dire des pilules aphrodisiaques (1). »

L'empire des climats chauds sur la précocité du développement et sur l'énergie du génésique est donc incontestable, et l'influence contraire des pays froids est également mise hors de doute par toutes les relations des voyageurs.

Saisons. —D'après ce qui précède, il semblerait naturel de conclure que la saison la plus chaude de l'année doit être la plus favorable à l'exercice de la génération ; pourtant il n'en est point ainsi, et l'influence du printemps est de beaucoup supérieure à celle de l'été.

Ce fait, en rattachant l'excitation génitale de l'espèce humaine à la loi du phénomène du rut, était connu dès la plus haute antiquité ; mais il appartenait à notre époque de l'établir sur une base réellement scientifique, et ce progrès est dû aux travaux statistiques de M. Villermé, en France (2), et de MM. Quetelet et Smits, en Belgique (3).

En compulsant les registres des naissances, et en marquant, pour chaque mois, le nombre des conceptions, M. Villermé a cru devoir classer les mois de l'année dans l'ordre suivant, en commençant par les plus féconds :

Mai.	Janvier.
Juin.	Août.
Avril.	Novembre.
Juillet.	Septembre.
Février.	Octobre.
Mars et décembre.	

(1) *Loc, cit.*, t. II, p. 445.
(2) *Annales d'hygiène*. Paris, 1832, t. VIII, p. 459.
(3) *Annales d'hygiène*. Paris, 1833, t. IX, p. 308.

Comme on le voit, c'est à l'époque correspondant au rut des animaux, au printemps, alors que toute la nature semble renaître à la vie, que s'opère dans l'espèce humaine le plus grand nombre de conceptions. Les recherches entreprises en Belgique dans le même sens ont donné des résultats parfaitement identiques avec ceux qu'avait obtenus M. Villermé en France.

Cependant on pourrait se demander si l'action des premières chaleurs, limitée à la fécondation, s'exerce également sur la copulation, en d'autres termes, si cette action n'est pas spéciale à la fécondité, en donnant au sperme et aux ovaires des propriétés reproductives plus énergiques.

M. Villermé, pour résoudre cette question, s'est adressé aux comptes généraux de la justice criminelle, et il a trouvé que l'époque de l'année à laquelle il se commettait le plus de viols et d'attentats à la pudeur était précisément celle du printemps, pendant laquelle se fait aussi le plus grand nombre de conceptions. Et que l'on n'invoque pas, pour expliquer la plus grande fréquence de ces crimes pendant le printemps, les circonstances des promenades solitaires, des vêtements légers, des rencontres dans les bois et lieux écartés, car les mêmes circonstances se reproduisent, ou à peu près, pendant les mois d'août et de septembre, classés des derniers pour les viols et les conceptions.

Cette influence du printemps n'est pas limitée aux pays tempérés ; elle s'étend à toutes les zones, de telle sorte que l'on peut dire que l'homme est assujetti, jusqu'à un certain point, à une sorte de rut périodique dont le retour a lieu, chaque année, au printemps.

Mais de même que le rut cesse d'être périodiquement marqué chez les animaux qui, de l'état sauvage, passent à celui de domesticité, de même l'influence du printemps est moins manifeste chez les habitants des villes, et surtout des capitales, que chez les populations des campagnes. Chez les premiers, en effet, mille causes tiennent sans cesse en éveil le sens génital, sans parler du *climat artificiel* que la civilisation leur apprend à se faire, et qui rend compte du *maximum* de conceptions que présentent en Suède, en Finlande, à Saint-Pétersbourg, les mois de décembre et de janvier, les plus froids sans contredit de toute l'année.

Années. — Pythagore, en proclamant sa doctrine des nombres, donna naissance aux *années climatériques*. Malgré l'empire que cette croyance a exercé sur l'esprit des anciens, les auteurs sont loin d'être d'accord sur les années qui méritent cette désignation. Suivant les uns, chaque septième année présente ce caractère, tandis que pour les autres, il ne faut regarder comme telles que celles qui sont le produit de la multiplication du nombre 7 par les nombres impairs 3, 5, 7 et 9. La grande climatérique est la 63e année; les autres années climatériques remarquables sont la 7e, la 21e, la 49e et la 56e année. Outre les changements dans le tempérament, les maladies, la fortune, etc., que les années climatériques apportaient, les anciens étaient convaincus, et quelques esprits de nos jours partagent cette conviction, que les organes génitaux externes de la femme se resserrent et reviennent à une espèce de forme virginale qui, tout en donnant un nouvel aiguillon aux voluptés de l'homme, augmente les désirs et l'énergie génitale de la femme.

Il est superflu de discuter l'inanité de pareilles assertions; cependant il est incontestable que les désirs vénériens et l'ardeur copulatrice présentent, chez la femme, un surcroît d'intensité aux approches de l'âge critique; on dirait une lampe qui, avant de s'éteindre, jette une dernière lueur plus vive et plus éclatante que celles qui l'ont précédée.

Il est également démontré que la fécondité de l'espèce humaine est très considérable pendant les années qui suivent une disette, une famine, une épidémie et les discordes civiles qui jettent le trouble et la confusion dans les rapports sociaux, et qu'au contraire elle diminue considérablement pendant ces époques de calamité publique. Les pratiques religieuses du jeûne, que l'on observe pendant le carême, peuvent être assimilées à la disette, selon M. Villermé, et produisent les mêmes résultats (1). Cet auteur, à l'occasion des *Recherches statistiques sur la ville de Paris et le département de la Seine*, qu'a fait publier M. de Chabrol, a rédigé des *Considérations sur la fécondité*, où se trouve le passage suivant : « Il résulte de mon travail, qui est fondé sur plus de 13,000,000 de naissances énumérées mois par mois, que le très petit nombre de naissances du mois de décembre, qui a pour neuvième antécédent le mois de mars, est l'effet des abstinences du carême. Une circonstance curieuse, c'est que le mois de mars devient progressivement chargé de plus de conceptions à dater de la fin du règne de Louis XV, c'est-à-dire à dater du temps où le relâchement s'est progressivement introduit dans les mœurs, et un changement dans les idées et les pratiques religieuses. Enfin le mois de mars, qui était autrefois le dernier dans l'ordre des conceptions, est maintenant le septième. Les mœurs du peuple, la mesure de ses opinions, sont donc quelquefois écrites dans les résultats de la statistique ; il ne faut que savoir les lire (2). »

---

(1) De la distribution par mois, des conceptions et des naissances de l'homme (*Annales d'hygiène publique*. Paris, 1834, t. V, p. 55).

(2) Sans contester d'une manière absolue l'influence du jeûne sur le nombre des conceptions, influence qui, si elle était admise aussi importante que le prétend M. Villermé, serait en opposition avec ce que j'ai dit, page 119, touchant les rapports de la nutrition et de la

Le jour; la nuit. — On demandait un jour à Fontenelle s'il n'avait jamais songé à se marier : « Quelquefois, répondit le philosophe, *le matin.* » Est-ce que les désirs vénériens seraient plus énergiques après le repos de la nuit qu'à toute autre heure de la journée? Cependant un grand poëte, Victor Hugo, a dit :

> Le plaisir, fils des nuits, dont l'œil brillant d'espoir
> S'éteint vers le matin et se rallume au soir.

Qui a raison du philosophe ou du poëte? Je crains bien que l'un et l'autre aient tort, au point de vue où chacun d'eux s'est placé.

Le soir, avant l'abattement de l'excitation générale produite par la veille, avant le repos de l'imagination et le calme des sens, le stimulus, et partant les désirs, sont plus violents. Mais il faut se garder de conclure de la violence des désirs à une plus grande énergie dans la fécondité et le plaisir. Il est d'observation que les premiers temps des mariages d'amour ou d'inclination sont très souvent stériles, et que cet état cesse avec l'affaiblissement des désirs, amené par la satisfaction ou l'habitude. Il est également d'observation que des désirs trop longtemps prolongés amènent momentanément l'impuissance chez l'homme, et changent quelquefois les voluptés en douleurs poignantes, dont une hémorrhagie par le canal de l'urètre signale l'intensité. Donc le plaisir vénérien n'est pas toujours en raison directe des désirs.

De plus, le coït, exercé le soir, n'a pas sur l'organisme

faculté génitale, je dois faire remarquer qu'au temps des pratiques sévères de la religion, le carême était une époque non-seulement d'*abstinence*, mais encore de *continence*, et que les mœurs se sont également relâchées sur le jeûne et sur l'œuvre de la chair.

l'empire absolu qui lui appartient, en raison même de l'agitation générale et de l'exaltation des facultés intellectuelles. Après un bal, où certes les stimulants érotiques ne manquent pas, on savoure mal les plaisirs de l'amour. Après la veille, l'économie réclame le repos et non une nouvelle fatigue; et puis l'imagination, cette folle du logis, comme la nomme Brantôme, loin de rester où l'appelle le désir vénérien, fait quelquefois l'école buissonnière, qu'on me passe le mot, au moment même où son intervention est le plus nécessaire, et enlève au plaisir un aliment précieux qu'elle donne, soit à un souvenir, soit à une espérance, soit à un calcul.

Je ne parle pas de la fatigue plus grande, de l'épuisement plus profond qui succèdent au coït du soir; je ne fais pas non plus intervenir l'hygiène, dont les prescriptions sont contraires aux rapprochements conjugaux avant le sommeil; je ne veux constater ici que l'influence exercée sur l'acte génital par les excitations de la veille, et je suis forcé de reconnaître qu'en ces circonstances le désir acquiert une énergie qui est loin de se communiquer au plaisir. Victor Hugo serait donc plus dans la vérité s'il remplaçait le mot *plaisir* par celui de *désir*.

Au matin, après le calme et le repos de la nuit, l'organisme et les facultés intellectuelles sont dans une espèce de sérénité béate, si je puis ainsi dire. La sensibilité a toute la virginité de ses impressions, et la folle du logis, encore endormie, ne trouble par ses divagations ni les émotions de l'âme, ni la rectitude de la raison. L'être physique et l'être moral sont tout entiers à la première sensation qui les sollicite, et s'y associent d'autant plus complétement que rien encore ne les a distraits; sans doute l'impression qu'ils en reçoivent ne contracte pas épileptiquement les fibres, mais les distend, comme dirait Cabanis, et constitue tout à la fois une jouissance calme pour le corps et une joie douce pour l'âme. Oui, le coït, exercé le matin, après une nuit de sommeil et de repos, n'est pas précédé de ces violents désirs qu'engendrent les excitations de la veille, mais il est accompagné d'une volupté qui, quoique moins délirante, porte la satisfaction et le bien-être dans toutes les parties de notre être. Ce ne pouvait donc pas être le désir vénérien qui donnait à Fontenelle l'envie de se marier.

Il est sans doute beaucoup d'autres circonstances, telles que la digestion, l'équitation, etc., qui influent sur la génération ; mais comme leur empire peut aller jusqu'à produire l'impuissance ou la stérilité, je réserve leur étude pour le corps de cet ouvrage, et je clos ici une introduction dont la longueur trouve son excuse dans les nécessités mêmes de mon sujet, qui réclamait ces considérations générales, afin de me débarrasser d'explications sans nombre qui m'eussent entravé à chaque pas.

LIVRE PREMIER.

DE L'IMPUISSANCE.

L'impuissance (*impotentia, anaphrodisie*) est l'impossibilité, pour l'un et l'autre sexe, de remplir toutes les conditions du coït physiologique.

Ces conditions sont, ainsi que je l'ai établi ailleurs (1) :

Pour l'homme : 1° désirs vénériens ; 2° érection de la verge ; 3° éjaculation spermatique ; 4° enfin plaisir au moment de cette évacuation.

Pour la femme : 1° désirs vénériens ; 2° réception de la verge dans le vagin ; 3° plaisir à la suite de cette intromission.

Comme on le voit, je donne au mot impuissance une large acception, et, sans revenir ici sur la distinction fondamentale que j'ai faite de cet état et de la stérilité, je ne le réserve pas, à l'exemple de quelques auteurs, à exprimer seulement l'impossibilité de l'érection chez l'homme et de l'intromission chez la femme. Pour moi, le dyspermatisme de Pinel, par exemple, ou l'absence des désirs et des plaisirs vénériens, sont tout aussi bien des cas d'impuissance que la non-érection de la verge et l'occlusion de la vulve ou du vagin.

Cependant quelques auteurs, considérant que la passivité dans le coït n'est pas pour la femme l'état physiologique, en firent une entité morbide qu'ils désignèrent sous le nom de

(1) Voyez les pages 5 et 33.

frigidité. Mais la confusion vint tout aussitôt détruire les bénéfices de cette heureuse distinction, car pour les uns, la frigidité fut l'absence des désirs vénériens, et pour les autres, ce mot exprimait l'absence du plaisir.

De plus, quelle que fût d'ailleurs l'acception que l'on donnât à la frigidité, cet état morbide, qui *généralement* (1) n'entraîne pas la stérilité, n'était ni impuissance ni stérilité, mais quelque chose à part, que l'impossibilité d'introduire dans une classification méthodique rejetait dans la classe des névroses, comme si l'absence congénitale ou accidentelle du clitoris, par exemple, qui est une cause puissante de frigidité, pouvait entrer dans le cadre des affections nerveuses.

En considérant le plaisir comme une des conditions physiologiques du congrès chez la femme, et en définissant l'impuissance, l'impossibilité d'accomplir le coït selon toutes les lois de la nature, la frigidité devenait un cas d'impuissance. C'est ainsi, en effet, que je classe cet état morbide, qui constitue également chez l'homme une variété d'anaphrodisie.

En agrandissant ainsi, pour les deux sexes, les cas d'impuissance, je me suis surtout proposé de faire cesser la confusion regrettable qui règne dans l'histoire des deux

(1) Je n'emploie pas une expression absolue, parce que je possède quatre observations d'absence congénitale du clitoris bien authentiques, recueillies par moi, et qui toutes quatre étaient accompagnées de la stérilité de la femme. Est-ce une simple coïncidence ou est-ce l'état normal ? Les auteurs qui m'ont précédé ne m'ont rien appris à cet égard, et si quatre observations ne sont pas suffisantes pour former une conviction, elles ont été du moins assez fortes pour m'inspirer un doute et me faire suspendre mon jugement. Je reviendrai plus longuement ailleurs sur ce point intéressant de pathologie.

maladies qui font le sujet de cet ouvrage, et de ramener leur étude dans la voie d'une méthode réellement scientifique. Je n'ose me flatter d'avoir entièrement atteint cet heureux résultat, mais j'aime à croire que mes efforts sur ce point ne seront pas complétement inutiles.

SECTION PREMIÈRE.

IMPUISSANCE CHEZ L'HOMME.

CHAPITRE Iᵉʳ.

IMPUISSANCE PAR VICES DE CONFORMATION.

§ I. — Anomalies de la verge.

Absence de la verge. — Ce vice de conformation, très grave au point de vue qui nous occupe, est heureusement peu fréquent. Schenk (1) et Cattier (2) en ont rapporté deux observations, et Fodéré raconte qu'il a traité et guéri d'une incontinence d'urine un jeune soldat plein de courage et de vigueur, qui, avec des testicules bien conformés, n'avoit à la place de la verge qu'un bouton, comme un mamelon, par lequel se terminait l'urètre. « Il m'assura, ajoute Fodéré, avoir toujours été ainsi, et que ce bouton se renflait quelquefois en la présence des jeunes personnes du sexe, et qu'il en sortait par le frottement une humeur blanche (3). »

(1) *Obs. med.*, l. IV, c. ix.
(2) *Isaaci Cattieri obs. med. Borello communicat.*, obs. XIX.
(3) *Médecine légale*, t. I, p. 364.

Un semblable défaut de conformation entraîne fatalement l'impuissance, mais n'est pas absolument une cause de stérilité. Il importe, en effet, que le bouton, le mamelon, en un mot la saillie du corps caverneux remplaçant le pénis, ait une ouverture extérieure communiquant avec les organes spermatiques, bien conformés d'ailleurs, pour que la fécondation s'accomplisse; car il suffit, *dans quelques cas*, que le fluide séminal soit déposé à l'entrée des organes génitaux féminins, et qu'un certain éréthisme, comme nous le verrons ailleurs, existe chez la femme. Aussi M. Orfila, d'accord ici avec la plupart des auteurs, tout en reconnaissant la possibilité de la fécondation, repousse-t-il l'accusation de viol portée contre un individu atteint de ce vice de conformation (1). Cependant le pénis peut manquer complétement sans qu'il y ait même trace du canal de l'urètre; au moment où j'écris cet ouvrage, un journal en rapporte un exemple assez intéressant pour trouver place ici.

« Il s'est présenté mercredi matin, dit ce journal, à la consultation de M. Nélaton un cas très curieux :

» Une sage-femme est venue consulter M. Nélaton sur le sexe d'un enfant qu'elle apportait; elle était très embarrassée pour déclarer son sexe à l'état civil.

» Cet enfant, qui était né depuis deux jours, était parfaitement bien conformé et tetait très bien. Le scrotum était à la place où il se trouve habituellement, mais il y avait absence complète de pénis; à sa place, il n'y avait pas de traces, il n'y avait pas de cicatrice. On ne savait pas ce qui était contenu dans le scrotum : était-ce la vessie ou les testicules ?

» Après un examen attentif, M. Nélaton reconnut que

(1) *Médecine légale*, t. I, p. 177, 178.

c'étaient bien les testicules qui se trouvaient dans les bourses. Ils étaient bien à leur place, mais du côté gauche, il y avait un épanchement de sérosité dans la tunique vaginale; il y avait une hydrocèle. C'était donc un garçon.

» L'enfant se portait bien, ne paraissait nullement souffrir de l'absence d'un organe aussi important que le pénis; il fallait donc que l'urine s'écoulât par quelque endroit.

» On examina à cet effet l'ombilic pour voir si l'urine ne sortait pas par là; car c'est presque toujours, comme chez le bœuf, par l'ouraque, restée perméable, que l'urine sort quand le pénis est imperforé ou manque complétement; mais le cordon ombilical ne présentait rien d'anormal; il était ce qu'il est naturellement deux jours après la naissance, flasque, mou, tombant sur le ventre; la ligature était intacte. Il était donc certain qu'il ne donnait pas passage à l'urine.

» Ce liquide ne pouvait sortir que par la dernière voie qu'on n'avait pas explorée, le rectum. On questionna la sage-femme à l'effet de savoir comment étaient les selles de l'enfant; elle répondit qu'elles étaient toujours liquides et semblaient contenir de l'urine. Il n'y avait plus de doute: c'était donc par le rectum que la vessie se vidait. Il y avait une communication entre ces deux cavités, une espèce de cloaque où se mélangeaient l'urine et le méconium, pour être ensuite expulsés par l'anus (1). »

Dans de pareilles circonstances, en admettant que l'enfant atteigne l'âge adulte, non-seulement le coït, mais encore la fécondation sont impossibles.

Quoi qu'il en soit, la médecine est impuissante et la chirurgie désarmée devant une semblable infirmité; il n'est

____

(1) *Gazette des hôpitaux*, 28 janvier 1854, n° 12.

pas au pouvoir de l'homme de suppléer la nature dans les fonctions de la vie plastique.

Dimensions extrêmes du pénis. — Ces dimensions extrêmes peuvent être en plus ou en moins.

Le développement excessif de la verge n'est pas généralement admis comme une cause d'impuissance, et si quelques auteurs lui donnent ce caractère, ils ont soin d'ajouter que l'impuissance n'est alors que relative. Sans doute, à ne considérer que l'acte copulateur en lui-même, le volume trop considérable du pénis, soit en épaisseur, soit en longueur, n'empêche pas rigoureusement l'exercice de cet acte ; mais si l'on fait attention que le coït doit être, pour les deux sexes, une source de voluptés et non de douleurs, on conviendra que le but proposé est rarement atteint dans de pareilles circonstances. Le développement anormal en grosseur peut produire des contusions, des déchirements dans les organes génitaux de la femme ; et sa longueur excessive peut amener au col de l'utérus des inflammations, et par suite le squirrhe ; je ne parle pas de la douleur qui, dans ce cas, est toujours très grande, ainsi que le prouve l'exemple, rapporté par P. Zacchias, de cette courtisane de Rome qu'une semblable organisation d'un de ses amants faisait toujours tomber en syncope.

Toute médication est, en ces circonstances, parfaitement inutile. Le rôle du médecin se borne à quelques conseils pour l'homme et à l'emploi d'un pessaire pour la femme. Au premier, on recommandera d'user de ménagements dans l'intromission de la verge, d'enduire celle-ci d'un corps gras pour faciliter son glissement, si la dimension est en grosseur, et de n'introduire que la moitié, le quart, etc., du membre viril, si la longueur de celui-ci constitue l'anomalie. Du côté de la femme, le pessaire, en refoulant aussi haut que possible l'utérus, garantira également le museau de tanche par la proéminence de ses bords. Enfin on aura soin que le coït ne s'exerce que dans la position horizontale et dans des directions variables selon les cas, et qu'il est inutile d'énumérer ici.

Le défaut contraire, c'est-à-dire la petitesse extrême du pénis, a été mis, au point de vue de l'impuissance, sur le même plan que son développement excessif. Cependant voici un fait où le coït, c'est-à-dire le plaisir suivi de l'éjaculation était impossible, et par conséquent l'impuissance absolue. Un étudiant en médecine, de dix-neuf à vingt ans, Brésilien d'origine, se présenta à ma consultation dans le courant de novembre 1852. Sa stature était grêle, sa voix féminine ; le système musculaire à peine développé, sans prédominance aucune du tissu graisseux ; les cheveux châtains, pâles et clair-semés, étaient sans vigueur ; la figure et la poitrine ne présentaient aucune trace de poils ; le pubis n'en était pas entièrement dépourvu, mais ils étaient fins, assez courts, et ne frisaient pas. Avant de me montrer ses organes, le malade me dit qu'il avait non-seulement des désirs vénériens, mais encore des érections fréquentes, et que lorsqu'il se masturbait, l'éjaculation avait lieu avec tous les phénomènes voluptueux qui l'accompagnent d'ordinaire, tandis que pendant le coït, l'éjaculation, quelque effort qu'il pût faire, ne s'était jamais produite. Le cas était bizarre, et avant de me perdre dans l'hypothèse d'une surexcitation nerveuse qui aurait mis obstacle à la libre circulation du sperme, je demandai à voir les organes de la génération. Quel ne fut pas mon étonnement de rencontrer une verge presque imperceptible, dont il était difficile de découvrir le gland. Le scrotum, les testicules, les canaux déférents, tout l'appareil, en un mot, avait également des proportions lilliputiennes.

La verge en érection avait à peu près la grosseur d'un piquant ordinaire de porc-épic et était longue de 2 pouces. Les testicules atteignaient à peine le volume d'une aveline, et étaient difficiles à rencontrer lorsque le scrotum, en se ratatinant, les refoulait en haut.

A part cet arrêt de développement, tout l'appareil génital était parfaitement conformé. Cependant l'ouverture du prépuce était étroite à ce point qu'il était peu aisé d'y faire passer le gland. Celui-ci n'avait jamais vu le jour, et entre lui et son enveloppe s'était amassée une assez grande quantité de matière sébacée mêlée à du sperme, laquelle avait formé des calculs que je ne retirai pas sans occasionner au malade quelques douleurs.

Évidemment la pression exercée dans le coït par les parois vaginales sur la verge de ce jeune homme était nulle, ou tout au moins insuffisante pour porter le prépuce en arrière dans les mouvements de va-et-vient, et pour déterminer l'excitation nécessaire à l'éjaculation.

Le malade, à qui je développais cette manière de voir, qu'il n'avait jamais soupçonnée, voulut bien, en sa qualité d'étudiant en médecine, se soumettre à l'expérience suivante : un cylindre en caoutchouc, de la grosseur d'un pénis ordinaire, et dans l'intérieur duquel était taillé un canal dont le diamètre était exactement celui de la verge en érection, fut maintenu au pubis au moyen d'une lanière, également en caoutchouc, passée sur les lombes comme un bandage de corps. L'élasticité de cette lanière permettait les mouvements de va-et-vient du coït au cylindre, qui les transmettait à la verge, emprisonnée dans son intérieur. Une prostituée s'étant prêtée à l'expérience, cette espèce de copulation s'effectua complétement, c'est-à-dire que l'éjaculation et les phénomènes voluptueux qui l'accompagnent eurent lieu comme dans les rapprochements ordinaires des sexes.

Ce témoignage, qui ne me laissa plus aucun doute sur la cause de l'impuissance du jeune Brésilien, me suggéra le traitement que je crus devoir mettre en usage. Me rappelant cette loi physiologique d'une grande vérité, à savoir que le développement d'un organe est toujours en rapport avec son exercice, en d'autres termes, que plus un organe est mis en activité et plus il prend d'accroissement, je conseillai au malade de se livrer au coït aussi fréquemment que sa constitution délicate le lui permettait, armé de l'appareil que je lui avais fait construire et dont le canal intérieur devait être tapissé d'un corps gras très pur, autant pour faciliter les mouvements du cylindre sur la verge que pour donner un aliment à l'absorption. Je ne négligeai point les ressources de l'hygiène, et je prescrivis en même temps une nourriture succulente, un régime tonique et les exercices corporels, tels que l'escrime, la natation à la mer, etc.

Je n'ai revu qu'une seule fois le malade, trois mois après sa première visite; la verge s'était considérablement accrue, et il m'annonça qu'il avait deux fois exercé naturellement le coït, en ayant soin, quelque temps avant la copulation, de faire pratiquer des lotions astringentes aux organes génitaux de la femme. Je ne sais, au moment où j'écris, si le sujet de cette observation est encore à Paris ou s'il est retourné en Amérique; je regrette vivement cette absence, car j'aurais voulu connaître les résultats d'une médication que j'employais pour la première fois et qu'il n'est pas donné de recommencer souvent.

Mondat parle d'un instrument de son invention, dont je laisse au lecteur le soin d'apprécier le mérite, mais que je dois exposer ici, pour ne tenir dans l'ombre aucun moyen de traitement. « J'ai imaginé, dit-il, un instrument qui présente une forme cylindrique, de 5 à 8 pouces de longueur, de 10 à 16 lignes de diamètre, ayant une extrémité libre, tandis que l'autre est montée sur un appareil auquel vient s'adapter une pompe aspirante. On introduit le pénis dans le cylindre, avec le soin de ramener en arrière le prépuce ; on dirige l'instrument sur un plan incliné vers le haut, l'individu étant debout. Le congesteur est fixé par une main, tandis que l'autre imprime au piston de légers mouvements pour faire le vide ; le corps caverneux ne tarde pas à se gonfler ; peu à peu le sang le pénètre de toutes parts, tout l'appareil génital subit l'impulsion érectile du pénis, que l'on fait durer de cinq à vingt minutes (1). »

Mondat se servait aussi de cet instrument pour déterminer l'érection d'une verge bien conformée dans les cas d'anaphrodisie. Je dirai, lorsque je serai arrivé à ce genre d'impuissance, les résultats que m'a donnés le congesteur de ce praticien.

Bifurcation de la verge.— Tous les ouvrages de médecine légale, tous les dictionnaires de médecine et les traités spéciaux des maladies des organes générateurs parlent de la bifurcation de la verge comme entraînant tantôt l'impuissance absolue et tantôt l'impuissance relative. Ce vice de conformation se rencontre rarement seul ; il accompagne presque toujours quelque anomalie de l'appareil urinaire, et surtout l'extrophie de la vessie. C'est donc au paragraphe que je consacre plus loin à cette infirmité que je renvoie le lecteur pour la description de la bifurcation de la verge.

Vicieuse direction du pénis. — Cette anomalie congénitale n'est jamais due à la rétraction de la peau ni à la brièveté du filet de la verge ; elle réside essentiellement

____

(1) *De la stérilité de l'homme et de la femme*, p. 91.

dans les corps caverneux, se présente très rarement à l'état de simplicité, et accompagne presque toujours un vice de conformation, soit de l'urètre, soit de la vessie. J.-L. Petit, qui nous a laissé de précieux documents sur les maladies de la verge, rapporte à ce sujet une observation et une nécropsie qui méritent de trouver ici une place. « Un étranger, dit le célèbre chirurgien, me consulta pour savoir si la mauvaise conformation de sa verge, qu'il avait apportée de naissance, pouvait se réparer, ou si, telle qu'elle était, elle le rendrait impropre au mariage qu'il était près de contracter : il avait la verge si considérablement recourbée, que la peau du scrotum lui servait d'enveloppe dans toute sa partie inférieure. Le gland était la seule partie saillante lors de l'érection, ou plutôt lors du gonflement des corps caverneux et du gland ; l'ouverture de l'urètre était placée à l'endroit de la fosse naviculaire, de manière que quand il rendait son urine, elle sortait en nappe et mouillait tout le scrotum. Je le jugeai impropre au mariage, et lui conseillai de ne se point rendre aux raisons de ceux qui auraient envie de le délivrer de son incommodité par quelques opérations. Je lui dis que, quoique les parties qu'on aurait à couper en faisant une opération ne fussent pas de conséquence, les suites pouvaient en être dangereuses; mais de plus, qu'il n'obtiendrait jamais ce qu'il espérait; que, quand même il n'arriverait aucun accident, quand, après la cicatrice, la verge se trouverait entièrement séparée du scrotum, elle resterait toujours courbée en se gonflant, parce que la cicatrice ne pourrait jamais se prêter à l'allongement de la verge ; que, outre cela, il y avait une autre cause de courbure à laquelle l'opération ne pourrait remédier. Il ne suivit point mon conseil : un autre le persuada. Cependant, quoique je fusse d'un avis contraire, le malade désira que j'assistasse à l'opération : elle fut faite avec beaucoup de dextérité ; mais la verge, quoique exactement séparée du scrotum, conservait sa courbure et jamais ne put être redressée ; elle resta telle après la cicatrice (1). »

J.-L. Petit pense que dans les cas de courbure originelle de la verge, les cellules du corps spongieux de l'urètre ou des corps caverneux, selon que la partie concave est tournée en bas, en haut ou sur les côtés, sont plus petites ou moins nombreuses que les autres, et que la moindre quantité de sang qui y afflue détermine de ce côté un volume moins considérable du pénis.

A l'appui de cette manière de voir, il rapporte la nécropsie suivante : « J'ai eu occasion, dit-il, de me convaincre de la réalité de ce fait sur le cadavre d'un enfant que l'on m'avait fait voir le jour même de sa naissance, et auquel je ne voulus faire aucune opération : on me l'avait amené plusieurs fois pendant le cours de sa vie, espérant que je pourrais trouver quelques moyens de le guérir de l'hypospadias, accompagné d'une courbure pareille à celle dont il s'agit. Je le renvoyais toujours sans lui rien faire, disant aux père et mère que cette difformité était irréparable. Cet enfant mourut d'une fluxion de poitrine à l'âge de dix à douze ans. Je demandai d'en faire l'ouverture, ne voulant pas échapper cette occasion de satisfaire ma curiosité.

» Je découvris d'abord l'un des corps caverneux ; j'y fis ouverture ; j'y passai un tuyau dans lequel je soufflai ; la verge se gonfla, se courba en dessous, et, pour la conserver dans cette figure, je fis une ligature au moyen de laquelle je retins l'air, puis je disséquai la verge et je trouvai que tout l'urètre était fort court ; qu'il était, pour ainsi

(1) *OEuvres complètes*, édit. 1837, p. 715.

dire, ligamenteux et incapable de s'étendre, n'ayant aucun tissu cellulaire. Je le séparai des deux corps caverneux fort exactement, mais avec beaucoup de peine; malgré cette séparation, les corps caverneux ne s'allongèrent que fort peu; la verge resta courbe, ce qui me fit juger que la mauvaise conformation de l'urètre n'était pas la seule cause de la courbure, et que le dessous des corps caverneux y avait quelque part. Pour examiner la chose à loisir, j'emportai les pièces chez moi : ayant séparé les corps caverneux de toute autre partie, j'observai qu'en les tirant par les deux bouts, je ne pouvais les allonger ; et, les soufflant de nouveau par la première ouverture que j'avais faite, ils reprenaient la figure courbe, ce que j'attribuai d'abord à une bande ligamenteuse qui régnait à l'endroit d'où j'avais séparé l'urètre. Je séparai de cette bande tout ce que je pus sans ouvrir les corps caverneux ; je coupai même transversalement les fibres que je n'avais pu enlever ; malgré tout cela, et malgré l'air que je soufflais avec force, les corps caverneux conservèrent toujours leur courbure. Les ayant soufflés pour la dernière fois, j'y retins l'air par une ligature et les fis sécher. Quelque temps après, je les coupai, l'un longitudinalement, l'autre par tronçons ; je reconnus que la figure courbe qu'ils avaient toujours conservée dépendait de ce que leurs cellules étaient presque bouchées dans la partie cave de la courbure, et que, par degrés, elles s'élargissaient jusqu'à la partie convexe, où étaient les plus grandes, soit que ces cellules aient été ainsi dès la première conformation, ou qu'ayant toujours été gênées par l'urètre et par la bande ligamenteuse, elles soient restées petites, n'ayant pas eu la facilité de s'étendre comme les autres (1). »

(1) *Loc. cit.*, p. 717, 718.

La courbure congénitale de la verge, dépendant des corps caverneux ou du corps spongieux de l'urètre, ne doit point tenter l'habileté du chirurgien ; elle est inguérissable ; l'impuissance qu'elle entraîne est par conséquent absolue.

Le même accident, et ayant le même siége, peut se produire à la suite de certaines affections, comme la blennorrhagie, les contusions de la verge, etc., et peut alors, ainsi que je le dirai plus loin, réclamer efficacement les secours de l'art.

§ II. — Anomalies du prépuce.

Absence du prépuce. — Ce vice de conformation ne produit pas ordinairement l'impuissance, et nous ne le signalons ici, en passant, que parce qu'il enlève au gland une partie de sa sensibilité et rend, par conséquent, le coït beaucoup moins voluptueux.

Cette dernière circonstance n'est pas, on le comprend, sans avoir une certaine influence sur les désirs vénériens.

Depuis longtemps on a cherché à faire artificiellement un prépuce, d'autant mieux que sa disparition a quelquefois lieu accidentellement, à la suite de la circoncision ou de la gangrène de cet organe. Celse indique deux procédés opératoires, dont l'un est applicable à l'absence congénitale du prépuce, et l'autre à sa chute accidentelle.

Le premier, qui seul nous intéresse ici, consiste à inciser circulairement au-dessous du gland la peau de la verge, de manière à partager en deux cylindres le fourreau du pénis. Le cylindre antérieur est attiré sur le gland et maintenu dans cette position par des fils attachés à une sonde introduite dans le canal de l'urètre, tandis que l'on interpose de la charpie aux lèvres de l'incision circulaire pour maintenir l'espace qui les sépare. Malheureusement, la rétractilité de la cicatrice neutralise les efforts de l'art, et rend cette petite infirmité incurable.

Quelquefois le prépuce ne manque pas entièrement, et il en existe un ou deux lambeaux qui gênent plus ou moins l'acte copulateur.

Quand il n'y a qu'un lambeau, il se trouve ordinairement à la face dorsale de la verge, et peut tantôt dépasser le gland, tantôt s'arrêter à sa couronne sous forme de bourrelet. Dans l'un et l'autre cas, où il est facile de comprendre combien le coït est défectueux, l'excision est indiquée ; on produit alors l'absence complète du prépuce, qui, si elle prive le gland d'une sensibilité plus exquise, ne met pas, du moins, obstacle à la copulation.

Quand deux ou plusieurs lambeaux existent, ils peuvent être ou tous indépendants les uns des autres, ou réunis par un seul de leurs bords. — C'est une espèce de bec-de-lièvre du prépuce, simple ou multiple. — La réunion des bords libres peut se faire, soit au moyen de ligatures, soit en avivant ces bords; mais il faut avoir soin de laisser une échancrure à la partie antérieure du prépuce, pour que cet orifice donne librement passage au gland. Cette opération n'est ni sans dangers ni sans inconvénients : les dangers résultent de la ligature qui pourrait produire le phimosis ou le paraphimosis, et les inconvénients, de ce que la portion du prépuce qui correspond à sa division, pourrait, après la réunion de sa fente, n'avoir pas assez d'étendue pour laisser librement passer le gland. Aussi faut-il s'abstenir de toute opération dans le cas où la difformité n'est pas considérable, et, quand l'art est obligé d'intervenir, n'employer, à défaut de l'avivement, que la suture la plus simple, celle à anse ou celle à surjet.

Phimosis. — Le phimosis est constitué par un allongement plus ou moins considérable du prépuce avec rétrécissement plus ou moins marqué de cette enveloppe, et qui peut aller jusqu'à son occlusion complète. Cette dernière circonstance rendrait impossibles, non-seulement le coït, mais encore la fécondation, si les individus qui en sont atteints pouvaient conserver ce vice de conformation jusqu'à la puberté ; on comprend, en effet, qu'à moins d'une ouverture anormale de l'urètre, une prompte opération soit nécessaire pour évacuer l'urine amassée entre le gland et le prépuce fermé, et prévenir ainsi les accidents les plus graves.

Je ne m'occuperai pas plus longtemps de cette espèce de phimosis.

Le phimosis ordinaire, celui qui ne présente qu'un rétrécissement plus ou moins considérable du prépuce, avec une longueur trop grande de cette enveloppe, n'est pas, rigoureusement parlant, une cause d'impuissance, — il serait plutôt un motif de stérilité ; — mais il contrarie de deux façons le coït, et c'est à ce titre que je lui donne ici une place.

Par son rétrécissement, le prépuce prive le gland de cette excitation voluptueuse qu'il acquiert par son contact avec la muqueuse du vagin, et peut s'opposer à son érection complète par l'espèce d'emprisonnement qu'il lui fait subir dans sa partie rétrécie. Je ne parle pas d'une complication assez fréquente du phimosis naturel, la brièveté du frein, à laquelle je reviendrai tout à l'heure, et qui, dans le cas qui nous occupe, augmente les inconvénients que je viens de signaler.

Eu égard à sa longueur, le prépuce gêne le coït, en formant au-devant du gland un véritable bourrelet qui peut, soit blesser les organes de la femme, soit rendre douloureuse pour l'homme l'intromission de la verge.

Heureusement, l'art n'est pas désarmé devant une pareille infirmité, et la chirurgie peut toujours la faire disparaître. Trois méthodes existent pour atteindre ce résultat : l'incision, l'excision et la circoncision.

Si l'on réfléchit que le phimosis congénital est constitué tout à la fois par l'allongement et le rétrécissement du prépuce, on repoussera l'incision comme n'obviant qu'au rétrécissement, et la circoncision comme ne détruisant que la partie superflue du prépuce. Cependant ces deux caractères du phimosis naturel ne sont pas tellement inséparables que l'un puisse se montrer sans l'autre, et alors, selon la difformité à détruire, on pourra recourir, soit à l'incision, soit à la circoncision.

Mais dans les cas ordinaires, lorsqu'il faudra faire disparaître tout à la fois l'allongement et le rétrécissement du prépuce, il sera nécessaire d'opérer l'excision.

Par le procédé ordinaire, on pratique d'abord l'incision. Celle-ci se fait en insinuant entre le gland et le prépuce, à la face supérieure et sur la ligne moyenne jusqu'au cul-de-sac de la muqueuse, une sonde cannelée ordinaire. Pendant qu'un aide soutient la verge en rapport avec la sonde, et attire la peau en arrière afin que l'incision ne l'intéresse pas trop loin, le chirurgien tient lui-même la sonde de la main gauche, et fait glisser sur sa cannelure un bistouri droit à lame étroite et à pointe aiguë. Quand il sent que le bistouri est parvenu au cul-de-sac de la sonde, il relève la pointe de l'instrument qui pénètre dans les téguments, et attire la lame contre lui, en incisant le prépuce d'arrière en avant. On termine l'opération en divisant, à l'aide des ciseaux, la petite bride que forme d'ordinaire la muqueuse au delà de l'incision.

Après ce premier temps de l'excision, on saisit l'un après

l'autre les deux lambeaux du prépuce, on les tend suffisamment, et l'on en excise un morceau triangulaire avec le
bistouri ou de forts ciseaux.

On pourrait à la rigueur, si le rétrécissement et l'allongement du prépuce étaient assez prononcés, pratiquer
d'abord la circoncision pour retrancher la partie superflue
et recourir ensuite à l'incision pour opérer le débridement.
C'est ainsi que je me suis comporté dans une circonstance
où l'excision ne m'aurait donné qu'un résultat incomplet.

On réunit la peau et la muqueuse, soit par quelques
points de suture, soit par des serres fines, qui, très fréquemment, amènent la réunion par première intention.

Adhérence du prépuce et du gland. — C'est ordinairement une complication du phimosis, et, quoique cette complication soit souvent accidentelle et résulte de la balanite,
elle peut cependant être originelle et accompagner comme
telle le phimosis congénital.

Sans doute la gêne dans le coït est augmentée par cette
complication, dont toute la gravité réside cependant dans
le traitement chirurgical. C'est une dissection longue, pénible et douloureuse qu'il faut faire, et qui doit constamment respecter le gland, pour éviter une hémorrhagie,
quelquefois très difficile à arrêter.

§ III. — Anomalies du frein.

Brièveté du frein. — Cette anomalie trop prononcée,
en tirant fortement en bas le méat urinaire, a pu faire
croire à des observateurs superficiels, soit à l'existence d'un
hypospadias, soit à une courbure de la verge.

Mais si la trop grande brièveté du frein ne fait que simuler
ces deux vices de conformation, elle donne naissance aux

mêmes accidents, et peut être, par conséquent, regardée comme contraire à une copulation régulière.

Heureusement le mal n'est pas considérable, parce que rien n'est plus facile que d'y remédier : il suffit de couper le frein. Souvent cette petite opération se fait naturellement aux premières approches, surtout si la vulve offre une ouverture étroite. Mais quand cette rupture ne s'est pas opérée pendant le coït, on incise le filet, soit par un coup de ciseaux, soit avec le bistouri, en ayant soin de placer un peu de charpie entre les lèvres de la plaie pour prévenir leur réunion.

§ IV.— Anomalies du gland et de l'urètre.

Les vices de conformation du gland se confondent avec ceux de l'urètre, parce que ces difformités portent toutes sur le méat urinaire, qui est la terminaison ou l'ouverture extérieure de ce canal.

De plus, la description de ces anomalies ne doit point trouver place dans ce chapitre, car de deux choses l'une, ou l'urètre n'existe pas, ou il est vicieusement conformé.

S'il n'existe pas, ou s'il est oblitéré dans un point de son étendue, la chirurgie aura dû intervenir avant que l'individu ne soit apte à la génération ; et si ce canal a été rétabli dans sa position normale ou dans une direction artificielle, mais de manière à donner passage à l'urine, la stérilité pourra en être la conséquence, mais l'impuissance n'en sera pas fatalement un effet.

De même, dans la vicieuse conformation de l'urètre, comme, par exemple, dans les cas d'hypospadias et d'épispadias, les résultats sont analogues à ceux que je viens de citer, et, par conséquent, l'examen des anomalies qui affectent le canal de l'urètre et le gland trouve plus naturellement sa place dans le livre consacré à la stérilité de l'homme que dans celui dont l'impuissance fait le sujet.

Par les mêmes motifs et pour éviter les redites, je renvoie au cadre de la stérilité la description des anomalies du veru-montanum, des canaux éjaculateurs, des vésicules séminales, des canaux déférents et des testicules, tout en me réservant le droit d'indiquer celles de ces anomalies qui seront tout à la fois causes d'impuissance et de stérilité.

§ V. — Anomalies de la vessie.

Des différents vices de conformation qui affectent la vessie, un seul rentre dans mon sujet : c'est l'exstrophie ou la hernie congénitale de cet organe.

L'exstrophie de la vessie n'est pas précisément par elle-même une cause d'impuissance; mais, dans la majorité des cas, elle s'accompagne, soit d'une atrophie, soit d'une vi-cieuse conformation de la verge, qui entraînent à leur suite l'anaphrodisie, et qui me forcent par cela même à lui donner ici une place.

L'exstrophie de la vessie, que l'on appelle encore l'extro-version, l'inversion, la hernie congénitale de la vessie, est caractérisée par l'absence de la paroi antérieure de cet organe et par la sortie de sa paroi postérieure à travers les fibres écartées de la ligne blanche. Cette tumeur est globuleuse, fongoïde, et présente un volume variable selon l'âge du sujet, selon sa position et selon l'état de repos et de fatigue. Sa surface, d'un rouge plus ou moins vif, enduite de mu-cosités, est facilement irritable et continuellement le siége d'un suintement involontaire d'urine.

Cet état a la plus grande influence, non-seulement sur la fonction urinaire, dont je n'ai pas à m'occuper, mais en-core sur la fonction copulatrice et fécondante.

Au point de vue de la copulation, elle peut, dans quelques cas rares, ne porter atteinte ni aux désirs vénériens, ni au coït. M. Huguier en a rencontré un exemple à l'hôpital de la Charité de Paris, alors qu'il suppléait M. Gerdy. Passant en revue les diverses lésions de l'appareil génito-urinaire qui accompagnaient l'exstrophie de la vessie dont il raconte l'observation, il arrive à la verge, et dit : « Le pénis de ce sujet présente aussi des vices de conformation. Cet organe a l'aspect d'un tubercule long d'un pouce environ ; il est pourvu d'un gland imperforé ; le canal de l'urètre manque entièrement. La totalité du pénis rudimentaire est formée par les corps caverneux médiocrement développés. Le malade nous a assuré cependant qu'il pouvait accomplir parfaitement l'acte du coït. Il paraît même que depuis l'âge de quinze ans il se livre aux plaisirs de l'amour. Dans ce moment-là, dit-il, la verge entre en érection et acquiert une longueur de trois pouces environ. Le spasme voluptueux est toujours suivi, au dire du sujet, d'une émission spermatique ; le fluide se répand alors autour de la base de la tumeur ; il n'est pas lancé, il coule en nappe (1). »

Mais, ainsi que je le disais plus haut, les cas où la fonction copulatrice est conservée sont rares. Tantôt la verge, réduite à quelques centimètres chez l'adulte, présente à sa partie supérieure une gouttière formée par la paroi inférieure de l'urètre, et au-dessous du gland, un lambeau de peau qui rappelle un prépuce fendu dans sa partie supérieure ; tantôt le pénis offre une bifurcation dont une seule branche supporte le gland ; tantôt enfin les désirs vénériens eux-mêmes sont anéantis, comme pour ne pas éveiller des organes incapables de remplir les fonctions qui leur sont dévolues.

Qu'on me permette, à cet effet, de rapporter deux exem-

______

(1) *Gazette des hôpitaux*, ann. 1840, n° 117, p. 467.

ples des anomalies dont la verge peut être frappée à la suite de l'extrophie de la vessie.

J'emprunterai le premier à l'observation communiquée en 1789, par Deschamps, à l'Académie de chirurgie, et rapportée par Chopart (1) : « Un homme âgé d'environ trente ans, mort d'une fièvre putride à l'hôpital de la Charité, avait les parties de la génération tellement conformées que l'étendue de la verge, depuis la symphyse du pubis, était d'un pouce, et depuis la racine du scrotum de deux pouces. Ce corps était aplati supérieurement et convexe inférieurement. Cet aplatissement présentait une gouttière prolongée depuis la pointe du gland jusqu'à un corps rougeâtre, situé entre les os pubis, d'où l'urine s'écoulait par la paroi postérieure de la vessie. Cette gouttière était plus large à son origine, et l'on voyait dans le milieu de cette partie le verumontanum, les orifices des canaux éjaculateurs et ceux des conduits de la glande prostate. Le gland était divisé en deux parties. L'orifice des corps caverneux n'offrait rien de remarquable ; mais ces deux corps, au lieu de se confondre à la verge, étaient seulement appliqués l'un contre l'autre et ne se réunissaient que par leur extrémité antérieure à la base du gland. Cette union était telle que l'air, poussé dans un de ces corps, ne passait point dans l'autre… »

Le second exemple est encore plus remarquable que celui-ci, parce qu'avec les vices de conformation de la verge, il offre l'absence complète des désirs vénériens. Il est rapporté par Devilleneuve, en 1767, et a pour sujet un musicien de Béziers, âgé de quarante-deux ans, nommé Alexandre-Louis Fabre. Après la description de l'exstrophie de la vessie et des anomalies de l'appareil urinaire, l'auteur

(1) *Traité des maladies des voies urinaires.* Paris, 1830, t. I, p. 330.

aborde l'appareil générateur, et s'exprime ainsi : « Immédiatement sous la tumeur était une verge informe, courte, chétive, et comme fendue en dessus et tout de son long. Le gland était fort reconnaissable et sa couronne aussi. Sa couleur et sa substance spongieuse étaient dans leur état naturel ; on y voyait quelques lacunes sébacées ; ce bout de verge semblait avoir le dessus et le dessous en sens inverse ; à la partie supérieure, on voyait comme la trace de l'urètre ouvert ; ce trajet était exprimé par une espèce de bandelette longitudinale, mais n'était enduit d'aucune humeur, comme j'ai dit que l'était le velouté de la vessie. On juge bien que le gland devait être imperforé, comme il l'était en effet. Des observateurs prétendent avoir vu, dans la commissure du pénis et de la tumeur, une portion supérieure de l'urètre qui n'était pas fendue comme le reste du trajet. Il n'était pas aisé de vérifier la chose, à cause de l'obscurité et de la douleur que l'écartement des parties causait au sujet, et du rétrécissement du réduit. Mais attendu l'inutilité dont était l'urètre, ne charriant rien, le fait ne me paraît pas important. On n'avait point sondé ce reste d'urètre ; on ne voyait qu'un petit bout antérieur des corps caverneux, comme si le reste fût caché dans le bas de l'hypogastre... Ce qu'il y a de très curieux, mais en même temps de très étonnant, c'est que (si la bouche d'Alexandre est sincère) il n'avait jamais ressenti : 1° de désirs charnels ni d'érection ; 2° pas même de chatouillement au tact, etc. (1). »

De pareilles infirmités ne sont susceptibles d'aucun traitement, car les sujets qui en sont atteints, parvinssent-ils à accomplir l'acte de la copulation, seraient pour toujours et

______

(1) *Journal de médecine*, t. XXVII, p. 26.

fatalement voués à la stérilité, comme je le dirai plus loin, à cause de la difformité de l'urètre qui accompagne constamment la hernie congénitale du réservoir urinaire.

CHAPITRE II.

IMPUISSANCE IDIOPATHIQUE.

J'appelle impuissance idiopathique l'impossibilité d'exercer le coït en dehors de toute lésion apparente ou constatable des organes génitaux, en dehors de tout état pathologique d'un appareil quelconque autre que l'appareil génital, en dehors des lois physiologiques qui régissent les âges, les constitutions et les tempéraments, en dehors de l'intervention des facultés morales, en un mot, un état d'inertie de l'activité génésique que n'expliquent ni l'anatomie normale, ni l'anatomie pathologique, ni les rapports de sympathie physiologique ou morbide du sens générateur avec les autres fonctions de l'économie animale. C'est à cet état seulement que convient la dénomination de *névrose* ou de *syncope génitale*.

Cette névrose est excessivement rare.

Telle n'est pas, je le sais, l'opinion des auteurs qui m'ont précédé. Les anciens, privés des lumières de l'anatomie pathologique, ne pouvant, par conséquent, rattacher à certaines lésions locales l'inertie des organes génitaux, et n'ayant que des notions superficielles sur les rapports sympathiques des diverses parties de l'économie entre elles, rapportaient volontiers à des troubles de l'innervation ou de la force vitale, s'ils étaient de l'école de Barthez, les affections dont la cause et le siége véritables leur échappaient. Ce diagnostic, ou plutôt cette absence de diagnostic, a étendu sur le

sujet qui m'occupe d'épaisses ténèbres qui sont encore loin
d'être dissipées. Il n'en pouvait être autrement, puisqu'on
mettait dans le même cadre, sans rappeler la confusion
presque généralement admise de l'impuissance et de la stérilité, l'impuissance symptomatique du diabète et de la spermatorrhée, à côté de l'impuissance consécutive à la masturbation, aux excès de tout genre, de l'impuissance amenée
sympathiquement par un état particulier de l'estomac, des
facultés morales, etc, etc., et toujours, pour masquer son
ignorance, on accusait de ces désordres l'innervation ou la
force vitale, ces deux inconnues de la médecine, que l'on n'a
pu encore parfaitement dégager.

Du chaos dans lequel était plongée l'étiologie de l'impuissance, ne pouvait sortir, on le comprend, une thérapeutique rationnelle : le hasard, entravé encore par une idée
préconçue, fit tous les frais de la médication. Comme l'innervation ou la force vitale étaient accusées d'inertie, on recourut, pour les relever de leur faiblesse, aux échauffants
de toutes sortes, aux excitants de toute espèce, et l'on
classa sous le titre d'aphrodisiaques des agents dont la liste
est inépuisable ; les trois règnes de la nature furent mis à
contribution : on fouilla les entrailles des animaux, on confia
à l'alambic les végétaux des deux mondes, et l'on soumit
les minéraux aux réactions les plus aventureuses de l'al-
chimie. L'esprit recule épouvanté devant tout ce qu'inventa
l'imagination pour réveiller l'énergie abattue de l'innervation génitale.

On alla plus loin encore : on appela à son aide la polypharmacie, et grâce à son complaisant concours, on com-
posa des préparations incroyables que l'on décora de titres
pompeux, comme pour ajouter une vertu nouvelle à toutes
celles qu'on leur prêtait avec complaisance. Le nombre des

formules aphrodisiaques que nous ont laissé nos prédécesseurs est immense ; je ne rapporterai comme type du genre que celle que Zacutus-Lusitanus nous a conservée sous le nom de *cachunde*, et que les grands de la terre estimaient d'une manière toute spéciale, tant à cause de ses vertus surprenantes que pour son prix très élevé. Ce dernier motif ne saurait être mis en doute, quand on saura que les pierres les plus précieuses entraient en quantité assez considérable dans ce remède, dont voici la formule :

Terre de Cimole.	1,000 gram.
Ambre.	100 —
Musc.	} ãã 90 —
Ambre gris.	
Calambac.	300 —
Perles préparées.	90 —
Rubis	
Émeraudes.	
Grenat.	} ãã 120 —
Hyacinthe préparée.	
Sandal rouge.	400 —
Sandal jaune	90 —
Mastic.	
Jonc odoriférant.	
Galanga	
Cannelle	
Aloès lavé avec le suc de roses.	
Rhubarbe.	} ãã 60 —
Mirobolans bellirigues.	
Mirobolans d'Inde.	
Absinthe.	
Corail rouge.	
Bol d'Arménie.	
Ivoire calciné.	350 —

« Broyez ces ingrédients et les réduisez en poudre la plus fine ;

» Répandez dessus des vins odoriférants, des baumes, et de l'eau distillée des fleurs de l'arbre qui porte la cannelle ;

» Faites sécher le tout à l'ombre ;

» Mêlez une quantité suffisante de sucre le plus fin ;

» Enfin réduisez le tout en une masse visqueuse et assez tenace, d'une couleur passablement rouge, avec un mucilage de gomme adragant et de gomme arabique. »

Voilà la formule de cette pâte, à laquelle les marchands donnaient des formes diverses, et qu'ils expédiaient dans toutes les parties du monde et surtout à Lisbonne.

Voici maintenant les propriétés fabuleuses de cette préparation. S'il en fallait croire Zacutus-Lusitanus, que je vais traduire servilement, on devrait reconnaître que la médecine est en voie décroissante, et que l'art de guérir n'est plus aujourd'hui qu'une affreuse mystification. « Les princes indiens et les grands de la Chine, dit Zacutus-Lusitanus, en tiennent, pendant le jour, dans leur bouche, une petite quantité, gros, par exemple, comme une lentille ; cette petite portion rend en se fondant une liqueur douce et odorante, qui descend insensiblement dans l'estomac, et donne à leur haleine une odeur si agréable que tous ceux qui les approchent en sont frappés. Ce remède mérite vraiment que les rois et les grands en fassent usage : il est bon pour la conservation de la chaleur naturelle ; il garantit le corps de la corruption ; il prévient les funestes influences de l'air empesté ; il dissipe les flatulences, et il soulage merveilleusement ceux qui sont attaqués de mélancolie. Il arrête les palpitations de cœur, guérit la cardialgie, l'apoplexie et l'épilepsie ; ranime les esprits animaux et vitaux, fortifie toutes les facultés, rétablit l'estomac, et résiste aux poisons de toute espèce. Il fait du bien au cerveau, et c'est le meilleur remède que l'on puisse employer contre l'infection de l'haleine. Il excite à l'acte vénérien ; c'est par cette raison que les deux sexes en font un si grand usage dans l'Inde. En un mot, c'est un remède vraiment royal : il prolonge la vie, il éloigne la mort ; aussi se vend-il fort cher. Ceux qui l'emploieront ne pourront s'empêcher d'en admirer les effets surprenants (1). »

Les modernes, grâce aux progrès de la chimie et à l'influence qu'a exercée la doctrine de Broussais, ne tombent plus dans les écarts d'une polypharmacie ridicule ; mais comme l'étiologie de l'impuissance ne leur est guère mieux connue, et comme, suivant en cette voie les errements des anciens, ils continuent à rapporter à l'affaiblissement de l'innervation la très grande majorité des cas d'impuissance, ils poursuivent la pensée, à l'exemple de leurs prédécesseurs, d'activer l'énergie vitale et de relever les forces nerveuses du génésique. A cet effet, ils recourent tantôt aux excitants généraux, tels que la vératrine, la strychnine, etc., tantôt aux excitants spéciaux, tels que le phosphore, l'électricité, les cantharides, dont l'action sur les organes génitaux n'est que consécutive.

Cette simplification dans la médication n'amène pas des résultats plus heureux que les préparations polypharmaciques des anciens ; et il en doit être ainsi, puisque la même confusion règne dans l'étiologie, et par conséquent dans le choix du traitement.

Cependant, quelques rayons de lumière ont pénétré les ténèbres de cette nuit profonde ; les travaux de MM. Lallemand, Civiale (2), etc., ont dépouillé du titre de névrose

(1) *De medic princip. hist.*, lib. I, obs. 37.

(2) *Traité pratique des maladies des organes génito-urinaires*, Paris, 1850.

certaines impuissances dont la cause manifeste est dans la lésion d'une partie de l'appareil génital ; mais leurs ouvrages,
limités par leur nature même à une seule face de la question
dont je dois embrasser l'ensemble, n'ont pu l'arracher tout
entière aux nuages où l'ignorance et l'imagination l'avaient
entraînée, et lui donner le caractère de positivisme qui distingue aujourd'hui à peu près toutes les parties de la science.

C'est le devoir que je me suis imposé en écrivant ce livre,
c'est la route que je me suis tracée en étudiant l'impuissance et la stérilité.

En suivant cette voie tout opposée à celle de mes devanciers, je n'ai pas tardé à me convaincre que la névrose génitale, dégagée de toute lésion locale et de toute sympathie,
en d'autres termes que l'impuissance idiopathique était
excessivement rare.

Cependant je l'ai bien manifestement observée, comme
je le dirai tout à l'heure, et je dois, par conséquent, lui
donner ici une place.

Mais l'impuissance idiopathique est loin de se présenter
constamment avec les mêmes caractères, et il est très essentiel, au point de vue du traitement, de déterminer d'une
manière précise les formes diverses qu'elle peut revêtir, car
ces formes sont intimement liées aux modifications que subit
l'énergie virile.

Bien que la turgescence de la verge soit sous la dépendance de la circulation et de l'innervation, je ne considé-
rerai ici que la fonction érectile dans son ensemble, me
réservant de faire ressortir, dans la partie consacrée à la
thérapeutique, les indications plus spécialement relatives à
l'influx nerveux, et celles que réclament les troubles de la
circulation de l'appareil copulateur.

Les phénomènes de la vie ont, dans chaque individualité,

un type normal, régulier, qui n'est pas le même pour tous les hommes, et qui, combinés entre eux d'une manière harmonique, constituent l'état de santé.

En dehors du type normal est la maladie.

Mais les altérations que peuvent éprouver les phénomènes ou, pour mieux parler, les fonctions de l'organisme, sont de différentes sortes ; elles doivent être ramenées sous quatre chefs principaux :

1° La fonction peut être abolie ;

2° La fonction peut être simplement affaiblie, c'est-à-dire s'exercer avec moins d'énergie que dans l'état normal ;

3° La fonction peut être pervertie, c'est-à-dire ne plus obéir à ses excitants naturels ;

4° Enfin, la fonction peut être exaltée, c'est-à-dire se produire avec une intensité plus grande que dans le type régulier.

Appliquons à l'érection cette division si légitimement vraie des altérations dont toute fonction est susceptible, et nous aurons alors :

1° L'impuissance par l'abolition ou l'anéantissement de la force copulatrice ;

2° L'impuissance par la diminution de l'énergie virile ;

3° L'impuissance par la perversion de l'excitation génitale ;

4° Enfin, l'impuissance par un surcroît anormal d'excitabilité.

Le premier genre d'impuissance n'est jamais idiopathique ; il est sous la dépendance, soit d'une cause physiologique, comme chez les vieillards, soit d'une mutilation, comme chez certains eunuques, soit d'une cause morbide, comme dans quelques affections des centres nerveux.

Je n'aurai donc pas à m'en occuper ici.

Les trois autres espèces, au contraire, fixeront séparément mon attention, parce que chacune d'elles présente une physionomie particulière et réclame une médication propre.

§ I. — Impuissance idiopathique par défaut d'énergie.

Cette espèce d'impuissance peut être congénitale ou accidentelle.

Quand elle est congénitale, c'est-à-dire lorsque le malade n'a pas eu d'érection, elle est presque toujours liée à un état déplorable de la constitution et à l'atrophie, ou tout au moins à un arrêt de développement de l'appareil génital, de telle sorte qu'il est très difficile de décider si, dans ce cas, l'impuissance est cause ou effet. Cependant Planque cite, d'après les éphémérides d'Allemagne, un fait d'impuissance congénitale au milieu des conditions les plus favorables au coït : « On n'aurait pas si bien réussi, dit-il, avec ce stupide impuissant dont parle *Hartmann* (1). Il était fort et robuste et avait les testicules fort gros, la verge courte, petite et flasque, mais il ne connaissait ni érection ni semence, et n'avait jamais eu de sentiment d'amour (2). »

Cette observation laconique ne peut, on le comprend, servir de base à une opinion ; d'autre part, il ne s'est jamais présenté à mon examen un impuissant de naissance sans vices de conformation ou sans maladies, et offrant tous les caractères d'une parfaite virilité ; aussi suis-je porté à croire que cette impuissance idiopathique congénitale, *si elle existe*, est excessivement rare, et qu'il faut se mettre en garde contre les exemples qu'en pourraient citer des observateurs superficiels.

Comme tous les cas d'impuissance congénitale qu'il m'a

(1) *Eph. germ.*, dec. 3, an 4, obs. 85, p. 181.

(2) *Bibliothèque choisie de médecine*, t. VI, p. 239, art. IMPUISSANCE.

été permis d'observer étaient accompagnés d'une grande faiblesse dans la constitution ou d'un arrêt de développement des organes génitaux, j'ai toujours employé une thérapeutique que j'exposerai dans le chapitre suivant, auquel je renvoie le lecteur.

Mais si l'impuissance idiopathique congénitale était parfaitement constatée, j'estime qu'il faudrait mettre en usage les moyens destinés à combattre l'impuissance idiopathique accidentelle dont je vais maintenant parler.

Cette impuissance peut se produire de deux manières : ou primitivement, ou secondairement.

Primitivement, l'impuissance survient sans cause connue, sans motif plausible, au milieu de la santé la plus parfaite, des désirs les plus vifs, de la quiétude morale la plus complète; en un mot, au milieu des conditions les plus favorables à la copulation.

Secondairement, l'impuissance se montre à la suite d'un accident qui aurait pu entraîner, et qui même a entraîné l'inertie de la verge, mais qui, disparu depuis plus ou moins longtemps, ne peut plus exercer son influence sur l'énergie virile; je m'explique : — Pris d'une indigestion à la suite d'un repas copieux, M. X..., avoué près la cour impériale de Paris, est frappé pendant toute la nuit d'une impuissance absolue. Le lendemain, remis de leur fatigue, les organes digestifs reprennent normalement leurs fonctions sans que les organes génitaux suivent leur exemple. L'impuissance persiste pendant quinze jours environ, malgré l'éloignement de la cause qui l'avait produite, et dont l'action, fugitive d'ordinaire, n'avait pu laisser des traces dans l'appareil générateur.

Il ne faut pas confondre cette impuissance idiopathique secondaire avec l'impuissance entretenue par un sentiment

de crainte ou de honte. L'homme, ainsi que je le dirai longuement lorsque j'examinerai l'empire que le moral exerce
sur le génésique, l'homme dont les désirs ont une fois trouvé,
par une cause quelconque, des organes rebelles, lâche généralement, qu'on me passe la locution, la bride à son imagination, qui, se faisant un tableau avec les couleurs les plus
sombres, frappe le malheureux d'impuissance, selon l'expression de Virey, par la crainte d'être impuissant.

L'anaphrodisie idiopathique secondaire ne reconnaît que
des causes éloignées essentiellement fugitives.

Ces causes peuvent être ou physiques ou morales.

Parmi les premières, il faut placer tout ce qui trouble
vivement et rapidement l'organisme : l'indigestion, dont j'ai
déjà parlé, l'ivresse *non habituelle*, le passage trop brusque
du chaud au froid de tout le corps ou simplement des organes génitaux. Un médecin de Nantes en qui j'ai toute
confiance m'a dit avoir donné des soins à un négociant de
Bucharest, devenu impuissant à la suite d'un bain de mer
pris au mois de janvier.

Les causes morales sont incontestablement celles dont
l'action est ici la plus énergique : toute émotion violente,
tout sentiment vif, qu'il soit sympathique ou antipathique,
comme une grande joie, une terreur profonde, peuvent
amener une syncope génitale. J'ai soigné un homme dont
l'énergie virile s'émoussa tout à coup en apprenant qu'il
avait gagné un lot de 30,000 francs dans une des nombreuses loteries qui s'établirent après la révolution de février.
J'en ai connu un autre qui m'a assuré n'avoir pu obtenir
une érection pendant les six mois qui suivirent l'accident du
chemin de fer de la rive gauche de Versailles, dans lequel,
sauvé comme par un miracle, il avait éprouvé un effroi indi-
cible.

Aucune douleur, soit générale, soit locale, aucun trouble dans la fonction urinaire, rien ne dénote l'altération survenue dans les fonctions génératrices : la verge est molle, flasque, décolorée ; le gland pâle et ridé ; l'artère dorsale du pénis cède à la moindre pression, et ses battements sont à peine perceptibles ; le scrotum, distendu et pendant, est insensible à l'action du froid et des attouchements érotiques. Quelquefois cependant la verge et le scrotum présentent des caractères tout opposés : le gland à sa coloration normale ; le corps du pénis est dur, résistant, comme dans l'engorgement des corps caverneux, mais reste pendant, et ne s'élève pas, comme dans l'érection, contre la paroi antérieure de l'abdomen ; les bourses, sans atteindre le degré de contraction de celles d'un homme sain, ne sont pas complétement étrangères à l'influence des agents extérieurs.

Ces différences dans l'état des organes génitaux externes sont importantes à noter, car c'est sur elles que reposent certaines indications thérapeutiques dont je parlerai tout à l'heure.

La sonde, introduite dans la vessie, ne décèle rien d'anormal sur tous les points de son parcours. Quelquefois, sous l'empire d'un rêve lascif, et même par la seule influence de la chaleur du lit et de la position horizontale sur le dos, une pollution nocturne se produit, tantôt sans érection ni plaisir, tantôt avec érétisme de la verge et sensation voluptueuse. Ces pollutions sont peu fréquentes et ne se répètent qu'à des époques assez éloignées les unes des autres ; aucune perte séminale ne se manifeste durant le jour, ni à la suite des urines, ni pendant les efforts de la défécation. Dans quelques cas, sous l'empire de vifs désirs vénériens, d'attouchements lascifs, pendant l'équitation ou une promenade en voiture, le pénis semble vouloir reprendre sa force perdue, et alors un suintement blanchâtre et gluant se montre au méat urinaire ; les malades ne manquent jamais de prendre ce liquide pour du sperme, et demeurent convaincus qu'ils sont atteints de pertes séminales.

C'est avec cette opinion qu'ils se présentent au médecin.

Combien de fois n'ai-je pas eu à redresser de pareilles erreurs, et combien l'expérience m'a appris qu'il était difficile de les détruire ! Étrange bizarrerie humaine ! L'âme éprouve autant de difficulté à se débarrasser d'une préoccupation douloureuse qu'à renoncer aux pensées les plus douces et les plus consolantes ! Presque toujours le moral du malade est profondément affecté ; son esprit inquiet a multiplié et grossi les symptômes ; son imagination, nourrie et faussée en même temps par la lecture de livres de médecine ou par les récits des gens du monde, se perd dans un abîme de maux dont le fond, qui est la tombe, ne lui apparaît qu'à travers des souffrances inouïes et l'inanité de désirs qui font tout à la fois son désespoir et sa honte.

C'est en de pareilles circonstances que des ménagéments de toutes sortes, des précautions de toute nature, sont d'une absolue nécessité : si le médecin, après avoir fait au moral la large part qui lui revient, et avoir dégagé l'impuissance de tous les accidents qu'une imagination effrayée a créés ou grossis, dispute dès l'abord au malade l'affection dont il se croit atteint, tout est perdu ; la confiance que l'on avait en ses lumières lui est retirée, et le malade l'accuse intérieurement de ne rien comprendre, ou tout au moins de ne pas croire à son mal.

L'excès contraire, c'est-à-dire le rembrunissement du tableau créé par la peur, a aussi ses dangers ; il prépare à la thérapeutique des entraves dont il n'est pas toujours facile de se débarrasser, s'il n'étouffe pas aussi la confiance dans l'esprit du malade, en lui donnant l'idée ou que le médecin confond son affection avec une autre, ou que son mal est au-dessus des ressources de l'art.

La conduite la plus sage, ainsi que je l'expliquerai ailleurs, alors que je parlerai de la toute-puissance du moral sur le sens générateur, me paraît être la suivante : au début, accepter comme vrais les accidents signalés, sembler croire à l'existence du mal accusé, et s'attacher surtout et avant toute chose à faire disparaître le symptôme dont le malade se préoccupe le plus.

Pour un esprit prévenu, un résultat heureux a mille fois plus de valeur que les dissertations et les médications les plus savantes ; les charlatans le savent bien, car ils ne font jamais qu'une thérapeutique de symptômes.

Pour les cas dont il est ici question, l'impuissance est rarement l'accident dont se tourmente le plus le malade. Se croyant atteint d'une affection de la prostate ou des vésicules séminales, le malheureux considère son anaphrodisie comme la conséquence de ces affections, et n'attache réellement une importance pathologique et médicatrice qu'à ce qu'il croit la cause de tous les désordres dont il se plaint.

Le suintement du liquide blanchâtre et gluant dont je parlais tout à l'heure est, dans la majorité des cas, le signe dont le malade est le plus affecté ; quelquefois, mais plus rarement, ce sont des élancements dans le canal de l'urètre, élancements que le malade compare toujours, pour leur rapidité et leur acuité, à des coups d'épingle ; et moins fréquemment encore, car je ne l'ai observé qu'une seule fois, c'est une espèce de titillation ou de névralgie du gland.

Dans toutes ces circonstances, il est assez facile de se rendre maître des accidents qui ne sont sous la dépendance d'aucune affection organique et d'aucun trouble de la force nerveuse générale.

Dans les cas de suintement au méat urinaire du liquide blanchâtre, qui n'est autre que du fluide prostatique, on épargnera à la prostate toute excitation capable d'augmenter sa sécrétion : le commerce des femmes, les lectures érotiques, les théâtres seront proscrits ; l'équitation, les promenades en voiture, la position assise trop longtemps prolongée seront défendues ; tout excitant sera rayé du régime alimentaire, et l'on ordonnera soir et matin des ablutions d'eau froide sur le périnée et les organes génitaux.

Les élancements dans le canal de l'urètre céderont facilement à l'emploi des opiacés à l'intérieur et à l'extérieur, et à des bains chauds pris tous les jours ou tous les deux jours.

Enfin, dans les cas de titillation du gland, je me suis servi avec avantage d'une pommade composée de parties égales d'extrait d'opium et d'extrait de belladone dont je recouvrais le gland, après avoir fait pratiquer sur lui et avec la même pommade une friction de dix minutes de durée.

Après ce premier succès, le malade, dont l'esprit s'ouvre à l'espérance, appartient au médecin corps et âme. Alors, mais seulement alors, l'homme de l'art, dont les assertions s'appuient sur une base irrécusable et sont légitimées par un fait, peut essayer de combattre l'erreur du malade et lui faire partager ses convictions.

Cependant cette règle de conduite souffre de nombreuses exceptions, et il vaut souvent mieux paraître poursuivre l'affection supposée, de peur que l'imagination, se préoccupant trop de l'anaphrodisie, ne donne accès à des appréhensions qui entretiendraient l'impuissance.

Le médecin agira selon la connaissance qu'il aura acquise

de son malade; mais quelle que soit sa détermination, il doit sérieusement s'occuper des moyens les plus propres à dissiper la syncope génitale.

Ces moyens sont nombreux; ils se proposent tous de réveiller l'action nerveuse affaiblie ou relâchée, et c'est dans leur cadre que viennent naturellement se placer les médicaments dits aphrodisiaques.

Je partagerai en trois grandes classes les ressources que la thérapeutique fournit pour combattre l'impuissance idiopathique par défaut d'énergie virile :

1º Agents médicamenteux ;

2º Agents physiques ;

3º Moyens mécaniques.

Chacun de ces modes de traitement a une action très distincte, et il est de la plus haute importance de se rendre un compte exact de sa manière d'agir. Les ténèbres qui enveloppent la thérapeutique de l'impuissance me paraissent tenir, en dehors de toute considération de diagnostic, à la confusion que l'on a faite de toute médication, en employant indistinctement et au hasard, tantôt les échauffants, tantôt les excitants généraux ou locaux, ici l'acupuncture, là l'électricité, etc.

L'expérience m'a appris qu'il n'existait pas de spécifique contre la syncope génitale ; que le traitement variait, pour ainsi dire, avec chaque individu, avec chaque idiosyncrasie, et que les agents, décorés du nom d'aphrodisiaques, ne méritaient pas cette dénomination dans la sévère acception du mot, ou qu'il fallait alors l'appliquer aux trois quarts des substances de la matière médicale.

On comprend que je ne puisse ici passer en revue cette immense nomenclature ; mais il est essentiel, comme on le verra par la suite, de se bien pénétrer du mode d'action, non-seulement de la méthode de traitement que l'on met en usage, mais encore de l'agent ou du moyen que l'on appelle à son aide.

C'est ce que je vais essayer de faire en terminant ce paragraphe.

1.° *Agents médicamenteux.*

Comme leur nom l'indique, ces agents sont tous fournis par la matière médicale et appartiennent aux trois règnes de la nature.

On les doit distinguer de deux manières : 1° selon le lieu où se fait sentir leur action ; 2° selon leur mode même d'agir.

Sous le premier point de vue, je divise les médicaments dont il s'agit en deux classes : 1° ceux dont l'action s'étend sur toute l'économie ; 2° ceux dont l'influence est limitée à un appareil ou à un organe ; ces derniers se partagent en agents dont l'action est directe sur le génésique, et en agents qui agissent sur un appareil ou sur un organe spécial chargé de transmettre à l'appareil copulateur les modifications qu'il a reçues.

Sous le second rapport, dont l'importance est extrême, je distingue également les aphrodisiaques en deux classes : 1° ceux qui agissent sur le système vasculaire et les nutritions ; 2° ceux qui agissent sur l'innervation. J'appelle les premiers *excitants* et les seconds *excitateurs*.

Je classerai donc de la manière suivante les agents que fournit la matière médicale pour la thérapeutique de l'impuissance idiopathique par défaut d'énergie :

EXCITANTS : { 1° Excitants généraux.

2° Excitants locaux. { 1° Excitants génésiques directs.

2° Excitants locaux divers.

EXCITATEURS : { 1° Excitateurs généraux.
2° Excitateurs locaux. { 1° Excitateurs génésiques directs.
2° Excitateurs locaux divers.

Si l'on se rappelle que l'érection de la verge se produit à la suite d'une surexcitation nerveuse générale et locale, et d'un grand afflux de sang dans le tissu érectile du pénis; et que ces deux phénomènes, augmentation de l'innervation et accélération de la circulation, sont constamment sous la dépendance l'un de l'autre, on comprendra tout à la fois la légitimité et l'importance de mes divisions. En effet, qu'une impuissance idiopathique s'accompagne d'une constitution faible, d'un tempérament lymphatique, de la laxité de la fibre, de l'apathie des fonctions digestives, etc., etc., mais dans des limites pourtant compatibles avec l'exercice de la virilité, si vous recourez aux excitateurs, soit généraux, comme la strychnine, la vératrine, soit locaux, comme le phosphore, la rue odorante, vous avez dix chances contre une pour ne pas réussir. N'est-il pas vrai qu'au milieu des circonstances physiologiques que je viens d'énoncer, le système nerveux présente une susceptibilité plus grande, et que dans la majorité des cas, il la faut contenir au lieu de l'exciter? Sans doute, cette susceptibilité peut être irrégulière, elle peut faire subir aux organes génitaux des écarts qu'il est utile de combattre; mais cette indication, que je suis bien loin de nier, est en quelque sorte secondaire, et se trouve parfois remplie par celle qui se tire de l'état de la circulation; car n'oubliez jamais, en thérapeutique, cette parole si profonde du père de la médecine : « SANGUIS MODERATOR NERVORUM. »

Comme on le voit, il n'est pas indifférent d'abandonner au hasard le choix de la médication à prescrire, et c'est ici qu'à défaut de symptômes précis, nettement dessinés, l'homme de l'art doit faire appel à son tact ou plutôt à son instinct médical.

Cependant je vais essayer de donner à cette partie de la thérapeutique une base moins incertaine que l'instinct, et fixer autant qu'il me sera possible les conditions physiologiques et pathologiques qui réclament telle méthode de traitement à l'exclusion de telle autre.

Mais avant d'aller plus loin, rappelons que si les organes génitaux jouissent d'une sensibilité particulière qui les met sous la dépendance de certains incitateurs, ils sont soumis aux lois de la sensibilité générale, et que bien souvent il suffit de ranimer celle-ci pour que la première rentre dans son état normal.

Cet axiome physiologique montre toute l'importance que l'on doit, avant toutes choses, attacher à l'état général du malade, c'est-à-dire à sa constitution, à son tempérament et à son état de santé ou de maladie.

De ce premier examen sortira l'indication du traitement général.

On n'a pas jusqu'à présent, ce me semble, attaché une suffisante importance à cette partie du traitement; on a trop oublié les liens qui rattachent l'appareil génital au reste de l'économie, et l'on a ainsi perdu de vue les ressources que l'on pouvait tirer de ces relations. Les exigences des malades ne sont sans doute pas étrangères à cet oubli des lois de la physiologie : les gens du monde ne comprennent pas d'ordinaire les longs détours auxquels la médecine est quelquefois condamnée, et, dans l'impatience de leurs désirs, ils n'apprécient bien que les moyens locaux ou ceux dont l'action est directe sur l'organe malade. Que le médecin sache résister à cet entraînement; son honneur et son devoir l'exigent. Il pourra bien quelquefois, à l'aide de médicaments énergiques, comme le phosphore ou les cantharides, amener une érection de la verge ; mais cette érection forcée, plus douloureuse que voluptueuse, sera passagère et fugitive comme l'action de l'agent qui l'aura produite, et le malade sera peut-être après plus inhabile encore à la copulation, sans parler des complications qui peuvent surgir de l'emploi de moyens aussi violents.

Une médication générale me paraît donc nécessaire avant l'usage des moyens locaux ou directs, ou tout au moins concurremment avec lui ; les indications en seront puisées dans les conditions physiologiques et morbides de l'économie tout entière, et devront se proposer comme but final d'activer ou de régulariser l'innervation, soit en agissant directement sur les centres nerveux, soit en opérant d'abord sur le système vasculaire et les nutritions.

Il est impossible, on le comprend, de peindre toutes les variétés des idiosyncrasies, où viennent se mêler et se fondre, tout en conservant quelquefois leur physionomie spéciale, la constitution, le tempérament, les tendances morales, l'énergie intellectuelle, les habitudes, le régime, etc., etc., et qui font de chaque homme une individualité propre que le médecin véritablement digne de ce nom doit étudier et connaître avant la prescription de toute thérapeutique. C'est la connaissance et la rapide appréciation des idiosyncrasies, de la force d'action et de réaction des divers organismes, qui constituent les grands praticiens et forment tout le secret de leurs succès.

Cet art, qui bien souvent a l'instinct médical pour guide, exige une appréciation exacte des lois qui président aux synergies physiologiques et pathologiques, et ne peut, par conséquent, être développé dans un ouvrage de la nature de celui-ci. C'est en se conformant aux principes de cet art que le praticien trouvera l'indication, tantôt des excitants, tantôt des excitateurs généraux, et quelquefois de l'union simultanée de ces deux ordres d'agents.

La médication directe sur les organes génitaux concordera, dans la majorité des cas, avec le traitement général, c'est-à-dire l'usage des excitants généraux sera suivi ou accompagné de celui des excitants directs, et l'emploi des excitateurs généraux entraînera celui des excitateurs directs.

Cependant cette règle souffre des exceptions, et l'état local des organes génitaux peut, dans beaucoup de cas, éclairer la thérapeutique.

Lorsque la verge sera flasque et molle, que le gland sera pâle, décoloré et ridé, ainsi que le fourreau du pénis ; lorsque l'artère dorsale aura des battements faibles, facilement compressibles, et que les veines dorsales et superficielles seront affaissées et peu saillantes ; lorsqu'enfin le scrotum distendu ne se contractera sous l'influence ni du froid, ni des attouchements amoureux, on donnera la préférence aux excitants directs, afin de rappeler et d'activer dans les organes générateurs la nutrition et la calorification qui semblent principalement leur faire défaut.

Ces conditions des organes copulateurs légitiment également l'emploi des excitants dont l'action se porte sur des organes voisins de l'appareil génital ; c'est dans ces circonstances que les cantharides peuvent être utiles : l'usage des meloé détermine à la vessie une irritation qui, se communiquant de proche en proche, active la circulation dans les parties qui en sont le siége, et qui, en amenant le sang dans leur système vasculaire, y rappelle tout à la fois la chaleur et la vie.

Mais la violence de leurs effets et leur mode même d'action sur l'appareil génital exigent, dans leur emploi, la circonspection la plus grande : sans parler ici des accidents que les cantharides déterminent dans le réservoir urinaire, je ferai remarquer qu'un usage inconsidéré de cet agent peut amener le priapisme, autre sorte d'impuissance que j'examinerai tout à l'heure, au lieu de la simple turgescence de la verge nécessaire au coït.

De plus, l'action des cantharides sur les organes génitaux est essentiellement pathologique, et il n'est pas toujours sans danger d'appeler tout à coup une irritation presque inflammatoire dans des organes affaiblis et depuis longtemps en repos ; la force de réaction peut être alors insuffisante, et l'on a à redouter des accidents très graves, tels que la gangrène ou la mortification de la verge.

Je le répète donc, la plus rigoureuse prudence présidera à l'administration des cantharides, et le sage praticien n'y aura recours qu'après l'usage infructueux ou insuffisant des excitants directs.

Lorsque la verge présentera des caractères opposés à ceux que je viens de signaler, c'est-à-dire lorsqu'elle sera dure, tendue, quoique pendante, lorsque le gland aura sa coloration normale, et que les veines bleuiront sous les téguments, les excitateurs directs réclament la préférence, car tout indique que l'innervation affaiblie ne peut plus réagir pour chasser le sang amoncelé dans le tissu vasculaire.

Ces indications, qu'on le croie bien, ne sont point le résultat d'idées spéculatives ; je les ai puisées dans des expériences entreprises à cet égard sur des hommes sains, et dans des observations pratiques qu'il m'a été permis de faire sur des malades. Elles m'auraient peut-être échappé, comme elles sont passées inaperçues pour mes devanciers, si je n'avais eu à ma disposition que les agents médicamenteux dont l'action est en effet lente et difficile à saisir au

milieu de conditions de toutes sortes essentiellement variables et très souvent changeantes.

Heureusement, les agents physiques et les moyens mécaniques, dont les uns agissent sur l'innervation et les autres
sur le système vasculaire, ont une action rapide et saisissable que j'ai su mettre à profit pour le sujet qui m'occupe. Grâce à eux, j'ai pu établir les distinctions que je
formulais tout à l'heure, car, semblables aux agents de la
matière médicale, les uns sont excitants, et les autres excitateurs.

C'est ce que nous allons voir, en effet, dans les deux
alinéa suivants.

2° *Agents physiques.*

Les agents physiques comprennent le calorique dans ses
divers degrés d'élévation ou d'abaissement (la chaleur, le
froid), l'électricité, n'importe la source d'où elle émane,
électricité statique ou de tension, électricité de contact ou
galvanisme, électricité d'induction ou électro-magnétique,
enfin le magnétisme, auxquels viennent se joindre comme
adjuvant et complément l'acupuncture.

Les uns excitants, comme le calorique, les autres excitateurs, comme l'électricité, ces divers agents exercent une
action, soit générale, soit locale, selon le lieu et le mode de
leur application.

Je vais rapidement indiquer les conditions thérapeutiques
de chacun d'eux.

CALORIQUE. — L'action du calorique sur l'organisme peut
aller depuis la plus simple excitation jusqu'à l'altération et
la destruction des parties soumises à son contact. La chirurgie met quelquefois à profit cette action destructive;

mais pour le sujet qui nous occupe, on n'y a jamais recours. Aussi il doit bien rester entendu que dans tout le cours de cet ouvrage, à moins d'une déclaration précise, je ne parlerai jamais que d'une élévation de température compatible avec l'intégrité des tissus.

Comme je l'ai dit plus haut, le calorique exerce une action générale ou locale, selon le mode de son application.

Les formes sous lesquelles on l'administre comme excitant général sont : les boissons chaudes, l'insolation générale, l'exposition devant un foyer de chaleur, l'étuve sèche et humide, tous les procédés de bains de vapeur, le bain liquide, les bains solides, le contact du corps de l'homme ou d'autres animaux, etc.

Les moyens dont on se sert pour produire l'action locale sont : l'insolation peu concentrée par des verres lenticulaires faibles, les douches de vapeur, les bains liquides partiels, le cautère objectif instantané, l'application de briques, bouteilles, sachets, linges chauffés, etc., etc.

Je me suis assez longuement étendu plus haut sur le diagnostic thérapeutique des excitants, soit généraux, soit locaux, pour que je croie inutile de revenir sur ces considérations à l'occasion du calorique. Je dirai seulement que, dans l'impuissance idiopathique, c'est à l'action locale du calorique que j'ai principalement recours ; la forme à laquelle je donne la préférence est la douche de vapeur, quand à l'action du chaud je veux joindre l'action de la percussion, moyen assez puissant pour activer la fonction pyrétogénésique locale, sans addition de calorique non naturel ; tandis que je me contente de l'application de sachets ou de linges chauffés sur le scrotum, le périnée et la verge, quand l'irritabilité du sujet se révolte contre une médication plus énergique.

Dans quelques cas cependant où le resserrement du système vasculaire général paraît ne pas être sans influence sur l'atonie des organes génitaux, en diminuant l'activité circulatoire de toute l'économie, on pourra recourir à l'étuve sèche ou humide, ou bien encore au bain russe. Mais on aura soin de limiter à un quart d'heure ou une demi-heure au plus la durée de cette excitation générale, car cette excitation prolongée est suivie d'une faiblesse et d'un épuisement général dont les organes génitaux prennent leur part.

FROID. — Le froid, que je considère ici comme un simple abaissement de température, et qui, dans les circonstances où nous sommes placé, va rarement jusqu'à la congélation de l'eau, doit présenter des propriétés opposées à celles de la chaleur, c'est-à-dire avoir une action hyposthénisante.

C'est ce qui a lieu, en effet, pour la glace, dont la médecine et la chirurgie tirent de grands avantages dans les cas de congestion et d'inflammation.

Mais si l'on se rend un compte exact de l'action du froid précisément dans les circonstances que je viens de rappeler, on se convaincra qu'elle est surtout caractérisée par le resserrement des tissus sur lesquels elle s'exerce, resserrement qui empêche l'afflux du sang dans les parties malades et qui facilite l'écoulement de celui qui constituait soit la congestion, soit l'inflammation. Un froid moins intense doit nécessairement produire un effet moins énergique, et l'on peut ainsi ramener l'action *resserrante* du froid à une action purement tonique.

C'est en effet ce que l'expérience m'a prouvé; et bien souvent j'ai eu à me louer de l'action modérée du froid dans les cas d'atonie, de relâchement du tissu de la verge.

Le froid appliqué d'une manière générale, comme dans

les bains de mer, dans les bains de rivière, surtout en été, est une puissante ressource entre les mains du médecin, et j'aurai plus d'une fois occasion d'y revenir dans le courant de cet ouvrage.

Mais dans l'impuissance idiopathique, c'est surtout à l'application locale du froid modéré que j'ai recours. J'ordonne ordinairement, comme simple adjuvant d'une médication plus énergique, des lavages à l'eau froide sur les parties génitales, le périnée, et quelquefois les lombes, tous les matins, et j'ai eu bien souvent à me louer de cette pratique.

Électricité. — Les applications thérapeutiques de l'électricité se sont modifiées, on le comprend, avec les progrès de la physique sur cette branche de la science : avant la découverte de Galvani, l'électricité statique ou de tension était seule employée, soit sous forme de bain, soit sous forme d'étincelles (1) ; plus tard, après l'invention de la pile de Volta, on s'adressa aux courants, soit continus, soit intermittents ; et enfin, dans ces dernières années, lorsque MM. Faraday et A. de la Rive (2) eurent fait connaître les influences réciproques des courants sur les aimants et des aimants sur les courants, on recourut aux appareils consacrés à cette nouvelle forme d'électricité.

Mise ainsi en possession de trois modes différents d'électrisation : 1° électricité statique ou par tension ; 2° électricité galvanique ou par contact, et 3° électricité magnétique ou par induction, la médecine se devait d'étudier leurs

(1) Voyez l'ouvrage de Mauduyt, *Mémoire sur les différentes manières d'administrer l'électricité, et observations sur les effets qu'elles ont produits*, 1 vol. in-8, 1784, imprimé par ordre du roi.

(2) *Traité d'électricité théorique et appliquée*, Paris, 1854 et 1855, 2 vol in-8.

actions physiologiques et pathologiques diverses, en d'autres termes, elle devait s'assurer s'il était indifférent de puiser à l'une de ces trois sources, ou s'il fallait établir entre elles des distinctions basées sur une diversité d'action.

C'est en effet ce qu'elle n'a pas manqué de faire.

Le bain électrique positif a été généralement abandonné à cause de la nullité de ses effets, et le bain électrique négatif n'est conservé que par l'école italienne, en raison de son pouvoir hyposthénisant très vanté par Giacomini.

L'électrisation par étincelles ou par la bouteille de Leyde a seule été maintenue dans la thérapeutique, et ses effets ont été depuis longtemps distingués de ceux du galvanisme : « Bien que l'électricité que l'on obtient au moyen du frottement par la machine électrique soit de même nature que celle produite par la pile galvanique, nous devons faire remarquer cependant que la première convient mieux quand il s'agit d'exciter les muscles de la vie de relation. Le galvanisme, au contraire, est préférable lorsqu'on veut agir sur la sensibilité et sur les organes délicats ou sur les muscles de la vie organique (1). »

M. Duchenne (de Boulogne) est loin de partager l'opinion de Pallas, qui est celle de tous ses devanciers. Dans un ouvrage important, *De l'électrisation localisée*, cet auteur, après avoir reproché à l'électricité de tension de n'agir que sur les muscles superficiels, et de produire des commotions qui ne sont pas sans danger, conclut de la manière suivante : « En somme, dit-il, l'excitation musculaire par l'électricité statique doit être exclue, selon moi, de la pratique, d'autant plus qu'elle peut être remplacée par un autre agent élec-

____

(1) Pallas, *De l'influence de l'électricité atmosphérique et terrestre sur l'organisation*, 1 vol. in-8. Paris, 1847, p. 75.

trique qui excite plus énergiquement et plus efficacement la contractilité musculaire, sans offrir aucun de ses inconvénients. »

Cependant M. Duchenne est obligé de reconnaître que l'électrisation par étincelles ou par la bouteille de Leyde n'est pas toujours aussi insignifiante qu'il le prétend, et il s'en console en avouant que « ces résultats prouvent seulement que certaines paralysies guérissent toujours sous l'influence de l'électricité, de quelque manière et sous quelque forme qu'on l'administre. » Ces résultats heureux ne sont pas aussi exceptionnels que semble le croire M. Duchenne, car le docteur Golding Bird, chargé de l'application de l'électricité à l'hôpital Guy, à Londres, qui ne se sert que de la machine à frottement, accuse des succès presque constants dans les paralysies qui ne sont pas sous la dépendance d'une affection des centres nerveux.

L'électricité par contact ou le galvanisme agit à travers les tissus, dans la plus grande profondeur, sur les muscles, sur les os même, et de plus son action peut être limitée sur un point donné. Sa puissance excitatrice ne se développe qu'avec un courant intermittent, car M. Matteucci, tirant des déductions thérapeutiques de ses vivisections, a conseillé l'emploi d'un courant continu, comme hyposthénisant du système nerveux dans le tétanos. Mais pour obtenir cette puissance excitatrice, pour lutter contre des paralysies du mouvement, celles surtout dans lesquelles la nutrition musculaire est altérée et la sensibilité diminuée, il faut recourir à des batteries très fortes, de 100 à 120 piles de Bunsen, dont l'emploi, on le comprend, pourrait ne pas être sans danger. D'ailleurs, comme le fait justement remarquer M. Duchenne, les appareils galvaniques (batteries de Cruikshank, de Bunsen, piles de Wollaston) sont difficilement applicables dans la pratique, soit à cause de leur volume, soit à cause de l'emploi des acides qu'ils nécessitent, soit à cause des gaz qui s'en dégagent. Enfin l'intensité de leurs courants est trop variable pour être soumise à une graduation exacte et précise.

M. Duchenne, dont toutes les préférences sont acquises à l'électricité d'induction, en fait ressortir comme il suit les avantages : « L'électricité d'induction, dit-il, est celle qui convient le mieux à l'excitation musculaire dans le traitement des paralysies du mouvement, dans les affections choréiques ; on peut en effet l'appliquer à la contractilité musculaire sans produire de douleurs, sans craindre de surexciter le sujet, à quelque dose qu'on agisse, pourvu que les intermittences du courant soient assez éloignées les unes des autres.

» Il est souvent besoin d'un courant des plus intenses dans le traitement de certaines affections musculaires, ainsi que je l'ai déjà fait. Dans ce cas, l'électricité d'induction est la seule applicable, parce qu'elle n'exerce pas d'action calorifique, comme l'électricité de contact.

» Enfin les appareils d'induction peuvent, sous un petit volume, agir sur la contractilité avec une puissance considérable ; ce qui facilite singulièrement leur application(1). »

Grâce aux courants électriques, qu'ils soient dus au galvanisme ou à l'électricité d'induction, on peut porter l'action thérapeutique de cet agent jusque dans les profondeurs les plus reculées des organes, ce qu'il était impossible d'obtenir avec l'électricité statique. Le vérumontanum, les conduits éjaculateurs, les vésicules séminales, tous les points du parcours de l'urètre peuvent directement recevoir l'in-

(1) *De l'électrisation localisée et de son application à la physiologie, à la pathologie et à la thérapeutique.* Paris, 1855, p. 25, 26.

fluence électrique et être traversés par un courant, sans que les parties voisines participent à cette excitation.

Je ferai connaître le mode opératoire, au fur et à mesure que les indications se présenteront, mais j'ai tenu ici à indiquer d'avance les ressources nouvelles que l'électricité dynamique a mises entre les mains du praticien, en variant à l'infini les modes de son application.

MAGNÉTISME. — Les expériences d'OErsted, d'Ampère et d'Arago ayant démontré l'identité des phénomènes magnétiques et des courants électriques, j'aurai peu de chose à ajouter sur la vertu thérapeutique des aimants à ce que j'ai dit des propriétés excitatrices de l'électricité, d'autant plus que des insuccès par le magnétisme me font toujours préférer, dans le traitement de l'impuissance, l'électrisation, soit statique, soit dynamique.

Les plaques aimantées ne conviennent guère que chez les sujets pusillanimes, chez les personnes excessivement irritables et dans les cas de sensibilité exagérée des organes génitaux.

C'est à ce titre que les armures aimantées du père Hell trouvent ici une place.

Ces armures sont composées, on le sait, de plusieurs pièces d'acier aimanté, percées à leurs extrémités de trous destinés aux lacets à l'aide desquels on les attache les unes aux autres, en ayant soin de les opposer pôle à pôle, c'est-à-dire que le pôle sud de l'une regarde le pôle nord de l'autre.

Dans les expériences que j'ai faites sur les organes génitaux, je me suis servi de deux ou trois plaques. L'une entourait la verge, surtout à sa base, où se trouvent les dernières fibres de l'ischio-caverneux; l'autre, placée au périnée, jusque sur la bulbe de l'urètre, embrassait le bulbo-caverneux dans toute son étendue, depuis le muscle transverse du périnée, le sphincter et le releveur de l'anus, jusqu'à la racine des corps caverneux. Enfin, dans les circonstances où je me suis servi de trois plaques, je mettais la troisième à la partie inférieure des lombes, dans la portion du sacrum correspondante au plexus sacré.

Les plaques peuvent rester en place depuis quelques jours jusqu'à un mois; mais il faut avoir soin, lorsqu'elles doivent demeurer en contact avec la peau plus de quinze jours, de les faire réaimanter avant ce temps, ou de recouvrir la face interne des armures d'une feuille d'argent ou de platine.

3° *Moyens mécaniques.*

Les moyens mécaniques sont ou excitants, ou excitateurs; ils exercent, les uns une action complétement générale; les autres une action soit générale, soit locale, selon le lieu de leur application; d'autres enfin une action purement locale.

Les moyens mécaniques généraux sont le massage;

Les moyens mécaniques généraux ou locaux sont les frictions, les douches d'air ou de vapeur;

Les moyens mécaniques purement locaux sont l'acupuncture, l'électro-puncture, la flagellation, la ventouse et le sinapisme.

Je vais rapidement passer tous ces moyens en revue, en indiquant pour chacun d'eux son action excitante ou excitatrice.

MASSAGE. — Le massage, employé comme moyen hygiénique chez tous les peuples de l'Orient et du nord de l'Europe, dont il relève les forces et l'énergie, s'administre toujours à une haute température, de 25 à 35 degrés Réaumur, soit dans une étuve sèche, soit dans une étuve humide, soit dans le bain. Comme il est toujours possible de varier la température de l'étuve et de modifier le milieu dans lequel on place le malade avant ou après le massage, on comprend que l'on peut, selon la constitution et le tempérament du sujet, ou d'après certaines circonstances individuelles, augmenter ou diminuer le degré d'excitation que l'on se propose.

« Il est difficile de croire, disent MM. Trousseau et Pidoux, qu'un pareil moyen n'ait pas une influence puissante sur l'homme malade, — aussi est-il d'expérience que dans les rhumatismes aigus non fébriles, dans les rhumatismes chroniques, dans les paralysies qui sont en voie de guérison, dans l'impuissance vénérienne, cette médication est suivie d'heureux résultats (1). »

Pourtant le massage ne peut constituer à lui seul toute la médication ; c'est un adjuvant énergique dont j'ai retiré de bons effets dans maintes circonstances, mais, je le répète, ce n'est qu'un adjuvant, ou plutôt un complément de médication, comme *dans les paralysies en voie de guérison*.

M. Sarlandière, considérant la difficulté de rencontrer dans nos pays des personnes assez habiles dans l'art du massage, et prenant égard à la fatigue qu'il cause à celui qui l'exerce, a pensé que l'on pourrait atteindre le même but par une percussion molle, plus ou moins forte, plus ou moins lente, à l'aide d'un corps non contondant et placé au bout d'un levier, afin de moins fatiguer l'opérateur. A cet effet, il a fait confectionner des battoirs élastiques dont la palette circulaire, de quatre pouces de diamètre, est adaptée à un manche de dix pouces de longueur. Les palettes, rembour-

______

(1) *Traité de thérapeutique et de matière médicale*, 2ᵉ édit., t. I, p. 868.

rées de crin, sont recouvertes de flanelle pour les percussions à sec, et de feutre et de caoutchouc pour les percussions au milieu de la vapeur aqueuse.

Ce mode de massage, dont je suis loin de contester les avantages, et dont l'action excitatrice est nécessairement limitée aux parties sur lesquelles elle s'exerce, a tellement d'analogie avec la flagellation, non-seulement pour le mode opératoire, mais encore pour les effets produits, que je renvoie à l'article *Flagellation* les considérations que je pourrais ajouter sur le massage par percussion.

Frictions. — On distingue les frictions en frictions sèches et en frictions humides.

Les frictions sèches se pratiquent avec la paume de la main, avec une brosse ordinaire, avec une brosse en flanelle, avec un morceau de drap, etc.

Les frictions humides s'exécutent au moyen d'une brosse en flanelle ou d'un tampon en un tissu quelconque, imprégné d'un agent médicamenteux, soit en poudre fine, soit en liquide.

Les frictions sèches ou humides, qu'on les fasse tout le long de la colonne vertébrale, ou qu'on les limite au périnée et à la base de la verge, sont d'un puissant secours dans des cas nombreux d'impuissance.

L'action tout à la fois excitante et excitatrice des frictions peut être singulièrement augmentée par la présence d'un agent médicamenteux excitant ou excitateur qui, grâce aux modifications subies par la peau et par les bouches les plus superficielles des vaisseaux absorbants, pénètre avec plus de facilité dans l'organisme, et porte ses propriétés d'abord sur le point qui lui donne accès, et plus tard dans l'économie tout entière.

Douches. — J'ai déjà parlé des douches de vapeur, je ne

reviendrai pas ici sur ce que j'en ai dit précédemment. J'indiquerai comme étant d'un grand secours, dans les cas de laxité et de mollesse des tissus, les douches sèches, c'est-à-dire les douches d'air chaud. A cet effet, et à défaut d'appareil plus compliqué, on peut se servir d'une seringue qui fait l'office d'une pompe aspirante; dans la majorité des cas, il suffit de faire chauffer le corps de l'instrument avant d'y introduire l'air par le refoulement en haut du piston, et d'administrer la douche quelques minutes après; dans les cas où une élévation plus grande de température est nécessaire, on fait d'abord pénétrer l'air dans l'intérieur de la seringue, et, après avoir hermétiquement fermé l'ouverture de la canule, pour prévenir la sortie de l'air qui se dilate sous l'influence de la chaleur, on chauffe la seringue, ou au bain-marie, ou à un foyer plus ardent.

Les douches d'air chaud se dirigent, soit sur les organes génitaux, sur le périnée ou les lombes, comme excitateur local, soit sur la colonne vertébrale et à l'occiput, comme excitateur général.

On peut remplacer l'air par la fumée résultant de la calcination d'un agent médicamenteux. Dans quelques cas, de simples fumigations suffisent; mais alors on doit toujours se proposer d'agir localement sur les organes génitaux. Le malade est assis sur une chaise percée, les reins entourés d'une couverture qui, embrassant le siége dans ses plis, tombe jusqu'à terre. Un réchaud est placé sous la chaise, et l'on projette de temps en temps sur la braise qu'il contient le médicament en poudre dont on veut faire usage.

Dans les cas, au contraire, où l'action mécanique de la douche doit être ajoutée à l'action physique de la chaleur et à l'action médicamenteuse de l'agent, on recueille cette fumée dans une vessie ou dans un flacon à tube, et on la fait passer dans la seringue préalablement chauffée. Pour simplifier ce mécanisme et abréger la durée des opérations, j'ai fait confectionner un appareil peu embarrassant et facile à manœuvrer. A la base d'une seringue ordinaire, à côté de l'embout où s'adapte la canule, est percée une ouverture munie d'une soupape s'ouvrant de bas en haut ou de dehors en dedans ; à cette ouverture est adaptée un tube communiquant avec une cloche de métal destinée à recevoir les fumées dégagées par la calcination du médicament. En bouchant le bout de la canule et en faisant manœuvrer le piston, la fumée est attirée dans la seringue, et en est chassée ensuite, lorsqu'on pousse le piston, par la voie de la canule que l'on a soin de déboucher ; la soupape, qui se ferme par la pression exercée sur le fluide contenu dans la seringue, empêche ce fluide de rentrer dans le tube, et par suite dans la cloche.

Cet appareil, très simple, je le répète, a l'avantage de conserver à la fumée une température suffisante pour produire l'excitation que l'on recherche, et, dans plus d'une circonstance, j'en ai retiré des avantages incontestables.

ACUPUNCTURE. ÉLECTRO-PUNCTURE. — « Il est bien évident, disent MM. Trousseau et Pidoux, que l'aiguille enfoncée dans les fibres musculaires de la vie animale ou de la vie organique, agit en excitant leur contraction, et ce phénomène tout expérimental peut se passer sous nos yeux ; à ce titre, l'acupuncture doit évidemment se ranger parmi les moyens excitateurs (1). »

De tous les travaux qui ont été publiés sur l'acupuncture, aucun n'est relatif à l'emploi de ce moyen contre l'impuis-

_____

(1) *Traité de thérapeutique et de matière médicale*, 2ᵉ édit., t. I, p. 851.

sance ; on l'a préconisé avec raison dans le rhumatisme, la sciatique, les névralgies, etc.; et les essais que j'ai tentés dans l'anaphrodisie m'ont expliqué le silence des auteurs sur ce point. A moins que l'impuissance ne soit accompagnée d'un vice rhumatismal, l'acupuncture m'a toujours paru un moyen douteux et d'un effet peu durable. Une ou deux fois au plus, sur vingt expériences, je suis parvenu à réveiller *momentanément* et *légèrement* la sensibilité, et j'ai constamment échoué dans les autres cas.

Mais il n'en est pas de même de l'électro-puncture ; c'est une ressource heureuse et énergique pour conduire profondément l'électricité qui, ainsi que nous l'avons vu, agit superficiellement lorsqu'elle est appliquée par les moyens ordinaires. Mais en raison même de la pénétration du fluide dans les tissus les plus cachés, l'opération exige certaines précautions qu'il est utile d'observer. Si c'est à l'électricité statique que l'on a recours, une seule aiguille peut suffire : on l'implante tantôt dans les muscles du périnée, tantôt dans les fibres supérieures du bulbo-caverneux, et l'on peut même, après avoir traversé l'ischio-caverneux, aller jusqu'aux branches des corps caverneux. On met alors l'aiguille en communication avec un des conducteurs de la machine électrique, ou avec l'armature extérieure de la bouteille de Leyde médiocrement chargée, et l'on tire quelques étincelles. L'opération ne doit pas durer plus d'un quart d'heure, et le nombre des étincelles sera toujours proportionné à la sensibilité locale ou générale du sujet.

Les courants galvaniques peuvent s'établir avec une seule aiguille : celle-ci est alors mise en communication avec le pôle positif de la pile, tandis que le pôle négatif est en contact avec une autre partie du corps ; mais le plus ordinairement on se sert de deux aiguilles dont les têtes, percées d'une ouverture, reçoivent les conducteurs de la pile. Le lieu où les aiguilles sont placées est très variable : le périnée, la base de la verge, le scrotum, les corps caverneux eux-mêmes, peuvent recevoir les aiguilles, et le choix en est déterminé par les indications particulières que présentent les sujets.

Mais dans tous les cas, il faut avoir soin de ne donner d'abord que de légères secousses, et de n'augmenter l'intensité et la durée des courants que si la partie est profondément insensible et si le malade les supporte avec facilité. En règle générale, l'électricité, que ce soit l'électricité statique ou galvanique, unie à l'acupuncture, exige que les secousses soient d'autant plus énergiques et d'autant plus souvent répétées, que l'impuissance est plus ancienne, que la circulation capillaire est moins active, et que les tissus sur lesquels on opère sont doués d'une moindre sensibilité.

FLAGELLATION. URTICATION.—« Je connais, dit Pic de la Mirandole, et il existe encore un homme dont le tempérament amoureux et les excès n'ont peut-être jamais eu d'exemple : il ne peut caresser une femme, malgré la violence de ses désirs, s'il n'est auparavant fustigé. En vain sa raison lui fait regarder comme un crime ce raffinement de volupté, sa fureur pour ce cruel plaisir est telle qu'il encourage lui-même, et accuse de mollesse et de lâcheté celui qui le fouette, lorsque la fatigue ou la pitié lui font ralentir ses efforts. Le patient n'est au comble de ses plaisirs qu'en voyant ruisseler le sang dont une grêle affreuse de coups a couvert les membres innocents du libertin le plus effréné. Ce malheureux réclame ordinairement pour ce service, avec les plus instantes supplications, la main de la femme avilie dont il veut jouir, lui donne lui-même les verges qu'il a fait tremper dès la veille dans le vinaigre, et lui demande à genoux la faveur insigne d'être ainsi déchiré. Plus elle frappe avec violence, plus elle acquiert de droits à son amour et à sa reconnaissance, en lui rendant des feux qu'il n'avait plus, jusqu'à ce que le dernier période de la souffrance et l'épuisement total de ses forces lui fassent goûter la plénitude de la volupté en égale proportion. Trouvez un seul homme pour qui le comble de la douleur et cette espèce de torture doivent être celui du plaisir, et si d'ailleurs il n'est pas entièrement corrompu, lorsque de sang-froid il connaîtra sa maladie, il rougira de ses excès et les détestera (1). »

La flagellation, employée comme moyen d'éveiller le sens vénérien, nous a été transmise par les anciens; presque tous les auteurs grecs et romains en font mention, ainsi que des fêtes instituées en l'honneur de Priape, pendant lesquelles les hommes et les femmes se battaient mutuellement de verges, pour mieux s'exciter à l'amour. Tamerlan, celui-là même qui se faisait appeler *le Fils de Dieu*, fut père de cent enfants, et ne parvint, dit-on, à cette innombrable progéniture qu'avec l'aide de la flagellation. L'abbé Terrasson, l'auteur du *Voyage de Séthos*, qui, au dire de Voltaire, prenait un goût particulier à se faire administrer le fouet par les courtisanes, s'attira une épigramme fort connue dont je ne rappellerai que le dernier vers : *Frappez fort, il a fait Séthos.* J.-J. Rousseau a décrit l'effet qu'il ressentit, étant enfant, à la suite de la correction que lui administra mademoiselle Lambercier : « Assez longtemps, dit-il, elle s'en tint à la menace, et cette menace d'un châtiment tout nouveau pour moi me semblait très effrayante; mais, après l'exécution, je la trouvai moins terrible à

---

(1) *OEuvres complètes*, Bologne, 1495, 1 vol. in-folio. — *Contra astrologos*, lib. III, cap xxvii.

l'épreuve que l'attente ne l'avait été ; et ce qu'il y a de plus bizarre, c'est que ce châtiment m'affectionna davantage encore à celle qui me l'avait imposé. Il fallait même toute la vérité de cette affection et toute ma douceur naturelle pour m'empêcher de chercher le retour du même traitement en le méritant ; car j'avais trouvé dans la douleur, dans la honte même, un mélange de sensualité qui m'avait laissé plus de désirs que de crainte de l'éprouver derechef par la même main (1). » A une seconde correction, mademoiselle Lambercier s'étant aperçue, *à quelque signe*, de l'espèce de sensualité qu'éprouvait Jean-Jacques, comprit que le châtiment n'atteignait pas le but qu'elle se proposait, et y renonça.

Plusieurs ouvrages ont été consacrés à la flagellation, et parmi les principaux on pourra consulter ceux de J.-H. Meibomius (2), de Dollet (3), et de l'abbé Boileau (4).

J'avais été moi-même plusieurs fois témoin de l'efficacité d'un pareil moyen ; mais ses effets, essentiellement passagers, me l'avaient toujours fait regarder comme la suprême espérance de ceux qui n'en ont plus, et je l'avais mis au rang des étranges auxiliaires de la débauche dont notre ministère ne doit jamais être le complice.

Cependant, en songeant que les pratiques de notre art sont légitimées par l'esprit qui les dicte et l'intention qui les dirige, je me demandais si la luxure seule devait profiter

(1) *Confessions*, liv. I.

(2) *De flagrorum usu in re medicâ et venereâ et lumborum renumque officio.* Texte latin et traduction, 1 vol. in-32, 1795. Paris, chez Mercier.

(3) *Traité du fouet et de ses effets sur le physique de l'amour ou aphrodisiaque externe*, par D..., médecin. 1 vol. in-32, 1788. Paris, sans nom de libraire.

(4) *Histoire des flagellans*, par l'abbé Boileau, traduit du latin. 1 vol. in-12. Amsterdam, 1701.

des bénéfices de cette excitation, et si la médecine n'avait pas le droit, comme Molière, de prendre son bien partout où elle le trouvait. Sans doute la science doit se détourner de ces vieillards débauchés et de ces libertins usés avant l'âge qui lui demandent un moment d'énergie factice, pour s'enivrer dans une dernière orgie et pour outrager la nature dans une volupté contrainte et pleine de dangers ; mais il ne lui est pas permis de dédaigner une ressource, par cela seul que le libertinage l'a acceptée et consacrée : la science est comme le feu, elle purifie tout ce qu'elle touche.

Je pensai donc à utiliser la flagellation, non comme la pratiquent les courtisanes, mais par un procédé et dans une intention que pussent avouer la morale la plus sévère et la dignité de notre profession.

Je repoussais d'abord l'idée d'une excitation énergique et passagère, et je fus ensuite conduit à modifier les instruments meurtriers dont on fait ordinairement usage. Dans ma pensée, la flagellation devait agir, non par la violence de son application, mais par son usage modéré et souvent répété. De même que l'ingestion d'une grande quantité d'alcool trouble les facultés morales et détruit l'organisme, une dose plus faible du même liquide prise tous les jours excite doucement l'intelligence et fortifie l'économie. A cet effet, une ou deux fois par jour au plus, je fais pratiquer pendant cinq ou dix minutes une flagellation plus ou moins anodine, selon les sujets, sur les lombes et sur les fesses ; je m'arrête ordinairement lorsque la peau devient rouge, et je ne pousse jamais l'opération jusqu'au saignement des parties frappées.

Les lanières et les cordes nouées présentent de tels inconvénients, que depuis fort longtemps on les a remplacées par des verges que quelques-uns trempent dans du vinaigre avant de s'en servir, comme le faisait la personne dont parle Pic de la Mirandole. Mais les verges, outre qu'elles sont exposées à se casser, produisent, à cause de leur inégalité de grosseur, une excitation peu uniforme, et déterminent conséquemment des ecchymoses ou des blessures qui fatiguent beaucoup le malade.

Pour parer autant que possible à ces désavantages, j'ai fait construire un balai métallique qui, par la diversité des éléments qui le composent, dégage une certaine quantité d'électricité dont l'action ne peut être ici que très salutaire. Au bout d'un manche à marteau ordinaire, j'ai fait placer une virole de cuivre dans laquelle viennent s'implanter des fils de cuivre, de laiton, de fer, de platine, etc., au nombre de 80 à 100 et d'une longueur de 40 à 50 centimètres. Ces fils flexibles, et pourtant rigides, se mêlent et se choquent dans leur extrémité libre pendant l'opération, et en raison même de leur flexibilité, présentent toujours aux parties frappées une surface égale et uniforme.

La flagellation ainsi pratiquée, c'est-à-dire avec une grande modération, tous les jours et à l'aide d'un balai métallique, modifie progressivement et d'une manière heureuse la sensibilité de la peau, et la stimulation progressive qu'elle y détermine se communique aux organes génitaux et en modifie favorablement aussi l'excitabilité.

Les motifs qui m'ont fait tout à l'heure proscrire la flagellation telle que l'entendent les libertins et les courtisanes, me font également repousser l'urtication, qui n'est qu'une variété de flagellation violente dont on augmente la force par les aiguillons des orties. Le médecin ne doit point disputer aux lupanars une pareille ressource, qui ne produit qu'un effet passager, et qui est plutôt du domaine de la débauche que de celui de la thérapeutique.

Ventouse. — J'ai déjà parlé de ce moyen très vanté par Mondat. On se propose, à l'aide d'un cylindre armé d'une pompe aspirante, d'attirer le sang dans les corps caverneux et de déterminer mécaniquement une érection. Ce moyen, qui ne réussit pas toujours, pourrait ne pas être sans danger si l'on agissait brusquement et avec violence; il ne faut arriver que progressivement à un vide complet, et la durée et le nombre des séances seront proportionnées à la force élastique des tissus; de plus, on s'abstiendra de l'emploi d'un semblable moyen chez les malades irritables et dont la sensibilité générale ou locale est facilement mise en jeu; on ne devra guère y recourir que pour les sujets lymphatiques, pour ceux dont la circulation est paresseuse et chez lesquels le système vasculaire est en quelque sorte frappé d'atonie. Il suit de là que l'usage seul de la ventouse est complétement impuissant à produire une érection durable, et qu'une médication générale excitante en doit seconder et soutenir les effets.

Sinapisme. — Le but que l'on se propose avec le cylindre à pompe aspirante m'a donné l'idée d'arriver au même résultat en m'appuyant, non sur les lois de la mécanique, mais sur les lois vitales, et j'ai pensé qu'il était quelquefois préférable d'augmenter l'afflux du sang dans les corps caverneux et le gland par une modification pathologique des tissus, modification qui n'offre aucun inconvénient puisqu'on est toujours maître d'en graduer l'intensité. A cet effet, je fais préparer un cataplasme composé de farine de graine de lin et de farine de moutarde, dans des proportions différentes selon l'action que l'on veut produire, et j'en enveloppe toute la verge, qui reste ainsi dans cette espèce de fourreau plus ou moins longtemps, de dix minutes à un quart d'heure d'ordinaire.

Ce moyen, que je suis étonné de n'avoir vu indiqué nulle part (1), m'a rendu parfois de signalés services, et a heureusement remplacé l'instrument mécanique dont je parlais tout à l'heure.

L'application sur la verge d'un sinapisme, même adouci par la présence de la farine de graine de lin, n'est pas toujours sans douleur, et le coït, exercé sous l'empire d'un semblable excitant, pourrait être plutôt un supplice qu'une volupté; pour calmer cette souffrance, qui quelquefois ne se fait pas sentir ou qui est passagère, j'ordonne de pratiquer sur le pénis des lotions avec l'eau fraîche, et cette simple précaution permet souvent au malade une copulation sans douleur.

Le cataplasme sinapisé est un moyen énergique, et qui, par conséquent, réclame de la prudence et de la circonspection. En agissant en aveugle, on s'expose au pénitis ou inflammation de la verge, et même à la gangrène de cet organe. Il faut, en règle générale, enlever le cataplasme dès que le malade accuse ce qu'il appelle des picotements; presque toujours, un effet suffisant est alors produit, et l'on ne doit faire une nouvelle application que le lendemain ou même plusieurs jours après la première. Le nombre total de ces applications ne saurait être déterminé à l'avance, mais il sera subordonné aux effets obtenus et à l'état d'irritation de la verge.

Bien évidemment la médication générale ne sera point négligée, et l'on y apportera d'autant plus de soins que le malade sera moins sensible à l'action du sinapisme.

(1) Il est vrai que Gesner et Chaptal vantent la moutarde comme aphrodisiaque, mais ils l'employaient sous forme de bains. — Voyez l'article IMPUISSANCE du *Dictionnaire des sciences médicales*, t. **XXIV**, p. 192.

§ II. — Impuissance idiopathique par perversion d'énergie.

Cette espèce d'impuissance est moins rare que l'on ne pense, et si elle n'a pas trouvé place dans le cadre des auteurs qui m'ont précédé, c'est qu'elle a été confondue avec l'impuissance produite par la crainte ou toute autre cause morale. Cependant, en y regardant de près, on ne tarde pas à reconnaître entre elles une telle différence, que l'on s'étonne de la confusion dans laquelle sont tombés les nosographes.

Sans doute, chez quelques individus, un premier échec de ce genre peut en amener un second, mais dans ce cas on reconnaîtra toujours l'influence du moral à une érection plus faible et moins franche que dans les circonstances ordinaires.

L'impuissance idiopathique par perversion d'énergie est une de celles qui affectent le plus profondément l'âme du malade, parce qu'au sentiment de honte qu'éprouvent tous ces infortunés, se joint l'amère déception produite par la perte de douces espérances que l'érection fait concevoir ; cette déception est d'autant plus cruelle que l'individu se sent plein de force et de virilité. Et en effet, en dehors du coït, des érections ont lieu, et d'autant plus fréquentes et énergiques que l'esprit du malade est constamment fixé sur l'état de ses organes sexuels, et que les évacuations spermatiques ne sont pas en rapport avec l'excitation qui emplit constamment les vésicules séminales ; de plus, des pollutions nocturnes avec érection et plaisir, amenées par des rêves lascifs, sont pour l'infortuné une preuve de sa puissance, si déjà, par la masturbation, il ne s'est convaincu de l'intégrité de ses organes.

Il y a divers degrés dans cet état bizarre : tantôt l'érection est complétement rebelle à ses excitants naturels ; tantôt après s'être produite plus ou moins parfaitement, elle tombe à la porte même du sanctuaire féminin, après quelques instants à peine de durée ; tantôt, au contraire, elle se soutient assez longtemps dans le vagin même, et disparaît, comme chez ces présomptueux qui veulent montrer coup sur coup une vigueur qu'ils n'ont pas, au moment même où ils croient toucher au but; dans tous les cas, l'éjaculation n'a pas lieu, et l'homme est frustré du plaisir qu'il se promettait. Un malade à qui j'ai donné des soins, pour ne pas perdre le fruit de son érection, et peut-être plus encore pour sauvegarder son honneur, m'avoua que sous prétexte d'attouchements préparatoires au coït, il se faisait masturber par sa maîtresse, et obtenait ainsi une éjaculation impossible pendant l'accouplement, et qui le dispensait *honorablement* d'un acte qu'il se savait inhabile à accomplir.

Cette aberration étrange du sens génital, à laquelle il est quelquefois difficile d'assigner une cause, a son siége tantôt dans le *consensus* moral, tantôt dans l'appareil génital lui-même, et tantôt dans l'un et l'autre à la fois.

C'est que dans l'état physiologique, la fonction génitale ne s'accomplit qu'à la condition de la mise en jeu de l'excitabilité morale qui d'abord donne naissance aux désirs vénériens, produit ensuite l'érection de la verge, première manifestation de l'excitabilité physique, la soutient, est accrue par elle, et concourt pour une bonne part à amener l'éjaculation. Il se passe donc un mouvement réflexe entre l'excitabilité morale et l'excitabilité physique, dont le point de départ est dans la première, sollicitée *normalement* par des impressions ou des pensées relatives à l'autre sexe.

Telles sont les conditions d'excitabilité pour l'exercice du coït physiologique.

Mais ces conditions peuvent être altérées, non par l'absence de l'excitabilité ou morale ou physique, ce qui constitue une forme d'impuissance que j'ai déjà examinée, mais par la vicieuse direction de cette même excitabilité; en d'autres termes, le *consensus* ou le sens génital peuvent simultanément, ou chacun de son côté, se montrer rebelles à leurs excitants naturels et ne répondre qu'à des sollicitations anormales.

C'est ce que j'appelle l'impuissance par perversion.

Cette perversion est complète ou incomplète.

Dans le premier cas, l'excitabilité morale, et, par une conséquence fatale, l'excitabilité physique, restent sourdes à tout ce qui les éveille et les surexcite dans l'état physiologique.

La perversion est incomplète lorsqu'après un commencement d'excitation interne et d'érection, celles-ci ne se peuvent soutenir malgré la persistance de l'action excitatrice, et s'affaissent avant l'entière consommation de l'acte.

Je dois examiner à part chacune de ces deux formes de l'impuissance qui m'occupe ici.

PERVERSION COMPLÈTE. — Si la médecine n'était pas une science d'observation, et si elle reposait exclusivement sur des idées spéculatives, on devrait admettre, comme pouvant exister séparément et d'une manière distincte, une perversion complète de l'excitabilité morale et une perversion complète de l'excitabilité physique; car d'un côté nous voyons, sous l'empire d'un amour violent, les organes ne pas répondre à l'ardeur des désirs, et d'autre part la verge entrer en érection pendant la nuit et le sommeil, sans rêves lascifs, par la seule influence de la chaleur du lit, de la position, de la plénitude de la vessie, etc.

Sans doute, l'excitabilité morale et l'excitabilité physique peuvent ne pas toujours marcher d'accord dans certaines circonstances pathologiques ou irrégulières de l'une d'elles, comme dans les exemples que je viens de citer ; mais dans le type normal de l'excitation, la perversion de l'excitabilité morale entraîne toujours l'inertie des organes pour le coït, et la perversion de l'excitabilité physique ne peut se produire avec l'intégrité de l'excitabilité morale.

J'explique ma pensée par un exemple.

Voici deux hommes : l'un éprouve la plus profonde indifférence, je dirai même de l'aversion pour le sexe ; l'autre, au contraire, sent les désirs vénériens s'éveiller sous l'empire des excitants naturels, la vue, les attouchements d'une femme, l'espérance ou le souvenir des voluptés, etc., etc. Qu'arrivera-t-il chez ces deux hommes dont l'excitabilité morale est pervertie dans l'un et normale dans l'autre ? Le premier, soyez-en convaincu, ne pourra, quoi qu'il fasse, éveiller, par les moyens naturels, l'excitabilité physique ; la perversion de son excitabilité morale le frappe d'impuissance auprès de la femme ; le second, au contraire, s'il n'a pas d'autre cause d'anaphrodisie, ne rencontrera pas des organes rebelles à ses désirs, parce que, je le répète, la perversion de l'excitabilité physique est entièrement sous la dépendance de la perversion de l'excitabilité morale.

La masturbation, l'amour contrarié, l'attention trop vivement préoccupée, les excès de travaux intellectuels, le genre même de ceux-ci, sont les causes les plus ordinaires de cet état bizarre. Alibert rapporte un fait excessivement curieux de cette espèce, et je le dois reproduire ici pour montrer tout à la fois l'étrangeté de la cause qui lui donna naissance et l'entretenait, et la facilité avec laquelle la médecine parvint à triompher de cette aberration morale.

« Un jeune homme, dit Alibert, élevé dans une pension, contracta dans son enfance l'habitude de l'onanisme. Le livre que Tissot a écrit sur ce sujet ayant été mis entre ses mains l'effraya sans le corriger entièrement. Cette lecture le porta néanmoins à plus de modération, et il ne se livra à la triste volupté de la masturbation qu'à de longs intervalles et lorsqu'il y était excité par des désirs très violents. Cette attention fit que son tempérament n'en fut point du tout altéré ; il demeura robuste, et ses facultés morales conservèrent toute leur énergie. Mais l'affreuse habitude qu'il avait contractée empêcha de se développer en lui le moindre germe du penchant qui attire un sexe vers l'autre. Il était parvenu à trente ans, et ses sens n'avaient jamais été émus par la vue d'une femme ; ils n'étaient vivement provoqués que par de vaines images ou des fantômes que lui créait son imagination déréglée. Il avait de bonne heure étudié le dessin, et il s'en était toujours occupé avec ardeur. La beauté des formes de l'homme, dans ce beau idéal des peintres, que la nature n'a jamais réalisé, le frappa et finit par lui inspirer une émotion extraordinaire, une passion vague et bizarre, dont il disait lui-même ne pouvoir se rendre compte et sur laquelle il répugnait à s'appesantir. Il est nécessaire, néanmoins, d'avertir que cette passion n'avait aucun rapport avec les goûts des sodomistes, et qu'elle ne pouvait être provoquée par l'aspect d'aucun homme vivant. Telle était la situation aussi étrange qu'accablante dans laquelle se trouvait cet individu, lorsqu'il réclama mes conseils. Il n'offrait alors, je le répète, à l'extérieur aucun symptôme physique d'impuissance. Il était sain et bien constitué, et n'avait point été, à cet égard, maltraité par la nature ; mais il avait tellement interverti l'usage de ses dons, qu'il ne connaissait plus les moyens de les ramener à leur véritable but. Le malade, d'ailleurs, connaissait et sentait vivement son état : « Il n'est aucun » effort, m'écrivait-il, que je ne fusse prêt à faire pour sortir » de mon ignominieuse situation, pour arracher de ma pen- » sée les infâmes images qui viennent l'assaillir malgré moi; » elles m'ont privé jusqu'ici des jouissances légitimes que » procure l'union des deux sexes, et de la faculté dont » jouissent les plus vils animaux, de reproduire leur espèce. » Je me meurs de chagrin et de honte. »

» Pour ce qui me concerne, poursuit Alibert, je ne vis dans cette maladie qu'une perversion de l'appétit vénérien, et je pensai que l'indication la plus urgente était de replacer dans son vrai type la nature dérayée. En effet, l'individu était très robuste à l'époque où il me consultait. Depuis longtemps il ne s'était livré qu'avec une extrême réserve aux plaisirs solitaires, surtout depuis la lecture de l'ona- nisme de Tissot; d'ailleurs, comme je l'ai déjà dit, la beauté des formes idéales de l'homme excitait en lui des sensations voluptueuses à l'approche desquelles les organes de la géné- ration s'érigeaient et éjaculaient, ce qui devait faire présumer un état réel d'énergie dans les forces radicales de son éco- nomie. Il n'y avait donc ni destruction, ni altération essen- tielle dans la sensibilité physique, mais plutôt fausse direc- tion de cette faculté de l'organisme : voici en conséquence le traitement que je proposai. J'ai déjà dit que l'individu dont il s'agit aimait passionnément le dessin, et qu'il s'ap- pliquait à ce genre d'occupation avec cette ardeur dévorante qui distingue les grands peintres et qui est le plus sûr ga- rant du succès ; j'exigeai de lui qu'il fît une étude appro- fondie des formes du sexe féminin pour les reproduire par son talent. Il lui en coûta sans doute pour rompre la chaîne de ses habitudes, et de renoncer à l'Apollon du Belvéder pour la Vénus de Médicis. Mais peu à peu la nature, plus forte que tous les penchants factices, reprit ses droits. Dès qu'il fut parvenu à préférer des bras faibles, mais gracieux, à des bras musculeux et redoutables, dès qu'il se plut à contempler l'élégance des formes et la mollesse des contours, alors sa guérison commença à s'opérer. Après s'être fait un modèle imaginaire, il le chercha dans le monde physique. Il fallut du temps, de la persévérance ; mais il se rétablit entièrement (1). »

L'exemple que je viens de rapporter, d'après Alibert, est sans contredit un des plus remarquables que je connaisse en ce genre ; il me dispense de tout développement et prouve que le traitement de l'impuissance par perversion complète du génésique doit être surtout un traitement moral, car, je le répète, l'excitabilité physique n'est jamais malade dans ce cas, ou du moins elle n'est pervertie que secondairement à la perversion de l'excitabilité morale.

Mais il n'en est pas de même dans la perversion incomplète que je vais maintenant examiner.

PERVERSION INCOMPLÈTE. — Dans cette espèce d'impuissance, il se produit toujours un commencement d'excitation physique et d'érection qui ne se soutiennent pas jusqu'à l'entier accomplissement du coït, c'est-à-dire jusqu'à l'éjaculation.

Les motifs de cet état appartiennent tantôt au domaine du moral et tantôt au domaine du physique.

Dans le premier cas, l'excitation interne se produit, comme à l'ordinaire, sous l'influence de ses causes physio-

(1) *Nouveaux éléments de thérapeutique et de matière médicale,* 2ᵉ édit., t. II, p. 556 et suiv.

logiques, mais s'affaisse bientôt, malgré la persistance de l'action de la cause elle-même, et alors, si l'imagination n'a pas assez d'empire pour venir au secours des excitants dont l'influence est émoussée, l'appétit vénérien s'apaise, et avec lui disparaît l'érection qu'il avait un instant produite.

Le pouvoir de l'imagination est si réel dans les cas où les agents directs de l'excitabilité morale ont perdu leur empire, que beaucoup d'hommes ne peuvent achever un coït commencé qu'en se transportant par la pensée auprès d'une autre personne, et qu'en transformant les formes de la femme qu'ils tiennent dans leurs bras en des charmes imaginaires ou entrevus dans un songe.

Aussi faut-il tenir compte de cette double circonstance : faiblesse de l'excitabilité morale et alourdissement de l'imagination érotique, si je puis ainsi dire.

La cause la plus commune de cet état est, sans contredit, l'application exclusive et trop longtemps soutenue d'une faculté de l'esprit; on dirait que toute l'excitation se porte sur cette faculté, à l'exclusion des autres ; ainsi les savants, les poëtes, les grands artistes, dont toute l'activité cérébrale se concentre sur un objet, sont nécessairement disposés à cette espèce d'impuissance ; les sentiments de l'âme, quelle qu'en soit la nature, trop vivement tendus vers un point, peuvent également absorber à leur profit une partie de l'excitation génésiaque. J'ai vu un malade qui, pendant plus de six mois, ne put accomplir le coït, malgré des érections et des pollutions nocturnes fréquentes, parce qu'il était dominé par le chagrin que lui causait la perte d'un enfant chéri.

J'exposerai plus longuement, dans une autre partie de cet ouvrage, l'influence de l'âme sur le génésique ; mais j'ai dû ici indiquer, au moins en passant, son action, afin que l'on en tienne compte dans le diagnostic et la thérapeutique de l'impuissance qui m'occupe en ce moment.

Un symptôme très important à noter, et qui constitue le seul signe différentiel de la perversion de l'excitabilité *morale* et de la perversion de l'excitabilité *physique* dont je vais parler, c'est que, dans le premier cas, la chute de l'érection peut se produire pendant la masturbation, tandis que dans le second, elle n'a jamais lieu qu'à l'occasion du coït.

Je reviendrai tout à l'heure sur ce phénomène intéressant, dont l'explication ne saurait être comprise qu'après quelques considérations sur les causes prédisposantes de la perversion de l'excitabilité physique, dont je vais de suite m'occuper.

Le tempérament lymphatique et la prédominance du tissu adipeux sont une prédisposition à cette espèce d'impuissance; de plus, une sécrétion abondante de mucosité chez la femme pendant le coït est une circonstance qui favorise aussi la manifestation de ce phénomène morbide; une disposition contraire, c'est-à-dire la sécheresse extrême de la muqueuse vaginale peut également la produire, ainsi que cela est arrivé plusieurs fois à un confrère qui me l'a confié. Mais dans la majorité des cas, la verge s'affaisse au milieu du liquide qui remplit le vagin et qui s'en échappe, et qui exerce sur elle une action débilitante analogue à celle d'un bain d'eau chaude.

Cependant cette circonstance, quoique essentiellement propre à déterminer l'impuissance dont je parle, n'est pas une condition indispensable à sa production; sous ce rapport, il est difficile de fournir une donnée certaine; mais il est des dispositions de tempérament et de constitution, comme je le disais plus haut, dont il faut tenir compte, ainsi que de certains états morbides, tels que le varicocèle, par exemple.

Assez généralement, même dans l'état complet de santé, la verge en érection, chez les individus lymphatiques ou chargés d'embonpoint, n'a pas cette roideur qui, chez les personnes nerveuses ou sanguines, la fait comparer à une barre de fer; elle a je ne sais quoi de flasque qui s'harmonise avec la mollesse des autres tissus, et qui dénote le calme et la lenteur des désirs vénériens qui caractérisent ce tempérament.

D'un autre côté, et comme nouvelle conséquence du peu d'énergie virile, l'érection est lente à se produire, et pour la déterminer, il faut des attouchements prolongés et de toutes sortes.

On comprend sans peine que si de semblables prédispositions sont un peu exagérées, une érection obtenue avec tant d'artifices ne se soutienne pas et cède facilement à la moindre fatigue et à la plus petite cause débilitante.

C'est ce qui arrive en effet.

Soit que le système nerveux ait été surexcité au delà des limites imposées par une constitution phlegmatique, soit, au contraire, que cette excitation n'ait pu atteindre une énergie suffisante, toujours est-il que l'influx nerveux cesse bientôt d'animer la verge, par suite de la lassitude qu'occasionnent les efforts tentés pour amener la turgescence du membre, et que le sang, n'étant plus retenu dans les corps caverneux, rentre dans la circulation générale; et cela est si vrai que l'érection se soutient tant que les mêmes moyens d'excitation continuent à agir, et qu'elle tombe, au contraire, pendant la suspension ou le changement des excitants; c'est ce qui explique pourquoi, dans l'onanisme, où le mode d'excitation est continu, l'érection du pénis ne disparaît d'ordinaire qu'après l'éjaculation du sperme, tandis que, dans le rapprochement des sexes, la turgescence de la verge s'affaisse en passant de l'excitation des attouchements ou des manœuvres lascives à l'excitation vaginale.

On doit maintenant comprendre le symptôme différentiel que j'établissais plus haut entre l'impuissance produite par la perversion de l'excitabilité *morale* et l'impuissance amenée par la perversion de l'excitabilité *physique*, à savoir : que, dans le premier cas, la chute de l'érection peut arriver entre les doigts du masturbateur, tandis que dans le second elle n'a jamais lieu qu'à l'occasion du coït.

Comme on le voit, ce signe est très important à noter, et bien souvent il a lui seul éclairé mon diagnostic. Je me rappelle un jeune malade dont le succès dans l'onanisme faisait le supplice, car, me disait-il, si j'étais complétement impuissant et incurable, j'en prendrais mon parti et me créerais des compensations ; mais loin de là, j'entre en érection, j'éjacule dans le silence de la masturbation, et ne suis privé que de la volupté du coït, que les plaisirs solitaires me font encore plus vivement désirer.

Qu'elle soit produite par la perversion de l'excitabilité morale, ou qu'elle soit le résultat de la perversion de l'excitabilité physique, l'impuissance qui fait le sujet de ce paragraphe est rarement au-dessus des ressources de l'art, et, si très souvent elle n'était pas compliquée et entretenue par un sentiment de crainte, par l'appréhension d'un échec, elle n'opposerait pas, surtout l'impuissance par perversion de l'excitabilité physique, de grands obstacles à la thérapeutique.

Il faut donc, avant toute chose, rassurer le moral du malade ; ici le rôle du médecin est facile à remplir : on s'attachera à convaincre l'infortuné qu'il n'est point atteint d'impuissance, et on lui en fournira la preuve en lui rappelant les érections dont il est capable et l'éjaculation qu'il produit par l'onanisme. L'impuissant, lui dira-t-on, et c'est là le symptôme radical de sa maladie, est inhabile à l'érection et à l'émission voluptueuse du sperme; si l'érection se produit, n'importe dans quelle circonstance, si l'éjaculation séminale la suit, n'importe par quel procédé, l'impuissance n'existe pas; il peut y avoir des défaillances, des erreurs de la force virile, mais ces erreurs et ces défaillances sont loin d'être l'anéantissement et la mort de cette force.

Ce thème, adroitement développé, produit presque constamment un grand effet sur l'esprit du malade ; il est à la portée des intelligences les moins cultivées et leur semble toujours d'une logique irréprochable.

Mais lorsque ce raisonnement n'a pas amené la conviction que je poursuis, je recours à un artifice qui manque rarement son but : je détermine une excitation génitale passagère, mais assez énergique cependant pour permettre le coït, et je reviens alors, avec beaucoup plus de chances de succès, au raisonnement de tout à l'heure, c'est-à-dire à la comparaison des erreurs de la force virile et de l'impuissance absolue.

Le phosphore et les cantharides sont *ordinairement* les agents dont je me sers pour produire l'excitation passagère dont j'ai besoin; je dis *ordinairement*, parce qu'il est des circonstances où ces deux substances sont essentiellement nuisibles. Dans ces cas, il faut régler ses prescriptions, soit sur l'état général, soit sur l'état local des organes; mais, lorsque rien n'en contre-indique l'emploi, j'ordonne au malade la potion suivante, dont il prend une cuillerée à bouche d'heure en heure, trois ou quatre heures avant le coït.

Éther phosphoré.	450 centigr.
Teinture de cantharides	15 goutt.
Teinture de vanille.	30 —
Teinture de coccinelle	50 —

Extrait de noix vomique . . . . 0,45 centigr.
Sirop simple. . . . . q. s.
Eau distillée. . . . . 325 gram.

Et une heure avant le coït, je fais pratiquer des frictions sur le périnée et à la base de la verge avec la préparation suivante :

Teinture de myrrhe . . . . 6 gram.
Teinture de cantharides . . . . 8 —
Éther phosphoré. . . . . 4 —
Huile volatile de sabine. . . . . .)
Huile volatile de rue. . . . . . . }aa. 4 goutt.
Huile volatile de romarin. . . . .)
Eau vulnéraire. . . . . 30 gram.

Ces deux préparations, qui m'ont rendu de très grands services toutes les fois qu'il s'est agi de déterminer une érection passagère (et les circonstances qui réclament cette indication ne se bornent pas au cas dont il s'agit ici, comme on le verra dans la suite de cet ouvrage), ces deux préparations, dis-je, peuvent et doivent être modifiées selon une foule de particularités individuelles qu'il est impossible de rapporter, et dont le médecin est seul juge.

D'ailleurs, que l'on se borne à faire appel à la raison du malade, ou que l'on ait recours à l'artifice de l'érection passagère, peu importe; la chose capitale est d'agir sur le moral de l'infortuné, et d'éloigner de son âme tout sentiment de crainte, toute appréhension de ne pas réussir.

Ce premier but étant atteint, la médication de l'impuissance sera différente, selon que celle-ci aura son principe dans le moral ou son siége dans les organes génitaux.

Sous le premier point de vue, il sera important de reconnaître si l'excitation génésiaque est détournée au profit d'une faculté ou d'un sentiment autres que la faculté génésique, ou si l'imagination érotique, comme je le disais plus haut, est languissante et allourdie.

Dans le premier cas, on s'attachera à rétablir l'équilibre d'action entre les facultés intellectuelles et morales ; on arrachera le savant à ses méditations, le poëte à ses rêves, l'artiste à ses idéalités ; on éloignera du cœur les joies trop exclusives ou les douleurs trop poignantes.

Ces résultats ne sont pas faciles à atteindre ; on a souvent à lutter contre la volonté des malades, contre leurs habitudes, contre leurs goûts, contre les nécessités de leur position, etc., etc.; ce sont là des obstacles qu'il n'est pas toujours donné de vaincre, et dont la présence, en perpétuant la cause du mal, est à coup sûr un empêchement presque absolu à toute bonne thérapeutique.

C'est à la raison du malade que le médecin devra surtout s'adresser ; il déroulera devant lui le tableau des influences réciproques de la faculté copulatrice et des facultés intellectuelles et morales, et, pour aider l'infortuné à résister à ses habitudes, à ses goûts ou à ses sentiments, il lui prescrira des distractions de toutes sortes : les voyages, les spectacles, les bals, les concerts, des travaux manuels ou des occupations intellectuelles différents de ses travaux et de ses occupations ordinaires.

Souvent ces indications purement morales suffisent au traitement ; mais quelquefois la médication exige davantage et doit porter sur l'organe incitateur même de la faculté génésiaque.

Cet organe, malgré quelques dénégations que j'aurai occasion d'examiner plus loin, est bien réellement le cervelet, et c'est sur lui qu'il est nécessaire d'agir.

Dans les cas ordinaires, c'est-à-dire quand il n'est pas

nécessaire de produire un effet énergique et rapide, on peut se contenter de lotions d'eau froide sur l'occiput, répétées deux ou trois fois par jour ; l'eau froide pourra être remplacée avec quelque avantage par une décoction de plantes aromatiques ; je me sers communément de thym, de romarin, de sauge et de fenouil, que je fais bouillir ensemble et dont je laisse lentement refroidir le produit en macération.

Si ces moyens, continués pendant quelque temps, n'amènent aucun résultat, je fais administrer, d'abord tous les deux jours, puis chaque jour, trois ou quatre douches, soit de vapeurs aromatiques, soit d'air chaud, sur la partie postérieure et inférieure du crâne.

Enfin si l'impuissance persiste, j'applique à la nuque un large vésicatoire sur lequel je dépose chaque jour quelques milligrammes de strychnine ou de brucine.

Habituellement, il ne faut pas prolonger trop longtemps cette dernière médication ; après cinq ou six jours de son emploi, on ferme le vésicatoire, sauf à y revenir plus tard, et l'on reprend soit les lotions froides ou aromatisées, soit les douches.

Il est quelquefois nécessaire de persévérer quelque temps dans l'usage alternatif de ces moyens, surtout si l'impuissance tient à la faiblesse du consensus, c'est-à-dire au peu d'énergie de la faculté génésiaque.

Si ce sont les organes génitaux qui sont indociles à l'excitation vénérienne, en d'autres termes, si l'impuissance dont je m'occupe a sa source dans la perversion de l'excitabilité physique, la médication doit exclusivement porter sur l'appareil génital lui-même.

Cette médication a deux faces, si je puis ainsi dire : l'une hygiénique ou prophylactique, et l'autre réellement active.

La médication prophylactique, en dehors du régime

tonique approprié, est très simple : elle consiste à faire pratiquer sur les parties inférieures du tronc, et deux fois par jour, des lavages froids à grande eau, soit simple, soit additionnée de quelques gouttes d'acétate de plomb (extrait de Saturne), soit aromatisée avec l'eau de Cologne ou tout autre liquide odorant. Je me suis toujours loué de cette pratique, et je le déclare ici d'une manière générale et comme axiome hygiénique du sujet qui m'occupe, l'habitude de pratiquer, chaque matin en se levant, des lotions froides sur les organes génitaux et le périnée, est un excellent moyen, non-seulement de prolonger l'existence de la faculté génératrice, mais encore de prévenir ses défaillances et la mollesse des érections.

La thérapeutique active doit être ordonnée en vue d'un coït prochain : une ou deux heures avant l'acte, on prescrira au malade une friction de dix minutes au moins sur le périnée et à la base de la verge avec une préparation excitante, semblable à celle dont j'ai tout à l'heure donné la formule ; puis, comme excitant génésique, sans parler des baisers et des attouchements lascifs, on dirigera sur les parties génitales des fumigations aromatiques. A cet effet, le malade, assis sur une chaise percée ou sur le bord d'un fauteuil, la ceinture serrée par une couverture qui enveloppe le bassin et les membres inférieurs dépouillés de leurs vêtements, un brasier est placé immédiatement au-dessous des organes génitaux, destiné à réduire en fumée la poudre des agents que l'on projette sur lui. Le calorique qui se dégage du brasier, et les vapeurs chaudes et excitantes qui vont frapper les tissus de l'appareil générateur portent dans celui-ci une excitation assez grande pour affronter l'épreuve du coït, si les conditions qui l'ont produite, c'est-à-dire la chaleur, est fidèlement conservée. Pour cela faire, lorsque

le malade jugera l'érection et l'orgasme vénérien suffisants, il devra, loin de se débarrasser de la couverture qui
le protége, la serrer, au contraire, autour de son corps et
exécuter la copulation dans un lit chauffé à l'avance.

Une certaine hâte doit être apportée, surtout dans les
premiers temps, à l'exécution du coït, car en différant
de le pratiquer, on retomberait dans les oppositions d'excitations que le traitement a précisément pour but de faire
disparaître.

Cependant, à mesure que l'on avance dans la médication,
cette condition devient de moins en moins rigoureuse, et sa
non-observance, suivie de succès, est un heureux symptôme
de guérison.

La thérapeutique active de l'impuissance par perversion
de l'excitabilité physique n'est certainement pas bornée à ce
seul moyen ; elle comporte quelquefois l'emploi de l'électricité, du galvanisme, de tous les excitateurs locaux ; elle
réclame aussi, dans quelques circonstances, l'usage, tant
externe qu'interne, des agents médicamenteux ; mais comme
j'ai longuement parlé plus haut de toutes ces ressources, je
crois inutile d'y revenir ici, d'autant mieux que l'emploi de ces
divers agents ou de ces divers moyens est indiqué plutôt par
des considérations idiosyncrasiques que par des symptômes
spéciaux ; c'est donc au praticien à juger de l'opportunité
des uns à l'exclusion des autres, et non à l'écrivain qui,
semblable au législateur, ne peut ni ne doit prévoir tous
les cas.

§ III. — Impuissance idiopathique par excès d'énergie.

Depui que l'auteur de l'article SATYRIASIS du *Dictionnaire des sciences médicales*, a établi les signes différen-

tiels du priapisme, du satyriasis et de l'érotomanie, on est généralement d'accord pour classer et nommer de la manière suivante les accidents génésiques causés par excès d'énergie : *priapisme*, érection sans désirs vénériens ; *érotomanie*, désirs amoureux sans érection ; enfin *satyriasis*, érections continuelles, désirs immodérés du coït et délire érotique.

Cependant ce cadre n'est pas complet, et l'on est étonné de ne pas y voir figurer une maladie que j'ai observée plusieurs fois, et dont l'existence, empêchant le coït tel que je l'ai caractérisé, c'est-à-dire érection de la verge, accouplement des sexes, plaisir et éjaculation chez l'homme du liquide spermatique, constitue une espèce d'impuissance qui doit, de toute nécessité, trouver ici sa place.

Cette maladie se traduit surtout par l'impossibilité de l'éjaculation séminale, non comme dans le priapisme, mais avec des érections normales et des désirs vénériens ordinaires.

Je donne le nom d'*aspermatisme* à cette sorte d'anaphrodisie.

Au premier abord, on s'étonnera de voir entrer cette infirmité dans le cadre de l'impuissance, alors que sa place paraît être naturellement marquée dans celui de la stérilité.

Sans doute, si je ne m'étais appuyé que sur des déductions théoriques, j'aurais suivi cette voie et je n'aurais pas reculé les limites déjà si étendues de l'anaphrodisie ; mais les faits que j'ai soigneusement interrogés et étudiés m'ont imposé la marche que j'adopte, et j'espère prouver tout à l'heure que cette marche est en effet la seule vraie et la seule scientifique.

L'impuissance idiopathique par excès d'énergie se présentera donc à nous sous les quatre formes suivantes :

1° Érection sans désirs vénériens (*priapisme*);

2° Désirs vénériens sans érection (*érotomanie*);

3° Désirs vénériens et érection sans éjaculation (*aspermatisme*);

4° Désirs vénériens, érection et éjaculation avec délire érotique (*satyriasis*).

Ces quatre états pathologiques ont chacun un groupe de symptômes qui lui est propre, mais tous offrent un caractère commun qui les rattache à l'impuissance, c'est l'absence du plaisir. La volupté est une condition essentielle de la copulation ; c'est la récompense de notre obéissance à la loi de la propagation de l'espèce, et son défaut est une dérogation complète aux prescriptions de la nature. Bien plus, en ne considérant que la fin prochaine du coït, c'est-à-dire en faisant un moment abstraction du but sublime caché sous les délices du rapprochement sexuel, le plaisir n'est-il pas cette fin prochaine, et celui qui ne pourra l'atteindre, soit par l'éloignement des désirs vénériens, comme dans le priapisme, soit par défaut d'éjaculation, comme dans l'aspermatisme, soit par surexcitation physique et morale, comme dans le satyriasis, s'estimera-t-il moins impuissant que celui dont la verge ne peut entrer en érection ? Les uns et les autres sont bien réellement impuissants, car l'impuissance, je ne saurais trop le répéter, n'est autre chose que l'absence d'une ou de plusieurs des conditions nécessaires à un coït normal, et le plaisir, nul n'oserait le contester, constitue une de ces conditions au même titre que l'érection de la verge ou que l'éjaculation du sperme.

Je vais donc passer en revue ces quatre états pathologiques, en faisant surtout ressortir pour chacun d'eux les caractères qui le font rentrer dans le cadre de l'impuissance.

1° PRIAPISME. — L'érection de la verge, dans le priapisme, peut être comparée aux mouvements qu'exécutaient les membres de la grenouille dans l'expérience de Galvani; c'est un corps sans âme, que l'on me passe l'expression, obéissant à une cause anormale et étrangère. L'âme, en effet, représentée dans l'acte de la copulation par l'amour et les désirs, est absente, et l'excitation qui la remplace, par cela même qu'elle ne rentre pas dans les vues de la nature, s'accompagne de douleurs et donne quelquefois naissance à des accidents graves et même mortels.

Les causes de cette surexcitation sont fort diverses : tantôt on les trouve dans l'emploi de certains agents, comme les cantharides; tantôt on les explique par l'existence de certains états pathologiques dont le priapisme est alors un symptôme ou une complication, comme la blennorrhagie, le calcul vésical, les maladies herpétiques, l'hypochondrie, l'épilepsie, le tétanos, etc. ; tantôt elles se rencontrent dans l'usage d'aliments irritants, de boissons alcooliques; tantôt elles découlent de certaines habitudes, comme le coucher sur le dos et dans un lit trop chaud, ou enfin de certains accidents, comme une chute sur le rectum, etc., sans parler, comme étranger à mon sujet, du priapisme si connu des pendus.

Quelquefois le priapisme ne reconnaît aucune de ces causes et constitue alors une maladie essentielle; dans ce cas, des conditions le favorisent, et parmi elles je citerai: le tempérament sanguin, avec prédominance du système hépatique; l'âge adulte et même la vieillesse; les saisons et les climats chauds, quoique Zacutus Lusitanus rapporte l'exemple d'un priapisme occasionné par un froid extrême ; les excitants génésiaques de toutes sortes, tels que spectacles licencieux, lectures obscènes, danses voluptueuses, tableaux lascifs, etc., sans que l'excitation produite soit satisfaite.

Mais de toutes les causes déterminantes ou occasionnelles du priapisme, nulle n'est aussi fréquente et aussi active que l'usage des cantharides à l'intérieur et même leur emploi à l'extérieur.

Au point de vue de l'impuissance, le priapisme offre deux symptômes saillants à noter, ainsi qu'une de ses terminaisons possibles. Les deux symptômes sont : 1° l'absence de désirs vénériens ; 2° l'existence de douleurs plus ou moins vives ; et la terminaison est la gangrène, et par suite la perte de la verge.

A son début, et quand il n'a pas encore atteint un certain degré d'acuité, le priapisme n'est ordinairement pas douloureux ; il fatigue tout au plus le malade et cède le plus souvent à l'action de quelques lotions froides.

Mais lorsque l'affection devient plus intense, soit que cette intensité arrive par degrés, soit qu'elle se montre tout à coup, des symptômes d'excitation générale et d'excitation locale se manifestent ; une sorte de mouvement fébrile se fait sentir ; la soif s'allume, la tête devient douloureuse et le délire même peut surgir ; une anxiété pénible fatigue le malade qui cherche en vain le repos et le sommeil.

Du côté des organes génitaux, la tension de la verge se communique au pubis et au périnée, qui participent souvent à la gangrène qui attaque le membre viril. Quelquefois une éjaculation spermatique se produit, mais cette déplétion, loin de calmer le priapisme, irrite davantage encore la muqueuse de l'urètre dont la sensibilité est extrême ; il n'est pas rare alors d'observer une hémorrhagie urétrale. Tout le monde connaît le fait, rapporté par Cabanis, de cet étudiant en médecine qui, dans un violent accès de jalousie, fut pris pendant plusieurs heures d'un priapisme très douloureux, pendant lequel se produisaient tour à tour des émissions de semence et des pertes de sang presque pur.

Dans d'autres circonstances, les contractions de l'urètre sont si violentes que, non-seulement le sperme ne peut se frayer une issue, mais que les urines elles-mêmes sont complétement arrêtées. On ne saurait, on le comprend, songer au cathétérisme, car la présence d'une sonde augmenterait les accidents au lieu de les calmer; d'ailleurs le cathétérisme est inutile dans beaucoup de cas : à ce degré de priapisme, la sécrétion urinaire est très souvent suspendue; mais lorsqu'elle persiste et que l'émission de son produit peut se faire, l'urine est rouge, boueuse, et laisse au fond du vase un sédiment très abondant.

Un état aussi grave ne peut se prolonger longtemps sans danger, surtout si la cause du priapisme se trouve dans l'usage des cantharides; presque toujours alors la maladie se complique d'une cystite ou d'une entérite très souvent mortelles; même en l'absence de pareilles circonstances, le priapisme peut se terminer par la mort.

Quelquefois la perte de l'organe génital seul est la conséquence de cet état pathologique, et, dans ce cas, le priapisme est le point de départ d'une impuissance absolue et contre laquelle la médecine est entièrement désarmée.

Il est donc de la plus haute importance de prévenir de semblables résultats et de s'opposer par tous les moyens possibles, soit à la mort du malade, soit à la perte de son organe copulateur.

Quand le priapisme arrive graduellement, c'est-à-dire quand les érections deviennent peu à peu plus fréquentes, et cèdent, soit à un changement de température, soit à des lotions froides, on n'a le plus souvent besoin que d'un régime alimentaire approprié, dont les aliments doux, les légumes herbacés et le lait feront la base, ainsi que les boissons rafraîchissantes ou acidules, prises à une basse température. Le lit du malade ne sera ni trop mou ni trop chaud, et le patient aura soin de ne pas coucher sur le dos; à cet effet, on a donné le conseil de couvrir le ventre avec une serviette dont on nouerait les bouts sur le rachis; on comprend que la serviette peut être remplacée par une pelote dure, par un tampon, un morceau de bois, en un mot par tout corps saillant qui blessera le malade dès qu'il essaiera de prendre la position qu'il doit éviter.

Les bains généraux ou les bains de siége à une température de 16, 18 et 20 degrés, l'air pur de la campagne, les distractions en plein air, l'éloignement des excitants vénériens seront prescrits comme hygiène.

La thérapeutique, dans ces cas peu graves, se réduira à quelques émulsions ou juleps camphrés et à des lavements froids ou émollients, ou dans la composition desquels entrera une faible dose de camphre dissous dans un jaune d'œuf. On retirera des avantages marqués de l'usage du lupulin (*partie active du houblon*) dont on a, dans ces derniers temps, constaté l'action spécialement sédative sur les organes génitaux (1) à la dose progressive de 1 à 10 grammes en nature, en teinture et surtout en saccharure. Les opiacés et la ciguë pourront être essayés, mais avec modération dans leur emploi et leur dose, dans la crainte d'augmenter les accidents qu'il s'agit de combattre.

Quand le priapisme se présente avec des caractères plus graves, c'est-à-dire lorsque les érections sont persistantes, douloureuses, et qu'il y a menace de gangrène, il ne faut pas hésiter à pratiquer une saignée, si la constitution du malade le permet, ou à appliquer des sangsues aux lombes.

(1) *Bulletin général de thérapeutique*, 1854, t. XLVII, p. 161.

Le malade sera tenu longtemps dans un bain, et l'on placera sur les organes génitaux des cataplasmes émollients arrosés de laudanum. Dans un cas grave de priapisme, où les accidents les plus terribles étaient à craindre, après avoir vainement employé les saignées, les bains, les préparations camphrées et narcotiques, les lavements émollients et antispasmodiques, je me décidai à pratiquer des mouchetures sur les corps caverneux de la verge ; la déplétion sanguine qui en résulta amena un ramollissement de l'organe et prévint ainsi la gangrène, qui, sans cette circonstance heureuse, eût peut-être été hâtée par les mouchetures mêmes. Je suis loin d'ériger cette opération en principe, mais je crois qu'on en doit user comme ressource extrême, lorsque tous les autres moyens ont échoué et lorsqu'il n'existe encore aucun symptôme de sphacèle.

D'ailleurs le traitement du priapisme sera toujours subordonné à la cause qui l'a produit. Zacutus Lusitanus raconte l'histoire d'un vice-roi des Indes qui, n'ayant pu se débarrasser d'un priapisme qui le tourmentait depuis longtemps, fit usage d'une eau distillée de clous de girofle, préparation essentiellement excitante que ce médecin conseille de remplacer par une eau de fleurs de cannelle des Indes, autre préparation non moins excitante que la première. Il est probable que le priapisme du vice-roi des Indes avait pour cause une faiblesse générale, et il est certain que la thérapeutique ordonnée par Zacutus Lusitanus serait funeste à un adulte dans toute la force de l'âge.

Enfin, si le priapisme tient à une affection dartreuse, s'il reconnaît pour cause un calcul dans la vessie, l'usage des cantharides, etc., on s'attachera à détruire cette cause par les moyens que la médecine et la chirurgie mettent à la disposition du praticien, et dont je n'ai pas à m'occuper ici.

2º ÉROTOMANIE. — L'érotomanie est une névrose de l'intelligence bien plus que des organes génitaux; c'est une perversion de l'imagination poursuivant un objet réel et quelquefois imaginaire; c'est ce qu'on appelle communément l'amour platonique. Rarement le génésique participe à l'exaltation des facultés intellectuelles de l'érotomaniaque, mais rarement aussi son énergie est amoindrie et éteinte. Un de mes amis, condisciple à l'école de médecine, tomba à vingt ans dans une folie amoureuse parfaitement caractérisée: les incitations génitales étaient nulles près de la personne aimée, et toujours, quand je lui demandais ce qu'il ferait de son amante couchée avec lui, il me répondait avec exaltation : Je l'adorerais !

Cette insensibilité génitale ne se produisait qu'à l'occasion de l'objet de son amour, car le malade jouissait de toutes ses facultés viriles, fort énergiques, je vous assure, quand il se trouvait avec une autre femme.

L'érotomanie n'est donc en réalité qu'une impuissance essentiellement relative; elle est bien plutôt du domaine des aliénistes qu'un sujet de cet ouvrage (1); d'ailleurs j'aurai à revenir sur l'influence que l'imagination exerce sur les fonctions copulatrices, et je dirai alors les caractères et le traitement de cette bizarre maladie.

3º ASPERMATISME. — L'aspermatisme est caractérisé par l'impossibilité de l'éjaculation avec une érection normale, contrairement au priapisme, et sans perversion ni exaltation des facultés morales, contrairement à l'érotomanie.

Je dois, ainsi que je m'y suis engagé plus haut, légitimer la place que je donne ici à ce nouveau genre d'impuissance, car si l'émission de la semence n'est pas la source de la

(1) Voyez Esquirol, *Des maladies mentales*. Paris, 1838, t. II, p. 32 et suiv. — Marc, *De la folie*. Paris, 1840, t. II, p. 182 et suiv.

volupté amoureuse, l'aspermatisme doit être mis parmi les causes de la stérilité et non de l'impuissance.

Je vais d'abord rapporter l'observation qui, la première, éveilla dans mon esprit les considérations physiologiques qui me font rattacher la jouissance vénérienne à l'éjaculation de la liqueur séminale.

Un jeune homme de vingt ans, d'une santé parfaite et d'un tempérament sanguin, se présente un jour à ma consultation et me raconte les faits suivants : « J'entre facilement en érection, me dit-il ; mes désirs vénériens sont d'autant plus vifs que je n'ai *jamais éprouvé les jouissances de l'amour ;* l'intromission de la verge dans les organes de la femme se fait sans difficulté et sans douleur ; mais cette intromission obtenue, je ne puis, quelque effort que je fasse, ressentir la volupté dont mes amis m'ont parlé ; après un temps plus ou moins long de tentatives infructueuses, pendant lesquelles j'appelle à mon aide toutes les ressources de mon imagination et toute mon énergie amoureuse, je ploie sous la fatigue, et ma verge, participant à cet abattement de tout mon être, s'affaisse et devient molle sans qu'il m'ait été possible d'obtenir l'éjaculation. »

Dans l'interrogatoire que je fis subir au malade d'après cette première donnée, je recueillis les renseignements suivants : l'éjaculation ne s'était jamais produite à l'état de veille, soit par la masturbation, soit par le coït ; mais elle avait lieu quelquefois pendant le sommeil, tantôt sous l'influence de rêves lascifs, tantôt sans cause connue ; et, ce que ces circonstances étranges présentent de remarquable, c'est que si le malade venait, par un motif ou par un autre, à s'éveiller pendant l'éjaculation, celle-ci s'interrompait instantanément, de telle sorte que le malheureux n'avait pas même une idée confuse du plaisir vénérien.

Ce qu'il éprouvait aux approches de la femme était un sentiment de bien-être, une excitation générale qui n'était pas sans charmes, il est vrai, mais qui n'était pas la jouissance génésique ; tous les hommes aussi éprouvent ce bien-être et cette excitation générale, et s'ils les considèrent comme les doux préludes du plaisir, ils ne les estiment pas comme le plaisir lui-même, et nul ne croirait avoir goûté les voluptés de l'amour, si ces voluptés se réduisaient à ce bien-être et à cette excitation préparatoire.

Cependant, quelques physiologistes, abusant de la langue et de la logique, ont avancé que l'éjaculation séminale n'était pas le plaisir, mais le *signal de la fin du plaisir;* et à cet effet ils citent l'exemple des enfants masturbateurs qui éprouvent du plaisir sans éjaculation. La définition et l'exemple qui l'appuie sont aussi mauvais l'un que l'autre : la définition est aussi irréprochable que si l'on disait de la vie qu'elle est le signal de la mort; quant à l'exemple, il est fort douteux que l'enfant, dans l'onanisme, éprouve le même plaisir que l'homme pendant l'éjaculation, et il est probable que la volupté du premier se réduit à une excitation générale et locale qui n'est ni sans charmes ni sans attraits.

Non, l'éjaculation spermatique n'est pas plus le signal de la fin du plaisir que la vie n'est le signal de la mort. Sans doute, en n'ayant égard qu'aux destinées de ce monde, toute chose, par cela même qu'elle est, doit avoir un terme, de telle sorte que son existence est la preuve même et le signal de sa destruction. Mais ce caractère, inhérent à toute réalité, ne peut servir à aucune de signe distinctif, pas plus à l'éjaculation qu'à l'érection, qui, à ce point de vue, pourrait être définie le signal de la fin de l'orgasme vénérien ; ce qui serait absurde.

L'éjaculation, lorsqu'elle s'accomplit dans les conditions

normales, dans les conditions voulues par la nature, c'est-à-dire par saccadés, pendant l'érection de la verge et après une excitation amoureuse suffisante, n'est peut-être pas le plaisir unique de la copulation, mais elle en constitue, du moins, l'expression la plus haute et là plus vive. Par conséquent, le défaut de l'émission spermatique, en rendant le coït incomplet, crée un genre d'impuissance dont on n'avait jusqu'ici tenu aucun compte, et pour la désignation duquel je me suis vu forcé d'employer le mot nouveau d'*aspermatisme*.

Cependant, des faits à peu près analogues à celui que j'ai mentionné plus haut sont consignés dans la science. Une observation fort curieuse de ce genre est rapportée par Cockburn (1) : « Un noble vénitien, dit ce dernier auteur, épousa, à l'âge où l'amour favorise un homme avec complaisance, une jeune demoiselle très aimable, avec laquelle il se comporta assez vigoureusement ; mais l'essentiel manquait à son bonheur : tout annonçait dans ses transports le moment de l'extase, et le plaisir qu'il croyait goûter s'échappait. L'illusion lui était plus favorable que la réalité, puisque les songes qui succédaient à ses efforts impuissants le réveillaient par des sensations délicieuses, dont les suites n'étaient pas équivoques sur sa capacité. Cet époux malheureux, rassuré sur son état, voulait-il prouver efficacement sa puissance et réaliser ses plaisirs ? Il en procurait sans pouvoir les partager ; en un mot, l'érection la plus forte n'était pas accompagnée de ce jaillissement précieux qui fait connaître toute l'étendue de la volupté. On fit inutilement plusieurs remèdes pour procurer des plaisirs à un homme qui méritait de les connaître et que son amour consumait depuis assez longtemps. On

____

(1) *Essais et observations de médecine d'Édimbourg*. Paris, 1740, t. I, p. 394. — De Lignac, *De l'homme et de la femme*, t. I, p. 242 et suiv.

pria enfin les ambassadeurs, que la république de Venise entretient dans les différentes cours de l'Europe, de vouloir bien consulter les plus fameux médecins des lieux où ils faisaient leur résidence, sur la cause de cette incommodité, aussi bien que sur les moyens dont il fallait se servir pour y remédier. J'attribuai cette impuissance, dit le docteur Cockburn, à la trop grande vigueur de l'érection, qui bouchait le conduit de l'urètre avec tant de force (1) qu'elle ne pouvait être surmontée par les moyens qui obligent la semence à sortir des vésicules séminales; au lieu que cette pression étant moins forte dans les songes, l'évacuation se fait avec plus de liberté. »

La *Gazette de santé*, dans son n° 52, rapporte une observation à peu près semblable, d'après Schevetel; enfin Planque fait mention d'un homme de trente - huit ans, qui se plaignait d'être impuissant, parce que la semence ne pouvait point sortir, quoiqu'il fût souvent en érection. Il passa ainsi une année à se tourmenter, et la nature se fit un chemin à la région épigastrique du côté droit. Là semence passait par trois petits trous, quand cet homme exprimait cette partie; mais il mourut peu après de consomption (2). »

Je ne m'arrête pas, on le comprend, à cette prétendue fistule séminale; l'erreur est trop grossière pour mériter d'être discutée.

Comme on le voit, les faits analogues à celui qui s'est offert à mon observation et que j'ai rapporté, sans être très

(1) Cette explication n'est plus admissible, car on sait au contraire aujourd'hui que l'érection dilate le canal de l'urètre. Il serait plus rationnel d'attribuer cette impossibilité d'éjaculation aux contractions spasmodiques des conduits éjaculateurs.

(2) *Bibliothèque choisie de médecine*, t. VI, art. IMPUISSANCE.

communs dans les annales de la science, étaient suffisants cependant pour attirer l'attention des praticiens, et l'on s'étonne que l'on ait jusqu'ici confondu ce genre d'impuissance avec celui que justifie le priapisme ou que caractérise la non-érection de la verge.

Presque toujours, l'aspermatisme tient à un état spasmodique des conduits éjaculateurs ou de l'urètre; et cette cause doit être acceptée comme la seule vraie dans les cas où, comme chez mon malade et chez le Vénitien dont parle Cockburn, des pollutions ont lieu pendant le sommeil; cette circonstance, qui jeta une si vive lumière dans l'esprit du médecin écossais, ne doit jamais être perdue de vue par le praticien.

L'absence de l'éjaculation peut également tenir à l'oblitération des conduits éjaculateurs, que cette oblitération soit native ou le résultat d'un état morbide. Dans ce cas, aucune émission de sperme n'a lieu, ni pendant le sommeil ni pendant la veille, ainsi que je le dirai plus loin, quand je parlerai de cette cause de stérilité.

L'oblitération des conduits éjaculateurs est une affection rare; elle est ordinairement produite par la matière tuberculeuse ou cancéreuse dont le dépôt peut être limité à ces conduits, mais qui, le plus souvent, se rencontre aussi dans les vésicules séminales et les canaux déférents. Comme on doit le comprendre, ces altérations constituent des infirmités presque toujours au-dessus des ressources de l'art.

Mais il n'en est pas de même de l'état spasmodique des conduits éjaculateurs et de l'urètre; abandonnée à elle-même, cette névrose pourrait disparaître avec l'âge, c'est-à-dire avec la diminution des désirs et de l'orgasme vénérien; mais il est peu de malades qui consentent à attendre une pareille terminaison, et tous, on le comprend sans peine, réclament impérieusement le secours de la médecine.

Quand le sujet est jeune et vigoureux et qu'il n'existe pas chez lui de contre-indications, il faut commencer le traitement par une émission sanguine avec la lancette, ou tout au moins par des sangsues au périnée. La saignée, quand elle est possible, doit être préférée, comme agissant mieux sur l'ensemble de l'innervation, et parce qu'elle laisse libre une place sur laquelle on a à agir, soit par des frictions ou des onctions, soit par des vésicatoires volants, ainsi que je vais le dire.

Après cette émission sanguine, on essaiera tour à tour, au commencement, les narcotiques et les antispasmodiques, tant à l'intérieur qu'à l'extérieur.

A l'intérieur, j'ai retiré, dans le cas que j'ai cité, des avantages réels des pilules suivantes :

Assa fœtida	} āā.	1 gram.
Castoréum		
Extrait gommeux d'opium	} āā.	0,50 centigr.
Extrait de ciguë		
Conserve de roses	q. s.	

On fait avec cette préparation de 15 à 20 pilules, et le malade en prend quatre par jour.

A l'extérieur, des frictions sur le périnée et les lombes avec les opiacés, la ciguë, la belladone, seront prescrites avec succès.

Les mêmes agents et les antispasmodiques, l'assa fœtida surtout, pourront être ordonnés en lavement.

Les bains généraux et les bains de siége devront jouer un grand rôle dans la thérapeutique de l'aspermatisme; leur température variera selon les indications spéciales, depuis 1 degré jusqu'à 30.

Chez les sujets lymphatiques, irritables, les bains de

mer offriront des ressources inespérées, et dans bien des cas ils seront le seul remède au mal.

Ces moyens, secondés par un régime convenable et approprié au tempérament et à la constitution du malade, suffisent d'ordinaire pour triompher de la maladie ; il faut quelquefois en prolonger assez longtemps l'usage et les associer à quelques précautions hygiéniques relatives au coucher, comme, par exemple, la proscription d'un lit trop chaud et trop mou, et d'un sommeil ou d'une paresse trop prolongés.

Enfin, dans les cas où les progrès vers la guérison ne seraient ni assez rapides ni assez sensibles, on pourrait les hâter en employant les opiacés, par la méthode endermique. C'est ce que je fis avec un plein succès sur le malade dont j'ai parlé au début de cet article ; j'appliquai sur le périnée un vésicatoire *non cantharidé*, que je saupoudrai pendant trois jours, matin et soir, avec 4 milligrammes de chlorhydrate de morphine.

4° SATYRIASIS. — Je me dois contenter ici de mentionner le satyriasis, car ce serait étrangement abuser des ressources de la classification, si dans un livre consacré à l'impuissance, je décrivais le type de la luxure et l'idéal de la lubricité.

Sans doute, on conçoit que le satyriasis puisse devenir une cause d'impuissance et que les exploits amoureux qu'il suscite soient suivis de tristes revers ; mais alors sa place est marquée dans un autre cadre : dans celui où il sera question de l'impuissance consécutive. D'ailleurs, le satyriasis, excessivement rare, surtout dans les pays froids et les régions tempérées, est moins une cause d'impuissance que de mort, ainsi que le prouvent les quelques observations que la science possède. Je suis donc autorisé à ne pas faire entrer dans les limites de cet ouvrage une affection que tant de motifs en éloignent.

CHAPITRE III.

IMPUISSANCE SYMPTOMATIQUE.

S'il me fallait rapporter toutes les maladies qui s'accompagnent de la suspension des fonctions génitales, il me faudrait passer en revue le cadre presque tout entier de la pathologie; il n'est pas en effet une affection aiguë qui ne suspende ou les désirs vénériens ou la puissance érectile.

Mais qu'a à faire l'impuissance dans une fièvre typhoïde, dans une pneumonie, dans une fracture, etc., etc.? Ne serait-ce pas tomber dans une exagération ridicule que d'étudier un pareil symptôme parmi ceux qui compromettent si gravement la vie du malade, et de penser à la propagation de l'espèce, alors qu'il s'agit de conserver le propagateur lui-même?

Évidemment une pareille prétention ne peut entrer ni dans mon esprit ni dans le cadre de ce livre.

L'impuissance, en tant que symptôme, suppose l'exercice de la vie de relation et exclut toute menace de mort prochaine; tantôt elle coïncidera avec une maladie véritable, et en sera un des principaux caractères, comme par exemple dans le diabète, les pertes séminales, etc., etc.; tantôt au contraire elle ne marchera avec aucune altération locale ou générale, et sera simplement alors l'attribut d'un état physiologique, comme l'âge, la constitution, etc., etc.

Le cercle que j'ai à parcourir dans ce chapitre se trouve donc naturellement partagé en deux parties bien distinctes :

1º Impuissance symptomatique de certains états physiologiques;

2º Impuissance symptomatique de certains états pathologiques dont la chronicité et la longue durée ne suspendent pas la vie de relation du malade.

C'est dans cet ordre que j'examinerai le sujet de ce chapitre.

1° IMPUISSANCE SYMPTOMATIQUE DE CERTAINS ÉTATS PHYSIOLOGIQUES.

§ I. — Ages.

Je ne puis faire ici que de l'hygiène, de l'hygiène spéciale, si l'on veut, mais rien que de l'hygiène, car il n'est permis à personne, au médecin moins qu'à tout autre, de transgresser les lois de la nature et d'établir des préceptes en dehors de la volonté qui régit notre organisation et règle les phases de notre vie.

L'exercice de la fonction génitale, ai-je dit dans les considérations physiologiques placées en tête de cet ouvrage, n'a lieu qu'à l'époque de la plus grande activité organique, après l'entier développement de l'individu et avant sa décadence. Les deux phases extrêmes de la vie humaine sont donc marquées par le repos des organes de la génération.

Il est impossible de déterminer d'une manière générale les âges précis auxquels la puissance génitale apparaît et s'éteint; il est, sous ce rapport, des prédispositions tenant aux causes les plus diverses, telles que le climat, le tempérament, l'état de maladie ou de santé, l'éducation, les habitudes, etc., etc., prédispositions qui font de chaque individu une espèce d'être à part, et par l'influence desquelles les organes génitaux ont en quelque sorte leurs lois propres d'évolution et de dépérissement.

Si la fonction génératrice n'était dominée que par des causes générales, indépendantes de nous, comme le climat, la constitution et *jusqu'à un certain point* le tempérament, etc., on pourrait préciser d'une manière assez exacte les époques diverses du cercle qu'elle parcourt; malheureusement il n'en est point ainsi, et les modifications les plus profondes que subit son action lui viennent de circonstances changeantes et variables comme chaque individu.

On a dit depuis longtemps qu'il n'existait pas deux êtres humains parfaitement semblables; cette proposition, dont je n'ai pas à discuter la vérité d'une manière générale, est inattaquable, appliquée au sujet qui nous occupe. Sous ce rapport, chacun est son modèle, chacun reste lui, et, plus qu'en toute autre circonstance, on doit recommander ici le *connais-toi toi-même* du philosophe grec.

Aussi, adolescents et vieillards, vous que poussent vers des voluptés défendues et par conséquent pleines de dangers et d'amertume, soit de vagues aspirations vers des délices encore inconnues, soit le souvenir ou le regret de la perte d'un bien pour toujours irréparable, ne regardez jamais autour de vous, ne mettez pas votre ambition à suivre les traces de votre voisin : la mesure de vos forces est en vous et non ailleurs.

Certes les exemples de précocité et de longévité amoureuses ne manquent pas : sous ce rapport, et pour ne parler ici que de notre sexe, saint Jérôme assure qu'un enfant de dix ans fit goûter les plaisirs amoureux à une nourrice avec laquelle il couchait et qu'il finit par la rendre enceinte; Planque rapporte l'histoire de deux enfants qui, à l'âge de quatre ans, avaient les organes génitaux si développés qu'ils pouvaient accomplir l'acte vénérien (1). L'ancien *Journal de médecine* renferme plusieurs observations de ce genre, et entre autres celle qui lui fut communiquée par Fagès de Ca-zelles, et dans laquelle il est dit qu'au mois de juillet 1753,

(1) *Bibliothèque choisie de médecine*, t. I, art. ACCROISSEMENT.

il naquit à Cahors un enfant que l'on put croire en pleine puberté dès l'âge de quatre ans. Les organes de la génération avaient le volume et *exactement* la forme extérieure qu'ils présentent chez un homme de trente ans *bien conformé;* il montrait en même temps un penchant bien décidé pour le sexe, et il aimait, selon les expressions de l'auteur, à se trouver avec les filles *nubiles,* auprès desquelles il manifestait les désirs les plus passionnés. M. le docteur Ruelle (de Cambrai) a observé un fait de puberté non moins précoce sur un petit garçon de trois ans et quatre mois (1).

Les exemples de vieillards dont les forces génitales se conservèrent jusque dans un âge avancé sont encore plus nombreux que ceux d'enfants à virilité précoce. Massinissa, roi de Numidie, engendra Methynnate, au dire de Valère Maxime, après 86 ans ; Wadislas, roi de Pologne, eut deux garçons à l'âge de 90 ans ; enfin tout le monde connaît l'histoire du célèbre Anglais Thomas Parr, qui, à l'âge de cent ans, faisait partager à sa femme, qui en fit l'aveu, toutes les voluptés de la couche conjugale.

Sans doute, les exemples que je viens de rapporter et dont j'aurais pu sans peine augmenter le nombre, constituent des exceptions qu'il est bien rarement permis d'imiter, et prouvent qu'en cette matière il n'y a qu'une différence de plus ou de moins.

Et cela est si vrai que l'on rencontre tous les jours des hommes dans toute la force de l'âge, de 30 à 35 ans, par exemple, plus vieux, plus décrépits, au point de vue de la fonction copulatrice, que certains vieillards de 65 à 70 ans ; et, parce que celui-ci montrera encore quelque valeur conjugale, le premier devra-t-il tourmenter ses organes fatigués ou usés avant l'âge? Non, bien évidemment non, et la science,

(1) *Bulletin de l'Académie de médecine.* Paris, 1843, t. VIII, p. 622.

d'accord ici avec la sagesse, lui prescrira de régler l'exercice de la fonction copulatrice d'après les forces qui lui restent et les désirs qui l'animent.

Jeunes et vieux imprudents, qui voulez courir après des voluptés qui vous fuient, ne demandez ni au libertinage, ni à la médecine une énergie factice et toujours funeste; chaque âge a ses plaisirs, le vôtre ne doit point connaître ceux de l'amour; vous que sollicitent les charmes d'un monde encore inconnu, résistez à ces tentations étranges et nouvelles, et sachez être enfants; la vie s'offrira à vous avec tous ses sourires, et les organes que vous aurez ménagés vous procureront plus tard des voluptés complètes et sans amertume; et vous dont l'imagination a dû se réfugier dans la mémoire, éloignez de votre esprit les souvenirs trop doux et les regrets trop amers; sachez être vieux (1); La Rochefoucault avance que la maxime est difficile à suivre; mais pour adoucir et faciliter votre obéissance à cette loi fatale de notre être, songez que la récompense de votre sacrifice est la conservation et la prolongation de la vie, ce bien suprême, ce don magnifique de Dieu.

On a prétendu, en s'appuyant sur l'exemple du roi David, qu'il était possible de redonner au vieillard les forces perdues en le faisant coucher avec des adultes sains et bien portants de l'un ou de l'autre sexe, et surtout du sexe féminin. A cet effet, Boerhaave raconte qu'un vieux bourgmestre d'Amsterdam, étant tombé dans un épuisement profond, coucha, d'après ses conseils, entre deux jeunes filles, belles et d'une bonne santé, et en retira un si grand avantage que, après quelque temps de ce traitement, la grossesse d'une des deux femmes l'avertit de suspendre la médication, afin de ne pas voir le remède devenir à son

(1) Reveillé Parise, *Traité de la vieillesse*. Paris, 1853.

tour cause de la maladie. Le roi David, pour avoir été moins prudent, paya de sa vie l'usage trop répété du remède, quoique son historien ne l'accuse pas d'être sorti des bornes de la bienséance avec la belle Abisag.

Est-il besoin de rappeler les arguments avec lesquels les anciens auteurs soutenaient une pareille médication? La vie exhalée d'un côté et absorbée de l'autre ! Quelle étrange fontaine de Jouvence ! C'est la fable du vampire élevée à la hauteur de la science. N'est-il pas plus rationnel d'admettre que l'historien du roi David, voulant cacher les désordres de la vieillesse de celui que l'on appelait grand et saint entre tous, inventa cette explication physiologique que l'ignorance accepta d'abord et que la tradition consacra ensuite, sans que le *servum pecus* qui la recevait en héritage ait pris la peine d'en pénétrer le sens véritable. Abisag n'était pas autre chose pour le roi David qu'un médicament aphrodisiaque; les deux jeunes filles dont parle Boerhaave répondaient à la même indication auprès du vieux bourgmestre d'Amsterdam.

Vieillards, fuyez cet aphrodisiaque comme les autres; son action est peut-être plus terrible encore que celle du phosphore ou du geng-seng; n'étreignez pas dans vos bras, sous prétexte d'une absorption imaginaire, de jeunes filles saines et belles, car, plus actif que la robe de Déjanire, leur feu consumerait bientôt vos chairs et tarirait les sources de la vie.

§ II. — Constitution, tempérament.

Je n'entends parler ici ni des constitutions *pathologiques*, si je puis ainsi dire, ni des accidents *inoffensifs* qu'entraînent parfois certains tempéraments, comme l'obésité par exemple, qui survient à la suite du tempérament lymphatique; —

les unes et les autres trouveront ailleurs leur place; —
je ne dois, pour le moment, considérer que les constitutions
et les tempéraments compatibles avec l'état de santé.

Qu'on me permette, en passant, de m'inscrire en faux
contre les physiologistes qui ont fait de la santé un état
type, auquel ils ont assigné des attributs immuables et des
caractères imaginaires. Non, la santé n'est pas un état
absolu; on la trouve sous les formes les plus diverses, et
c'est à son occasion que l'on peut sûrement dire que les
apparences sont trompeuses. Un de mes amis, que sa
constitution frêle et délicate avait tenu éloigné du régime
des colléges, et que ses parents entouraient de soins incessants et constamment dirigés par la meilleure hygiène,
quitte enfin à dix-huit ans la maison paternelle pour aller faire
ses études de droit dans une ville voisine. Les recommandations, comme on le pense bien, ne lui manquèrent pas,
et la sollicitude maternelle épuisa les conseils que lui suggé-
rèrent l'amour, la raison et la science, pour conserver une
existence que le moindre souffle semblait devoir briser. Le
jeune homme, qui voyait luire pour la première fois, comme
il me l'écrivait, *une étoile de liberté au ciel de son lit*, en
fut si ébloui, que sa mémoire perdit le souvenir des craintes
et des recommandations de sa mère. Il se jeta, avec toute
l'ardeur d'un néophyte, dans une vie de débauche et d'orgie.
Ses nuits, quand elles n'étaient pas consacrées au jeu, se
passaient dans des excès de femmes; les bouillons, les
potages, le chocolat, la côtelette, tout le régime si ponc-
tuellement suivi pendant de longues années dans la maison
paternelle, furent abandonnés et remplacés par des repas
dignes de Sardanapale ou de Gamache, et que les vins de
toutes sortes arrosaient de leurs flots écumants.

Pendant trois ans, ces excès de jeu, de femmes et de table

auxquels eût peut-être succombé l'homme doué de l'état type de santé, n'eurent aucune fâcheuse influence sur celui dont l'existence semblait être un prodige de l'art médical et de l'amour d'une mère; depuis quinze ans, au milieu des agitations, des tourments et des plaisirs de la vie, la santé du jeune homme n'a subi aucune atteinte, malgré les apparences toujours trompeuses de sa constitution.

Reconnaissons donc que la santé est un état essentiellement variable, autant dans ses manifestations que dans ses conditions d'existence. Parce qu'un homme aura une moindre vitalité et présentera un développement moins considérable des instruments de la vie que le type ordinaire de ses semblables, devra-t-on en conclure que là n'existe pas la santé? Évidemment non. La santé, je le répète, n'est point un être abstrait, absolu; c'est un résultat, c'est le fruit du jeu normal et régulier des organes; que cette action se produise avec une activité plus ou moins grande, la conséquence n'en sera pas modifiée. Quand un convoi de chemin de fer, qu'on me permette cette comparaison, est lancé sur une voie, que la vitesse soit grande ou petite, le convoi n'en suit pas moins la même direction; il peut y avoir une différence de vitesse, mais la marche est toujours normale. Il en est de même de la santé : que la force vitale soit énergique ou languissante, pourvu que les organes ne soient point altérés, le résultat sera analogue, il n'y aura qu'une différence de plus ou de moins.

Ces considérations purement physiologiques ne sont pas aussi étrangères à mon sujet qu'elles semblent le paraître; car si la santé est compatible avec toutes les nuances de l'organisation harmonique, l'impuissance, état essentiellement pathologique, ne peut coexister avec aucune constitution

et aucun tempérament tels que j'ai déclaré les devoir considérer dans ce paragraphe.

C'est ce que l'expérience prouve en effet.

Aussi je ne crains pas de poser en principe que, en dehors
de tout état maladif, il n'existe aucune constitution et aucun
tempérament capables de produire l'impuissance chez
l'homme.

Qu'on n'accuse pas cette proposition d'être trop absolue,
elle est l'expression exacte de la vérité ; si elle est contraire
à ce que l'on trouve généralement dans les auteurs, je suis
convaincu que ceux-ci sont tombés dans l'erreur pour n'avoir
pas suffisamment séparé ce qui était santé et ce qui était
maladie. Ne serait-ce pas tomber dans une confusion étrange
que de prétendre, par exemple, que l'hystérie, l'épilepsie, etc., sont des attributs d'une constitution délicate ou
d'un tempérament nerveux? Sans doute une constitution
semblable et un tempérament pareil peuvent être des causes
prédisposantes de ces affections, mais à coup sûr l'hystérie et
l'épilepsie sont des états pathologiques parfaitement distincts et indépendants de toute constitution et de tout tempérament.

L'impuissance est dans le même cas : c'est une maladie
et non un attribut ; et en cette qualité, elle reconnaît des
causes déterminantes, occasionnelles et prédisposantes.

Parmi ces dernières, une constitution faible et un tempérament lymphatique occupent le premier rang, et l'on conçoit qu'il n'en peut être différemment, si l'on considère que
c'est au milieu de ces conditions organiques que la vitalité
est la moins grande et les forces plastiques les moins énergiques.

De plus, et comme conséquence forcée de ces pré-
misses, sous l'empire de pareilles circonstances, les désirs

vénériens sont paresseux et la puissance virile languissante.

De tous les faits nombreux de ce genre que j'ai vus, je ne citerai que l'observation d'un avoué de première instance du tribunal de la Seine, qui, jouissant d'une santé parfaite, malgré un tempérament lymphatique *type*, ne s'abandonne aux rapprochements sexuels que tous les deux ou trois mois, avec une érection lente et difficile à se produire. Loin de se plaindre de cette apathie du sens génital, il s'en réjouit, au contraire, et se loue de ne pas subir le joug de passions qui l'entraveraient dans ses affaires et ses plaisirs de prédilection.

Évidemment cet homme, malgré la faiblesse de ses désirs et la difficulté de ses érections, n'est pas impuissant; seulement la fonction génitale participe de la langueur qui frappe toutes les autres fonctions, et cette harmonie qui, sans nul doute, est le palladium de sa santé, serait à coup sûr rompue par des désirs vénériens plus vifs et une énergie génitale plus forte.

Pour conserver cette harmonie, si nécessaire au maintien de la santé, il faut bien se garder d'activer une fonction au détriment des autres; aussi, dans les cas de cette nature, le médecin prudent et sage ne doit point céder aux sollicitations du malade qui, ne se préoccupant que de la faiblesse des organes génitaux, demande une médication excitante et purement locale.

Répondre à ce vœu imprudent serait non-seulement faire de la médecine pitoyable, mais encore s'exposer à jeter le trouble dans un organisme sain.

La modification à produire doit porter sur l'économie tout entière, et tenez pour assuré que l'activité génitale croîtra en proportion directe de l'énergie de la force plastique.

C'est ici que l'on obtiendra un véritable triomphe avec

une hygiène bien ordonnée et secondée par les ferrugineux comme médicament. Un régime alimentaire fortifiant et tonique jouera nécessairement un grand rôle à côté des exercices corporels en plein air et au soleil.

Les organes génitaux n'exigent pas ordinairement des soins spéciaux; ils participent, comme les autres organes, au surcroît de vitalité que le traitement amène, et ce n'est que dans des cas assez rares qu'il est nécessaire d'agir directement sur eux. Dans les circonstances où il est utile d'éveiller et de surexciter le génésique endormi, en dehors du régime et du traitement fortifiants, il faut se garder de recourir à des excitants internes, afin de ne pas déterminer dans les premières voies une inflammation ou même un état d'irritation qui, en annihilant l'action digestive de l'estomac et des intestins, rendrait illusoires et impossibles les principales bases de la médication.

Ce sont les moyens externes et les moyens moraux que le praticien sage appellera à son aide.

Parmi les premiers, il aura à choisir entre les onctions, les fomentations et les frictions pratiquées sur le périnée, les lombes et la base de la verge, avec les substances aromatiques, ou avec les agents dont l'action est excitante. La flagellation, exercée avec modération et comme je l'ai indiqué ailleurs, offrira une ressource précieuse, en appelant vers les régions du bassin un afflux plus considérable de sang. L'électricité, le magnétisme et l'acupuncture, sans être formellement contre-indiqués, seront d'un bien faible secours, car leur action, ainsi que je l'ai dit autre part, est essentiellement excitatrice.

Les moyens moraux doivent, dans cette médication directe, occuper une place importante. Les romans, les bals, les spectacles, les tableaux lascifs, tout ce qui parle à l'imagination, tout ce qui éveille les désirs, tout ce qui s'adresse au sens vénérien, devra être mis à contribution ; la société des femmes, de celles surtout dont les mœurs permettent certaines privautés et certaines libertés de langage, sera conseillée, dans les limites, bien entendu, de la décence et de l'honneur. Cette dernière condition est tout autant une maxime de morale qu'un précepte de médecine, car l'excès dans l'emploi de ces moyens moraux, loin de produire la salutaire excitation que l'on recherche, amène souvent, surtout chez les malades de cette espèce, le dégoût et l'aversion pour les pratiques amoureuses. Le médecin ne saurait donc être trop circonspect dans cette partie de la médication, et, avant de l'ordonner, il devra mesurer, en quelque sorte, l'énergie et la tendance des facultés intellectuelles de son malade.

2° IMPUISSANCE SYMPTOMATIQUE D'UN ÉTAT PATHOLOGIQUE.

§ I. — De la nutrition.

Comme en beaucoup de circonstances, dans la nutrition, au point de vue spécial qui nous occupe, les extrêmes se touchent. L'obésité et le marasme, en prenant ces mots comme expressions de la différence en plus ou en moins de l'assimilation sur la déperdition, quoique présentant des caractères fort opposés, peuvent cependant tous les deux amener l'impuissance.

En raison de ce point de contact de leur histoire, ces deux affections trouvent à côté l'une de l'autre une place dans ce chapitre ; mais, eu égard à la dissemblance de leur physionomie, elles demandent à être séparées et à être étudiées isolément.

C'est ce que je vais faire en conservant, pour bien préciser ma pensée, les mots obésité et marasme.

Obésité. — Quand on songe au tissu graisseux dont les eunuques sont chargés, et à l'embonpoint qu'acquièrent les individus dont le génésique est paresseux ou s'est éteint avant l'âge, on se demande s'il ne conviendrait pas mieux de considérer l'obésité comme un signe de l'impuissance, au lieu d'en faire un état pathologique dont l'anaphrodisie est un symptôme.

Sans doute, cette manière de voir est tout aussi vraie que celle que j'ai adoptée, et toutes les deux s'expliquent par les lois qui régissent les sympathies. Qu'on me permette d'éclairer ma pensée par un exemple commun, et par cela même connu de tous.

A la suite d'une indigestion ou d'une mauvaise disposition de l'estomac, il n'est pas rare de voir survenir un violent mal de tête, une migraine intense ; de même un violent mal de tête, une migraine intense déterminent souvent des nausées, des vomissements, une véritable indigestion. N'est-il pas évident que, conséquemment aux relations intimes qui unissent le cerveau et l'estomac, les maladies de l'un sont tour à tour causes et effets des maladies de l'autre ?

Ces sortes de sympathies, dont la physiologie tient grand compte, et que j'aurai moi-même à examiner dans une autre partie de cet ouvrage, ne sont pas limitées aux organes et aux fonctions normales de l'économie ; elles s'étendent à divers états pathologiques, et ce qui se passe entre l'obésité et l'impuissance en est une preuve certaine.

Ces deux affections, en effet, peuvent être tour à tour cause et effet l'une de l'autre ; et il n'est pas plus rare de voir un obèse impuissant qu'un impuissant pourvu d'un embonpoint considérable.

Ici je ne dois m'occuper de l'obésité qu'en tant qu'elle produit l'anaphrodisie.

L'obésité, il faut bien le reconnaître, n'est pas toujours le résultat d'une nutrition vicieuse; elle est quelquefois due à une prédisposition particulière, à une idiosyncrasie spéciale : dans ce cas, elle est presque constamment accompagnée d'une impuissance, sinon complète, au moins d'une indifférence pour les plaisirs vénériens et d'une paresse des organes génitaux qui touchent de bien près à l'impuissance. Chez les individus atteints de polysarcie naturelle, la verge et les testicules contrastent étrangement, par leur petitesse, avec les formes énormes de toutes les autres parties du corps; ils sont cachés et perdus dans un monceau de graisse, et leur présence est à peine signalée par quelques poils rares et clair-semés.

Dans l'obésité accidentelle, c'est-à-dire dans celle qui apparaît à l'âge moyen, à la suite d'une alimentation copieuse et succulente, d'une vie molle, sans fatigues physiques et sans préoccupations morales, les organes génitaux conservent ordinairement le volume qu'ils présentaient avant l'embonpoint, mais le développement énorme des parties voisines, avec lesquelles on les compare naturellement, les fait paraître plus petits ; quelquefois, il est vrai, les testicules, obéissant à la loi physiologique qui proportionne le volume d'un organe à l'exercice de sa fonction, s'atrophient et rendent alors réelle la diminution des parties génitales externes.

Mais que cette atrophie soit vraie ou fausse, le coït est assez souvent rendu impraticable par le développement considérable de l'abdomen; c'est un obstacle mécanique dont l'homme triomphe quelquefois par la position qu'il prend et qu'il donne à la femme, mais qu'il lui est, quelquefois aussi, impossible de surmonter.

La morale et les bienséances semblent se révolter contre

de pareilles prescriptions médicales, et il me faut, pour les justifier, m'appuyer sur l'autorité de de Lignac : « On peut, dit-il, pour faciliter les époux, permettre la situation qui leur est la plus commode. La religion ne s'y oppose pas, lorsque le but où tendent ces efforts est la multiplication de l'espèce. Il est plus contraire à la sainteté des dogmes de la religion de jouir des plaisirs stériles que de chercher à les rendre féconds par les moyens qu'indiquent la nature et l'instinct à tous les animaux. Je n'entends pas conseiller aux époux ces postures inventées par la débauche et le libertinage le plus effréné, capables de causer la stérilité, bien loin d'y remédier..... Que ces attitudes trompeuses, qui semblent offrir l'image de la volupté aux cœurs corrompus et flétris, restent dans les lieux où l'amour n'a jamais pénétré sans horreur, dans ces lieux où le plaisir est un monstre auquel on sacrifie avec les transports de la fureur ! L'hymen, plus attentif à donner de l'énergie à la volupté qu'à multiplier les sacrifices qui l'appellent, bannit de ses mystères tout ce qui peut effaroucher la pudeur et la décence ; car il en est une, quoi que en disent les cyniques. Toute posture qui tend à écarter de la jouissance les fruits qu'on a lieu d'en espérer, est contraire aux lois naturelles ; et toutes celles qui aplanissent les obstacles qui s'opposent à la conception doivent être admises dans les cas qui les exigent (1). »

Cependant, pour que l'obésité constitue un empêchement absolu au coït, il faut qu'elle ait atteint des proportions considérables, car l'esprit, poussé par le démon de la volupté, a des ressources infinies, et, sous ce rapport, l'homme n'est

---

(1) *De l'homme et de la femme considérés physiquement dans l'état de mariage*, 1777, t. I, p. 292 et 293.

pas inférieur aux autres êtres de la création, dont le poëte a dit :

> Et dans les doux instants de leurs folles ardeurs,
> Les bêtes ne sont pas si bêtes que l'on pense.

Malheureusement l'obstacle mécanique n'est pas la plus grande difficulté à vaincre ; l'obésité détermine une débilité génitale plus ou moins prononcée, et qui peut même aller jusqu'à l'impuissance complète. Les organes copulateurs ne sont pas seuls à subir cette influence : l'enthousiasme vénérien s'affaiblit, les désirs s'éteignent, et l'homme parvenu à cet état n'a plus d'autres passions que celles de la table, et ne rêve d'autre bonheur que celui d'une vie sans agitation, dans la plus parfaite quiétude de l'âme et du corps.

Quelquefois, et ce sont les cas les moins communs, l'aiguillon intérieur ne s'est émoussé qu'incomplétement, et alors l'organe, devenu paresseux, répond faiblement et même ne répond pas du tout à la voix de l'imagination. C'est le cas de ces sybarites qui, voulant avoir toutes les délices à la fois, appellent à leur table somptueuse des femmes sémillantes d'esprit et de beauté, et dont les demi-toilettes, les poses lascives et les propos badins, évoquent une ombre, un pâle fantôme de volupté d'amour.

La durée et la gravité de l'espèce d'impuissance que j'examine ici sont entièrement sous la dépendance de l'obésité qui la produit : si l'obésité tient à une idiosyncrasie, à une prédisposition native, l'impuissance sera à peu près, comme cette sorte d'obésité, incurable. Seulement, si l'anaphrodisie n'est qu'incomplète, c'est-à-dire si les désirs vénériens ne sont que paresseux et l'érection de la verge et l'éjaculation du sperme lents à se produire, on s'adressera avec avantage à la médication excitante tant interne qu'externe, tant générale que locale. L'exercice, la fatigue corporelle même, l'insolation, les bains de mer, ceux d'eaux minérales contenant en dissolution le fer ou ses composés, lutteront tout à la fois contre l'obésité et l'impuissance; les excitants généraux, dont la liste est fort longue, mais parmi lesquels je citerai la cannelle, le fenouil, le galanga, le ginseng, la maniguette, la vanille, etc., se partageront, avec les excitants spéciaux des organes génitaux, tels que l'acide formique, le phosphore, etc., les bases du traitement. On ne négligera point les toniques qui, administrés à propos, rendront des services signalés : les lotions et les ablutions d'eau froide, soit seule, soit chargée de principes aromatiques, seront pratiquées sur le périnée et les organes copulateurs; j'ai quelquefois retiré des avantages d'une décoction de garance prise à la dose d'un petit verre deux fois par jour.

Quand l'obésité est accidentelle, le traitement de l'impuissance se confond avec le traitement de l'obésité elle-même. Celui-ci est aussi variable que les causes qui peuvent donner naissance à la maladie principale; mais on peut dire d'une manière générale, que l'on doit surtout s'attacher à faciliter et à augmenter les excrétions; pour atteindre ce but, la manière de vivre et le régime diététique joueront un grand rôle. On raconte qu'un Hollandais, séduit par la nouvelle de la guérison radicale d'un obèse, obtenue au moyen d'une opération par le chirurgien Rothonet, qui, pour le dire en passant, avait fait ce miracle en enlevant huit livres d'épiploon dans le débridement d'une hernie ventrale, ce Hollandais, dis-je, se rendit à Paris pour se soumettre à la même opération ; heureusement pour lui, un seigneur de sa connaissance se chargea de sa cure et le fit enfermer à la Bastille, d'où, après deux mois passés au régime du pain et de l'eau, le Hollandais sortit trop complétement guéri, à ce qu'il paraît, car il lui fallut suivre un nouveau régime pour réparer la maigreur extrême à laquelle il était réduit.

Quoique la durée et la persistance de l'anaphrodisie soient réglées sur celles de l'obésité, et que dans la plupart des cas, il ne soit pas nécessaire de diriger contre l'impuissance un traitement spécial, il est utile néanmoins de ne pas entièrement abandonner à la nature le soin de réveiller les désirs vénériens et de rappeler la vigueur perdue dans les organes copulateurs; il la faut seconder dans ce but louable, et pour cela faire, on se conformera aux conseils que j'ai donnés plus haut à l'occasion de l'impuissance amenée par l'obésité native, et on recourra aux excitants moraux dont j'ai parlés dans le paragraphe relatif aux tempéraments.

AMAIGRISSEMENT. — Les causes de l'amaigrissement sont encore plus nombreuses que celles de l'obésité; mais quelle que soit la nature de ces causes, l'amaigrissement qui en résulte est toujours caractérisé par une perturbation dans les facultés assimilatrices et réparatrices, perturbation qui amène progressivement, mais continuellement, une déperdition de substance.

C'est à ce titre que l'amaigrissement trouve ici sa place : mais, par cela même que je ne l'accueille qu'en vertu d'un de ses caractères les plus généraux, je ne dois présenter sur lui que des considérations générales, car j'aurai à l'examiner plus d'une fois et d'une manière plus spéciale sous les noms de *marasme, consomption*, etc., quand il se trouvera lié à certains états pathologiques, tels que le diabète, la spermatorrhée, etc, qui solliciteront particulièrement mon attention.

Le marasme, qui est le dernier degré de l'amaigrissement, n'exerce pas toujours, abstraction faite de la cause qui le produit, la même influence sur les organes génitaux : tandis que le marasme du *tabes dorsalis* s'accompagne d'une impuissance à peu près complète, la consomption de la phthisie pulmonaire, au contraire, se montre communément avec des désirs vénériens intenses et la faculté de les satisfaire.

On cherche vainement l'explication de ces faits étranges, et le système nerveux, que la science aux abois a l'habitude d'appeler à son aide, est incapable, quelque théorie que l'on adopte, de nous rendre suffisamment raison de ce phénomène.

Cependant, ne donnons pas à ce fait un caractère de généralité, et sachons renfermer dans les limites de l'exception l'influence excitatrice exercée sur le sens génital par la consomption tuberculeuse : la règle, acceptée par la théorie et reconnue par l'expérience, veut que le marasme, par cela même qu'il attaque les sources de la vie dans les fonctions plastiques de l'économie, frappe de débilité et de mort toutes les parties de l'organisme, sans même en excepter les facultés les plus nobles de notre être, les facultés de l'âme et celles de l'esprit.

En dehors d'une de ces exceptions étranges dont la nature garde le secret comme pour nous rappeler sans cesse l'infériorité de notre intelligence et la vanité de notre ambition, on comprendrait difficilement comment, au milieu du trouble profond, de la désorganisation générale dont toute l'économie est frappée par le marasme, on comprendrait difficilement, dis-je, comment une seule fonction, la plus délicate, la plus capricieuse de toutes, resterait intacte et complète. Ce problème heureusement n'a point été posé à l'investigation de la science, et les faits, en tenant toujours compte de l'exception, nous avertissent que le sens génital et l'appareil copulateur participent au dépérissement général, et suivent dans leur marche descendante toutes les autres fonctions de l'organisme.

Avec la flétrissure de la verge et l'atrophie des testicules, les désirs vénériens s'éteignent et l'imagination s'affaiblit. Vainement vous tenterez le malade par les images les plus lascives, par les discours les plus badins ; comme ceux dont parle l'Écriture, il a des yeux pour ne pas voir, et des oreilles pour ne pas entendre ; si l'âge lui permet des souvenirs, sa mémoire oublieuse ne lui retrace plus le tableau des voluptés passées, et son imagination décolorée ne rêve plus de ce monde si plein d'extases et de délices. A moitié descendu dans la tombe, peut-il donner à autrui la vie qui lui échappe ? les forces qui lui restent, ne les doit-il pas consacrer à sa conservation propre ? La nature, plus prévoyante que nous, l'a voulu ainsi, et le marasme, en glaçant notre imagination, nous montre sa sollicitude même au milieu des maux dont elle nous accable.

Le marasme est ordinairement incurable, et la médecine n'est pas appelée à combattre l'impuissance qui l'accompagne.

Mais l'amaigrissement n'arrivera pas toujours à cette limite extrême, et alors l'art peut intervenir avec des chances de succès.

Avant toute chose, il faut rechercher la cause de l'amaigrissement et la combattre. Le nombre des causes qui peuvent amener cet état est, je le répète, fort considérable ; je n'ai pas ici à en faire l'énumération, que l'on trouvera dans les ouvrages généraux de pathologie ; mais, je le redis encore, le traitement de l'impuissance ne devra venir qu'après l'éloignement de la cause, et se confondra en beaucoup de points avec celui de l'amaigrissement. Ces rapports se rencontreront dans le régime qui, après la médication spécialement relative à la cause première du mal, est un des points les plus importants dans la thérapeutique de cette sorte d'impuissance.

Les substances que les anciens appelaient *analeptiques* joueront ici un grand rôle : parmi celles-ci, les unes sont nourrissantes et les autres toniques et stimulantes ; c'est par les premières qu'il faut ordinairement commencer. On prescrira les bouillons de coq, de vieille perdrix, de chapon, de poule, légèrement aromatisés avec la cannelle ; le chocolat, le riz, le salep, le sagou, préparés au jus de bœuf ; le mouton et la volaille rôtis ; quelquefois, selon l'état ou les dispositions de l'estomac, on se trouvera bien de l'usage du lait pur ou coupé avec le lichen d'Islande, car le meilleur analeptique n'est pas celui qui contient le plus de parties nutritives, mais bien celui qui est le plus facilement assimilable.

Il est nécessaire que ce régime diététique soit secondé par l'habitation à la campagne, la quiétude complète de l'âme, un exercice modéré, les promenades à cheval, et par un sommeil long et tranquille.

Lorsque, sous l'empire d'une semblable hygiène, les chairs auront repris tout à la fois plus de volume et plus de ton, lorsque les forces générales auront retrouvé quelque énergie, il conviendra de passer aux toniques et aux stimulants généraux et locaux.

Le régime alimentaire sera à peu près le même que celui que je viens d'indiquer ; seulement, on donnera la préférence aux viandes noires et rôties, comme bœuf, gibier, etc. ; les truffes et les légumes frais en feront également partie, ainsi que les vins généreux, surtout ceux du Midi.

Quant à la médication proprement dite, les agents que l'on peut appeler à son aide sont très nombreux, depuis l'élixir de Garus jusqu'au fer et au phosphore. Mais il faut se garder de précipiter sa marche et d'arriver trop tôt aux agents les plus énergiques. Il importe, avant tout, de ménager les voies digestives dont l'inflammation ramènerait tout à la fois l'abattement général et l'atonie des organes génitaux ; le médecin réglera donc sa conduite d'après l'état des premières voies, et agira avec toute la circonspection que la science lui impose en pareil cas.

Quant à l'impuissance, elle n'exige pas un traitement spécial. La débilité des organes de la génération étant liée intimement à la débilité générale, ou plutôt la première n'étant pas autre chose qu'une manifestation de la seconde, disparaîtra avec celle-ci.

Cependant il est quelquefois utile d'agir simultanément sur les organes génitaux, afin de hâter leur retour sous les lois de la vitalité normale. On donnera la préférence aux agents dont l'application est externe, puisque j'ai déjà dit que dans la médication générale et interne pouvaient entrer tous les stimulants tant généraux que spéciaux. Les frictions sèches ou toniques et aromatiques; pratiquées sur les lombes, les lotions froides avec les décoctions de quinquina ou de cascarille sur le périnée et les organes copulateurs; les embrocations sur les mêmes parties avec l'huile cantharidée ou l'éther phosphoré, sont, avec les bains de mer, les bains de rivière et ceux d'eaux minérales tenant en dissolution le soufre ou le fer, les moyens dont on retirera le plus d'avantages.

§ II. — De la circulation.

C'est ici le cadre de ces maladies diverses, connues sous le nom générique de *fièvres*, et dont les dénominations spéciales ont varié avec chaque nosologiste; mais qu'on les appelle, avec les anciens, fièvre muqueuse, fièvre bilieuse, fièvre maligne, fièvre putride, etc., ou qu'on les désigne avec les modernes sous le nom commun de fièvre typhoïde, leur étude, au point de vue spécial de l'impuissance, ne saurait entrer dans mon sujet.

L'homme, comme d'ailleurs tous les êtres organisés, n'a, aux yeux de la nature, d'autre mission en recevant la vie que celle de perpétuer son espèce; mais cette mission n'est réalisable que tout autant que l'individu n'est pas menacé dans son existence propre, et qu'il peut communiquer la vie à autrui sans que la sienne soit *prochainement* en danger.

Cette condition ne se rencontre pas dans l'état pathologique connu sous le nom de *fièvre*.

Aussi pas plus qu'ailleurs, la nature, sous ce rapport, ne s'est montrée marâtre envers nous.

Dans toutes les maladies aiguës, quelle qu'en soit d'ailleurs la cause, l'inaction et le silence ont été imposés aux organes et au sens vénériens. Comme dans un pays envahi par l'ennemi et dont tous les corps d'armée abandonnent leurs retranchements et leurs garnisons pour se porter sur le point menacé, on dirait que les forces vitales délaissent les appareils où leur action peut sans péril être momentanément suspendue, afin d'opposer une résistance plus énergique au mal qui se présente.

Aussi l'impuissance, dans ces états pathologiques, est-elle un de ces symptômes qu'il serait dangereux de combattre; et il n'est venu à l'esprit de personne, que je sache, de songer à sauvegarder la vie de propagation pendant le coma d'un fièvre typhoïde ou les accès d'une fièvre intermittente pernicieuse.

Je ne m'arrêterai donc pas davantage à une impuissance fatale et salutaire, je pourrai même dire naturelle, mais non physiologique, et j'aborderai la seule maladie de la circulation, qui, sans menacer *immédiatement* la vie de l'individu, offre quelquefois l'impuissance comme un de ses symptômes. Cette maladie est la chlorose.

CHLOROSE. — Il n'est plus aujourd'hui personne qui soutienne, avec Hoffmann, que la chlorose est une maladie spéciale aux femmes ; les observations publiées par Copeland (1), Roche (2), Désormaux (3) et Tanquerel des Planches (4), J. Uzac (5), confirmées tous les jours par des observations nouvelles, ne laissent aucun doute sur la réalité de cette affection chez les hommes.

Je ne viens pas grossir le nombre des faits confirmatifs de cette opinion ; je veux seulement réparer un oubli qui s'est glissé dans l'histoire de la chlorose de l'homme, et que la connaissance que nous avons de celle de la femme aurait dû cependant prévenir.

Je veux parler de l'état de l'orgasme vénérien.

Est-il besoin de rappeler que la chlorose a toujours, chez les personnes du sexe, un retentissement plus ou moins profond sur les fonctions de l'appareil génital, à ce point que quelques auteurs, prenant l'exception pour la règle, mais voulant consacrer par une désignation spéciale l'influence exercée par la maladie sur la fonction génératrice, l'appellent *fièvre amoureuse, fièvre d'amour?*

Ces circonstances, qui m'avaient depuis longtemps frappé, me firent soupçonner la même influence chez l'homme, et mes investigations, dirigées vers ce but, ne tardèrent pas à me convaincre de la réalité de ma supposition.

(1) *Dict. of Pract. med.*, t. I, p. 87.
(2) *Nouveaux éléments de pathologie*, Paris, 1844, t. II, p. 389.
(3) *Répertoire général des sciences médicales*, art. CHLOROSE.
(4) *Presse médicale*, n° 54, juillet 1837, p. 425.
(5) *De la chlorose chez l'homme*, Paris, 1853.

Un des faits les plus saillants qui s'offrirent à moi fut le suivant :

Un jeune homme de vingt-cinq ans, maigre, pâle, aux mouvements et à la parole lents, aux cheveux châtain clair, originaire de Pologne, et alors instituteur dans une maison particulière, se présente à ma consultation comme atteint d'impuissance.

Il accuse depuis longtemps des troubles du côté des voies digestives, et ces troubles ont pris une telle intensité que toute digestion est devenue presque impossible ; la constipation est permanente, mais il n'existe de douleurs ni au ventre ni à l'estomac.

Les fonctions de l'innervation sont encore plus affectées : la sensibilité physique est devenue tellement exquise que le moindre changement de température, que le plus petit bruit, le plus léger frottement l'affectent d'une manière pénible ; la sensibilité morale n'est pas plus sauvegardée, car le malade ne peut lire sans pleurer et sans être profondément ému, je ne dis pas un roman, mais les nouvelles diverses enregistrées par les journaux ; le sommeil est nul et l'opium est impuissant à le rappeler.

Au milieu de ces désordres, les facultés intellectuelles ne sont pas restées intactes, et le malade est atteint d'une hypochondrie profonde qui le pousse incessamment vers le suicide.

A ce cortége si connu des symptômes de la chlorose, auquel il faut ajouter la décoloration de la peau et la flaccidité des chairs, il manquait un signe dont la présence n'est pas d'une absolue nécessité pour caractériser l'affection, mais dont je devais tenir compte dans mon diagnostic.

Je veux parler du bruit de souffle signalé dans quelques artères, et surtout dans les carotides.

Hors ce signe, rien ne manquait au tableau ordinaire de la chlorose.

Les organes génitaux ne présentaient extérieurement rien de particulier. La verge et les testicules avaient leur volume ordinaire, et la peau du scrotum se contractait encore sous l'impression du froid ou de la main.

Les désirs vénériens étaient absents, et les plaisirs de l'amour inspiraient même, je ne dirai pas du dégoût, mais une indifférence bien proche de la répulsion.

Les érections étaient nulles, quelle que fût la nature des excitations appelées à les provoquer. A des intervalles assez éloignés, et sans influence de rêves lascifs ou de pensées amoureuses, des éjaculations se produisaient pendant la nuit, tantôt à l'état de veille, tantôt pendant le sommeil, occasionnant une certaine volupté, mais laissant après elles une lassitude générale dont le malade se ressentait plusieurs jours de suite.

Tous ces accidents du côté de l'appareil génital étaient contemporains de ceux qui m'avaient été signalés du côté des voies digestives et de l'innervation. Avant leur arrivée, la fonction génitale s'accomplissait, sinon avec énergie, du moins avec régularité et sans inspirer aucune crainte.

En présence de tous ces faits, je ne pus douter que j'avais affaire à une impuissance symptomatique de la chlorose.

Le traitement devait être la pierre de touche de ce diagnostic.

Il le fut en effet, et ne me laissa aucun doute sur la vérité de mon jugement : le quinquina d'abord, à cause de l'état du tube digestif, et les ferrugineux ensuite, associés au régime approprié à la chlorose et à l'habitation de la campagne, eurent raison, dans moins de huit mois, de tous les phénomènes morbides, tant physiques que moraux.

Les organes génitaux ne furent l'objet d'aucune thérapeutique spéciale ; sous l'influence du traitement général de la chlorose, ils reprirent peu à peu leur énergie perdue, et les désirs vénériens reparurent au fur et à mesure que la mélancolie et les idées de suicide s'affaiblissaient.

Depuis deux ans à peu près, la guérison ne s'est pas démentie, et le malade, que je vois de temps en temps, jouit de l'intégrité parfaite de toutes ses fonctions.

Deux autres faits analogues d'impuissance, mais avec des caractères moins tranchés du côté des fonctions générales, également traités et guéris par les ferrugineux et le régime tonique, prouvent que la chlorose chez l'homme exerce sur les organes génitaux, comme chez la femme, une influence bien marquée, et que cette influence est identique dans les deux sexes, non-seulement sur les désirs vénériens qu'elle glace, mais encore sur les organes génitaux qu'elle frappe, chez l'un d'impuissance et chez l'autre de frigidité. Comment se fait-il donc que jusqu'à présent les rapports qui unissent l'impuissance et la chlorose dans notre sexe aient été passés sous silence, et que les désordres de la fonction génitale chez la femme n'aient pas provoqué l'examen de la même fonction chez l'homme? Le peu de fréquence de la chlorose chez ce dernier, et les opinions diverses que l'on a émises sur la nature de la maladie sont peut-être la cause de cet oubli des observateurs.

Je ne sais si la chlorose syphilitique décrite par M. Ricord peut, comme la chlorose ordinaire, s'accompagner d'impuissance. Je n'ai pas eu occasion d'observer cette variété de la maladie.

Quoi qu'il en soit, l'histoire de l'impuissance dont il est ici question se confond tellement avec celle de la chlorose, que l'étiologie, le pronostic et le traitement de l'une sont identiquement les mêmes que l'étiologie, le pronostic et le traitement de l'autre.

§ III. De l'innervation.

Les altérations de l'innervation se partagent en deux grandes classes : 1º celles qui sont liées à une lésion matérielle des organes, et qui ont, si je puis ainsi dire, une anatomie pathologique ; 2º celles qui ne laissent après elles aucune trace dans les organes, et que l'on désigne généralement sous le nom de *névroses*.

Les altérations organiques du système nerveux qui jettent le trouble dans l'innervation génitale, sensibilité et motilité, peuvent exister, soit dans les centres nerveux, cerveau et moelle épinière, soit sur le trajet des nerfs conducteurs, soit sur les nerfs eux-mêmes de l'appareil copulateur.

(Je renverrai cette dernière catégorie au chapitre consacré aux maladies des organes génitaux, ainsi que je l'ai déjà fait à l'occasion de la nutrition et de la circulation, afin de pouvoir embrasser, dans un seul coup d'œil, le tableau complet des maladies locales qui entraînent l'impuissance.)

A côté des troubles de l'innervation, qui se traduisent et s'expliquent par des altérations matérielles des organes, il en est d'autres sur lesquels ne jette aucun jour l'examen nécroscopique, et dont quelques-uns ont une influence bien manifeste sur le sens génital.

Je veux parler des névroses.

Les névroses se partagent en deux grandes classes, selon qu'elles affectent plus spécialement ou l'innervation organique ou l'innervation intellectuelle, si je puis ainsi dire.

Ainsi, en récapitulant toutes les divisions que je viens d'admettre, j'aurai à examiner :

1.° Les troubles de l'innervation avec altérations anatomiques, qui comprendront, selon le siége de ces altérations :

a. Maladies des centres nerveux ;

b. Maladies des nerfs intermédiaires des centres nerveux et de l'appareil génital lui-même.

2° Les troubles de l'innervation sans altérations anatomiques, qui comprendront :

a. Les névroses organiques ;

b. Les névroses intellectuelles.

C'est dans cet ordre que je vais envisager ce cadre si vaste.

1° Troubles de l'innervation avec altérations anatomiques.

a. Maladies des centres nerveux. — Pour répondre à toutes les données de ce programme, il faudrait passer en revue la pathologie entière du cerveau, de la moelle et de leurs enveloppes, car il n'est pas une seule des affections de ces organes qui ne puisse agir et qui n'agisse en effet sur le sens et l'appareil de la génération.

Mais si, comme je l'ai fait pour la circulation, j'éloigne de mon cadre les maladies qui, par leur acuité et leur rapidité, menacent prochainement la vie de l'individu, et parmi lesquelles se trouvent la grande famille des phlegmasies, les hémorrhagies, etc., il ne reste plus que quelques affections dont les unes, comme l'hydrocéphale chronique, le ramollissement du cerveau, etc., appartiennent d'ordinaire à des âges où l'appareil vénérien n'a pas encore commencé ou a déjà fini son rôle, et dont les autres, comme le cancer, les tubercules, les hydatides du cerveau ou de la moelle, et les altérations diverses des méninges cérébrales ou rachidiennes, n'offrent partout dans leur histoire que des contradictions et des doutes.

Cependant on peut dire d'une manière générale, en s'appuyant sur les lois mêmes de l'innervation, que toutes les maladies des centres nerveux, quelle qu'en soit d'ailleurs la nature, ont un retentissement quelconque sur la fonction génitale, soit en abolissant ou pervertissant l'intelligence, et par suite les désirs vénériens, soit en agissant directement *d'une manière ou d'une autre* sur les organes génitaux eux-mêmes, car cette action est loin d'être toujours débilitante, puisque M. Serres a noté l'érection du pénis six fois sur onze cas d'hémorrhagie cérébelleuse.

Mais si le cadre de cet ouvrage ne me permet pas d'aborder la description de chacune de ces maladies, je dois les signaler à l'attention du médecin comme un point de départ très fréquent de l'impuissance.

Evidemment, je ne parle pas ici de ces affections aiguës, la méningite, l'apoplexie, la cérébrite, la myélite, etc., qui arrachent celui qu'elles frappent à ses attributs, à ses besoins, à ses facultés, en un mot à sa mission sur cette terre; mais de ces maladies à marche lente et quelquefois tortueuse qui, tout en apportant à l'organisme un germe de mort, respectent longtemps encore les sources de la vie: parmi elles sont les tumeurs de toute nature, exostose intra-crânienne ou intravertébrale, productions morbides, dégénérescences, etc., etc., en un mot toutes les affections qui amènent une altération lente et progressive des centres nerveux.

La possibilité d'une de ces affections dont le début est bien souvent insidieux, devra toujours être présente à l'esprit du médecin et avoir sa place dans l'étiologie de l'impuissance; il suffit que l'attention soit éveillée sur ce point, car aussitôt des symptômes tels que fourmillements dans les membres inférieurs, fatigue rapide, constipation, etc., dont le malade ne tient encore aucun compte, tant ils sont légers et fugitifs, prennent, aux yeux du médecin averti, une importance et une gravité faciles à comprendre. Que de malheureux eussent été sans doute conservés, si les premiers signes de leur mal avaient pu être appréciés à leur juste valeur ! Je le répète donc, car je ne saurais trop insister sur ce point, toutes les fois que l'origine d'une impuissance sera difficile à saisir, que sa source, comme il n'arrive que trop souvent, se perdra dans des méandres inextricables, qu'on interroge avec soin l'innervation générale, et qu'on ne l'abandonne qu'après avoir minutieusement exploré l'intelligence, la sensibilité et la motilité.

Que l'organe copulateur, par suite d'une affection des centres nerveux, soit frappé d'asthénie ou de paralysie, le résultat est le même, l'érection est impossible (1); que l'altération porte sur la sensibilité ou sur la motilité, le traitement de l'impuissance n'en subit aucune modification, ou plutôt ce traitement est nul, toute l'attention du médecin et toutes les ressources de l'art devant s'adresser à la maladie mère, à l'affection des centres nerveux, source de tous les désordres.

Il n'en est pas ainsi lorsque, l'affection des centres nerveux ayant disparu, l'impuissance persiste. Il est alors nécessaire de recourir à un traitement spécial que j'exposerai dans le chapitre suivant, alors qu'il sera question de l'impuissance consécutive.

b. Maladies des nerfs intermédiaires des centres ner-

______

(1) Voyez le mécanisme de l'érection dans les considérations physiologiques placées en tête de cet ouvrage, page 28.

veux et de l'appareil copulateur. — Les maladies des nerfs intermédiaires qui peuvent amener la paralysie de la verge sont de deux sortes : 1° celles dont la cause est appréciable et saisissable, comme la compression, la dégénérescence, la section du nerf; 2° celles dont la cause est entièrement vitale.

La paralysie symptomatique des affections du premier groupe est facile à comprendre, elle porte en quelque sorte son explication avec elle. Mais il n'en est pas de même de la paralysie sans lésion anatomique, sans excuse mécanique, si je puis ainsi dire, dont il n'est cependant pas possible de contester l'existence, car on sait que l'hystérie peut amener la paralysie de quelques muscles seulement ; que dans certaines intoxications saturnines, le nerf radial est frappé d'immobilité, et que des faits de paralysies de la vessie et du rectum ont été recueillis, sans qu'il ait été possible de les rattacher à une lésion matérielle quelconque.

C'est là une espèce de névrose que, pour la logique de mes divisions, j'ai dû considérer à part, mais qui, dans l'application de la science, se confond avec là névrose génitale elle-même, tant au point de vue de la séméiotique que sous le rapport du traitement.

Je renvoie donc le lecteur au chapitre que j'ai consacré précédemment à l'impuissance idiopathique, et je reviens ici aux affections des nerfs intermédiaires, avec lésions anatomiques et produisant la paralysie de l'organe copulateur.

Ces affections présentent toutes un caractère commun : celui d'empêcher la libre circulation du fluide nerveux, en d'autres termes, et pour ne pas tomber dans les abstractions métaphysiques, elles sont constituées par un arrêt de communication sur un des points du trajet des nerfs entre les centres nerveux et l'appareil génital.

L'obstacle qui intercepte ainsi la communication peut être de diverse nature : tantôt c'est un organe voisin du nerf, déplacé ou hypertrophié; tantôt c'est une tumeur développée dans le voisinage du nerf ou dans le névrilème lui-même; tantôt c'est une dégénérescence du nerf; tantôt enfin c'est la section même du filet nerveux.

Si l'on réfléchit à la position qu'occupe dans le bassin le plexus sacré d'où émanent les nerfs principaux qui vont animer l'organe copulateur, on comprendra la difficulté, je dirai même l'impossibilité de constater sur le vivant, et d'une manière directe, les lésions que je viens de signaler.

Les symptômes pathogéniques sont des guides moins incertains, mais ils ne sont pas tellement distincts des signes que présentent les affections des centres nerveux qu'on leur doive accorder une pleine confiance. N'est-il pas vrai, en effet, que l'hémiplégie, que la paralysie générale n'accompagnent pas toujours les lésions du cerveau et de la moelle, et que, de leur côté, ces lésions se traduisent quelquefois aussi par de simples paralysies partielles? S'il en est ainsi, et la science nous en pourrait fournir de nombreux exemples, comment distinguer les paralysies partielles dues aux lésions des centres, des paralysies partielles déterminées par les lésions des nerfs intermédiaires?

Notre art, il faut le reconnaître, laisse beaucoup à désirer sous ce rapport, et notre ignorance est ici d'autant plus regrettable que, en l'absence d'un diagnostic certain, on peut adresser à la moelle, par exemple, une médication dont elle n'a que faire.

Au point de vue tout spécial de l'impuissance, l'absence d'un diagnostic différentiel certain est également une chose fâcheuse, car le traitement de la paralysie génitale se confondant avec celui de la maladie qui la produit, peut s'égarer dans des indications contraires ou, tout au moins, douteuses.

2º *Troubles de l'innervation sans lésions anatomiques.*

a. Névroses organiques. — Sans parler des névroses de l'intelligence sur lesquelles tout le monde est à peu près d'accord, de nombreuses classifications ont été proposées pour les névroses organiques. Je ne dois point ici discuter la valeur de tous ces travaux, et, sans prendre parti pour aucun d'eux, j'estime qu'en considérant le rôle bien distinct que jouent la sensibilité et la motilité dans la vie de relation et dans la vie de nutrition, on peut établir, en ne tenant aucun compte des névroses symptomatiques et sympathiques, quatre grandes classes qui seront :

1° *Névroses de la sensibilité de la vie de relation :* ou elles sont spéciales aux sens, comme la berlue, la diplopie, etc., pour la vue; le tintouin, la paracousie, etc., pour l'ouïe, etc.; ou elles sont générales, comme toutes les névralgies.

2° *Névroses de la motilité de la vie de relation :* l'épilepsie, l'éclampsie, la catalepsie, les convulsions essentielles, le tétanos, la chorée et la paralysie.

3° *Névroses de la sensibilité de la vie de nutrition :* la gastralgie, la cardialgie, l'hystéralgie et en général toutes les viscéralgies.

4° *Névroses de la motilité de la vie de nutrition :* aphonie, spasme du larynx, coqueluche, asthme, angine de poitrine, palpitation, syncope, spasme œsophagien, vomissements nerveux et diarrhée.

Ce n'est pas un vain amour des classifications qui m'a

conduit à faire l'énumération que l'on vient de lire; j'ai voulu, dans l'intention d'économiser l'espace et le temps, que l'on saisît dans un seul coup d'œil l'ensemble des névroses organiques, afin qu'on s'assurât combien peu l'impuissance a de relations avec elles.

Sans doute les secousses, surtout quand elles sont souvent répétées, imprimées au système nerveux par l'épilepsie, la catalepsie, l'hystérie, etc., peuvent amener, après un temps plus ou moins long, un affaiblissement général dont l'innervation génitale aura sa part, ainsi qu'il arrive quelquefois pour l'ouïe, la vue, le goût, etc., etc.; mais alors l'impuissance (1) n'est plus symptomatique; elle est le résultat plus ou moins éloigné d'un état morbide qui bien souvent même a cessé d'exister, et, dans ce cas, je la dois distraire de ce chapitre et en réserver l'étude pour celui que je consacre à l'impuissance consécutive.

b. Névroses de l'intelligence ou vésanies. — Les principes les plus simples de la physiologie indiquent d'avance les rapports intimes qui doivent exister et qui existent réellement entre les troubles de la fonction génératrice et les désordres de l'intelligence. Seulement, quand on pénètre dans l'étude de ces troubles et de ces désordres, et que l'on remonte aux causes des vésanies, l'esprit s'arrête devant des doutes qu'il n'est pas toujours facile d'éclaircir.

Je m'explique :

Est-il toujours possible de déterminer si l'impuissance,

(1) Le mot impuissance n'est pas rigoureusement l'expression dont je devrais me servir ici, car les troubles de l'innervation génitale, à la suite des névroses dont je parle, peuvent se traduire par un état tout opposé à l'impuissance, ainsi que le signale Esquirol à l'occasion de l'épilepsie (*Des maladies mentales*, t. I, p. 283). — C'est seulement

quand elle existe concurremment avec une névrose de l'intelligence, est un symptôme de cette névrose?

Je ne le crois pas, et c'est ici que commencent les hésitations de l'esprit.

Il est incontestable qu'un certain nombre des causes des vésanies peuvent également produire l'impuissance; telles sont, par exemple, les passions tristes, les préoccupations fixes de l'âme, les troubles de la digestion, les excès de toute nature, etc.

Il est également hors de toute discussion que certains symptômes de vésanie peuvent, par leur présence seule, jeter l'organe copulateur dans l'anaphrodisie, comme cet hypochondriaque dont parle M. Belhomme, qui, se croyant impuissant, l'était en réalité.

Par conséquent étant donnée une névrose de l'intelligence, la manie, la nostalgie, l'hypochondrie, par exemple, trois hypothèses se présentent :

1° Ou l'impuissance est liée à la névrose et en est un symptôme ;

2° Ou l'impuissance est une affection intercurrente à la névrose ;

3° Ou l'impuissance est un épiphénomène de la névrose.

Est-il possible d'établir entre ces trois origines de l'impuissance un diagnostic différentiel qui, tout à la fois, satisfasse l'esprit et mette sur la voie des indications pratiques?

Je crois la solution de ce problème possible, mais non facile.

Deux circonstances doivent surtout attirer l'attention : 1° les causes de la vésanie, 2° la nature objective des désordres de l'intelligence.

pour ne pas abandonner mon terrain et ne pas empiéter sur celui des névroses, que je me suis servi du mot impuissance.

Sous le premier point de vue et en y comprenant toutes les formes de vésanie, depuis la simple illusion des sens jusqu'à la folie la mieux caractérisée, les causes se partagent en morales et en physiques, les premières bien plus fréquentes que les secondes. Selon M. Parchappe (1), les dix causes les plus fréquentes de l'aliénation mentale se classeraient de la manière suivante pour les hommes : 1° abus de boissons alcooliques, 2° revers de fortune, 3° perte d'une personne aimée, 4° frayeur, 5° idiotisme, 6° chagrins domestiques, 7° colère, 8° dévotion exaltée, 9° amour contrarié, 10° inquiétude à propos d'argent.

Parmi ces dix causes d'aliénation mentale, il en est certainement six qui peuvent à leur tour produire l'impuissance, ce sont : les abus de boissons, la perte d'une personne aimée, la frayeur, les chagrins domestiques, la dévotion exaltée et l'amour contrarié.

Au point de vue du pronostic, ces diverses causes n'ont pas une importance égale : tandis que l'abus de boissons peut frapper les organes génitaux d'une impuissance incurable, la perte d'une personne aimée, la frayeur, les chagrins domestiques et l'amour contrarié ne produisent qu'une aphrodisie passagère et même relative, et la dévotion exaltée et la colère une impuissance intermittente, coïncidant avec les moments d'extase ou de contemplation et les accès de la colère.

Ces circonstances sont essentielles à noter pour le diagnostic, car, à l'exception des causes qui peuvent amener une impuissance absolue, si, après un temps plus ou moins

(1) *De la prédominance des causes morales dans la génération de la folie*. Mémoire inséré dans les *Annales médico-psychologiques*, tome XI, p. 358.

long, l'inertie des organes génitaux persiste concurremment avec la vésanie, on devra nécessairement supposer une autre cause à cette persistance de l'anaphrodisie.

Cependant cette proposition ne doit pas être prise dans un sens trop absolu, car l'impuissance peut paraître et disparaître plusieurs fois pendant l'existence de la néyrose intellectuelle, et la cause de ces intermittences être toujours celle de la vésanie.

J'explique ma pensée par un exemple.

Un homme de lettres avait épousé, quelques mois avant la révolution de février, une jeune personne qu'il aimait passionnément; jusqu'à l'avénement de la république, le nouveau ménage ne connut aucun chagrin, car le mari, grâce à un travail fructueux et abondant, pouvait satisfaire les goûts et même les caprices de sa femme. La révolution de février brisa tout ce bonheur; en tarissant les sources du travail du mari, elle apporta dans le ménage d'abord la gêne et ensuite la misère. La jeune femme n'eut le courage ni de supporter ce revers de fortune, ni d'accepter des espérances en un avenir meilleur. Un jour, elle quitta la maison conjugale, et l'on apprit qu'elle vivait à Londres au milieu du luxe et de l'opulence que lui fournissait un généreux amant.

L'époux abandonné fut si affecté de cette découverte qu'il tomba dans une misanthropie profonde et fut en même temps frappé d'impuissance.

Voici à quelle occasion il vint réclamer mes soins.

Une jeune veuve, par conséquent maîtresse de ses actions et juge de sa conduite, était, de tous les amis de l'homme de lettres, restée à peu près seule fidèle à son revers de fortune et à son malheur domestique. Les consolations qu'elle avait apportées au jeune ménage lorsque la gêne et la misère avaient successivement envahi son intérieur, devinrent plus pressantes et plus affectueuses lorsqu'un plus grand chagrin frappa le mari délaissé.

Celui-ci, soit par un effet de son imagination malade, soit que les attentions de la veuve dépassassent réellement les bornes d'une simple amitié, vit un sentiment et des sollicitations d'amour dans les prévenances dont il était l'objet.

Il s'assura que, si ses suppositions étaient exagérées pour le présent, il pouvait du moins former les espérances les plus douces, car la pitié, dans le cœur de la femme, est déjà une nuance de l'amour.

Malheureusement, le souvenir de la fugitive était sans cesse présent à son esprit, et toutes les fois qu'il lui eût été permis de prouver à son amie qu'il avait oublié l'infidèle, ce souvenir jetait le trouble en son âme et glaçait ses organes.

C'est dans cet état qu'il se présenta à moi.

En véritable hypochondriaque qu'il était, il me raconta dans leurs moindres détails toutes les circonstances de sa vie : les joies de son mariage, les tortures de son abandon et les douceurs de l'amitié de la jeune veuve. Un double sentiment le poussait vers la possession de celle-ci : un sentiment de reconnaissance et un sentiment de vengeance ; malheureusement, il lui était impossible de prouver autrement que par des paroles, la gratitude dont son cœur était rempli pour son amie, et le mépris dont il se croyait animé contre sa femme. Malgré lui, le souvenir, tantôt agréable, tantôt mauvais de cette dernière, l'obsédait sans cesse, remplissait son esprit des idées les plus tristes, et étouffait tous les désirs de son imagination et tous les efforts de sa volonté.

Bien évidemment, dans ce cas, l'impuissance et l'hypochondrie avaient la même cause ; mais c'était là leur seul point de contact. Après cette origine commune, les deux affections devenaient si parfaitement distinctes, que l'une pouvait disparaître et l'autre persister : tels deux cours d'eau partis de la même source, dont un, après quelques sinuosités, se perd au milieu du sable de sa route, et dont l'autre poursuit sa marche jusqu'à la rivière prochaine.

Le raisonnement, les distractions, un voyage à la mer et le retour au travail, secondés par une hygiène convenable, rendirent au malade ses facultés viriles sans le débarrasser des tristes préoccupations qui l'obsédaient. Bientôt même l'orgasme vénérien devint assez impérieux pour faire craindre que tous ses désirs ne fussent pas l'expression d'un état normal et régulier.

Cependant cet orgasme était quelquefois terrassé, et l'impuissance rendait alors illusoires les apprêts à de nouvelles voluptés. Cette inertie, me disait le malade, se produit tantôt à la vue d'un objet qui fut cher à ma femme, et tantôt au simple souvenir des caresses que j'échangeais avec elle; aussi, pour prévenir le retour de ce souvenir, avait-il soin de ne jamais coucher avec sa maîtresse dans la chambre et surtout dans le lit qu'il avait partagés avec la fugitive.

Cette impuissance n'était que passagère; elle s'évanouissait avec l'émotion produite par l'impression ou le souvenir, et n'avait, comme au début, qu'un point de contact avec l'hypochondrie.

Dans cet exemple, comme dans quelques autres que je pourrais rapporter, la cause de l'impuissance et sa distinction de la vésanie ne pouvaient être appréciées que par la durée même de l'anaphrodisie.

Mais il n'en est pas ainsi dans tous les cas, et je vais indiquer ceux où l'impuissance se prolonge autant et quelquefois même plus que la vésanie.

Dans le mémoire que j'ai déjà cité, M. Parchappe établit

que, chez les hommes, sur cent aliénations mentales, on en peut attribuer trente aux excès intellectuels et sensuels ; or, comme je le dirai plus tard, les excès, quelle que soit leur nature, étant des causes fréquentes d'anaphrodisie opiniâtre, peuvent tout à la fois produire l'impuissance et la vésanie.

Il est des cas où il est facile d'attribuer à la première sa cause véritable : ce sont ceux dans lesquels la luxure constitue pour ainsi dire un caractère pathognomonique de la seconde.. J'ai connu un homme qui, adonné à l'ivrognerie la plus crapuleuse, vit tout à la fois diminuer ses facultés intellectuelles jusqu'à l'idiotie, et ses forces viriles jusqu'à l'impuissance. Bien évidemment l'ivrognerie était l'unique cause de cette dernière affection, puisque tous les aliénistes ont noté la luxure comme un des caractères distinctifs des idiots.

Dans d'autres circonstances, c'est la nature même des excès qui met sur la voie des causes de l'impuissance : ainsi les excès de masturbation et de coït, lorsqu'ils affaiblissent les facultés intellectuelles, surexcitent au contraire les organes génitaux. « Ce qui mérite d'être remarqué chez les masturbateurs qui tombent dans l'idiotie, dit M. Deslandes, c'est que, tandis que les sens externes et l'intelligence diminuent, la sensibilité génitale ne fait que s'accroître. Toutes les facultés semblent s'être confondues en une seule, dont les proportions deviennent d'autant plus grandes que les autres se rapetissent davantage(1). » Par conséquent, si, sans aller jusqu'à l'idiotie, limite extrême de l'affaiblissement intellectuel, un homme livré à la masturbation ou aux excès du coït était tout à la fois atteint d'hypochondrie et d'impuissance, il ne faudrait pas se hâter d'attribuer l'anaphrodisie aux excès vénériens, qui cependant la produisent souvent, ainsi que je le dirai plus loin, mais s'assurer si elle ne serait

(1.) *De l'onanisme et des autres abus vénériens*, p 135.

pas plutôt amenée et entretenue par la vésanie elle-même, puisque les abus de l'organe copulateur augmentent parfois l'orgasme de celui-ci au lieu de l'abattre. S'il en était ainsi, l'impuissance ne serait plus une affection distincte de la névrose, elle en serait un symptôme ou même simplement un épiphénomène.

Par ce qui précède, on doit maintenant comprendre combien l'étiologie de l'impuissance est quelquefois ardue ; et encore je me suis volontairement placé dans un cercle que le praticien ne trace pas toujours avec facilité. Un malade, par exemple, se présente à lui ; il accuse une inertie complète des organes génitaux, et, par les détails qu'il donne, par les regrets qu'il éprouve, par les craintes qu'il manifeste, enfin par les longueurs et les tristesses dont il surcharge son récit, il ne permet aucun doute sur l'état de son intelligence : il est profondément hypochondriaque.

Mais l'hypochondrie produit tantôt l'impuissance et tantôt est amenée par elle. — Première difficulté que les antécédents du malade aplanissent quelquefois, mais qu'ils ne lèvent pas toujours.

Admettons que les souvenirs du malade soient fidèles, et que l'hypochondrie ait précédé l'impuissance.

Celle-ci a-t-elle bien réellement sa source dans l'hypochondrie, ou ne reconnaît-elle pas une autre cause ?

Seconde difficulté, dont la solution exige toute la science, tout le tact et tout le jugement du médecin.

Aucune lésion locale ou éloignée, aucune prédisposition d'âge ou de tempérament, rien enfin ne fait pressentir que l'impuissance est liée à un tout autre état morbide que la vésanie.

Mais quelle est la nature de ce lien ? N'y a-t-il entre les deux affections qu'un simple rapport de causalité, ou bien

l'une est-elle directement ou même secondairement produite par l'autre?

Que de difficultés! que de causes d'erreur! et cependant,
parce que la symptomatologie de l'impuissance est, dans la
majorité des cas, d'une simplicité désespérante, on rencontre
des auteurs, recommandables d'ailleurs, qui, dans la crainte
de sembler occuper leur esprit de choses trop faciles et trop
élémentaires, consacrent à peine quelques phrases dédai-
gneuses à l'histoire de l'anaphrodisie. Cette retenue, je dirai
presque ce mutisme, est, pour tous ceux qui ont abordé ce
sujet, une preuve d'ignorance, car il n'est peut-être pas dans
la science une affection dont l'étiologie et le traitement aient
été moins étudiés et soient, par conséquent, moins connus.

§ IV. — D'une intoxication.

Qu'on me permette d'employer ici le mot *intoxication*
dans son sens le plus large, dans son acception la plus
générale, et d'entendre par cette expression l'introduction
dans l'organisme d'un agent morbide, virus ou poison,
capable de produire les accidents les plus graves et même
la mort, mais à la condition de ne les produire que lentement et pour ainsi dire à la longue.

Cette dernière circonstance distingue l'intoxication de
l'empoisonnement. Celui-ci, en effet, est caractérisé par la
rapidité de l'action de l'agent morbide, et, lorsqu'il n'entraîne pas promptement la mort, il laisse quelquefois après
lui des altérations dont j'aurai à m'occuper de quelques-
unes, alors que j'examinerai l'impuissance consécutive.

En cette place, mon attention ne doit être acquise qu'à
l'*impuissance-symptôme*.

A l'occasion du mot virus, que j'ai écrit plus haut, je
n'entrerai pas dans une discussion stérile ici, sur l'existence,

la nature, les propriétés, etc., des virus: je prends, je le répète, le mot intoxication dans son acception la plus large, soit que l'agent morbide tombe sous nos sens, comme l'arsenic, le plomb, etc.; soit qu'il déjoue toute analyse, comme le virus syphilitique; soit qu'il pénètre dans l'économie par la respiration, par les premières ou les secondes voies, etc.

Ces courtes lignes d'explication m'ont paru nécessaires pour légitimer la présence, dans le même cadre, de quelques affections qu'on n'est pas accoutumé à rencontrer côte à côte dans les ouvrages de pathologie: cette nouveauté d'ailleurs est plus apparente que réelle, et, si c'était ici le lieu, je montrerais que la route où je m'engage a déjà été parcourue par de hardis et savants explorateurs; mais il me suffit de faire mes réserves, afin de prévenir tout reproche et toute critique.

1° *Intoxication syphilitique.*

L'action que le virus syphilitique exerce sur la fonction génitale, tantôt est limitée aux organes génitaux, et tantôt ne retentit sur eux qu'après avoir pénétré l'organisme tout entier,

Il ne peut être ici question de l'action purement locale qui m'occupera dans l'un des paragraphes suivants, et je ne dois m'arrêter qu'à l'imprégnation générale de l'économie.

L'intoxication syphilitique se manifeste sous des formes diverses dont la majeure partie a une importance à peu près nulle au point de vue qui m'occupe. Si l'on excepte, en effet, les exostoses intracrâniennes qui, par la compression qu'elles exercent sur le cerveau, troublent les facultés intellectuelles, amènent des paralysies soit générales, soit partielles, et, par suite, l'impuissance; si l'on excepte encore, avec les accidents limités aux organes génitaux et dont j'ai remis à plus loin l'examen, la chlorose, dont parle M. Ricord, et la cachexie, dont je vais m'occuper, nous n'avons que faire de tous les accidents secondaires et tertiaires adoptés par les syphiliographes.

Les faits de cachexie syphilitique ne sont pas rares, mais il en est bien peu qui attaquent profondément la fonction copulatrice ; quelquefois, il est vrai, le sperme semble perdre ses propriétés fécondantes, mais le sens génital est respecté dans ses désirs et dans son énergie.

Cependant il est des cas où la faculté copulatrice participe elle-même à l'altération générale, et je ne sais pas, sous ce rapport, d'exemple plus frappant que celui que M. Bourguignon , alors interne des hôpitaux, communiqua à l'Académie de médecine, le 12 juillet 1842.

Cette observation, excessivement curieuse, mérite de trouver place ici ; qu'on me permette de la transcrire en entier et dans toute son intégrité :

« Le nommé Prince (Charles), graveur, âgé de trente ans, est couché à l'hôpital des Vénériens, dans la salle 8, lit 4, service de M. Puche.

» A vingt ans, en 1830, après trois jours d'un coït suspect, douleurs dans le canal de l'urètre, plus vives dans l'excrétion des urines. Quatre jours après l'apparition de ces douleurs, une ulcération se montre au méat urinaire , et plusieurs autres, quelques jours après, à la base du gland.— Entrée à l'hôpital des vénériens. Traitement : injections d'un liquide caustique dans le canal de l'urètre, suivies d'un bain de siége pendant quinze jours, jusqu'à cessation des douleurs ; charpie sèche sur les ulcères ; frictions mercurielles sur la partie interne des cuisses pendant vingt jours ; la salivation les fait supprimer ; cicatrisation et sortie de l'hôpital après deux mois de séjour.

» En 1832, urétrite (Prince est entré au service, il va au Val-de-Grâce) : traitement émollient, puis antiblennor-rhagique. — Guérison.

» En 1833, ulcère de l'impasse du prépuce. Traitement : onguent mercuriel, bains locaux avec solution d'acétate de plomb. — Guérison en quatre jours ; mais une marche forcée amène une adénite volumineuse — Entrée à l'hôpital. Traitement : ponction du bubon ; liqueur de Wan-Swieten à la dose d'une cuillerée à bouche pendant vingt-quatre heures, jusqu'à salivation ; frictions mercurielles sur les cuisses quelques jours après. — Guérison.—Durée du traitement : soixante-trois jours.

» A la fin de 1833, mal à la gorge. Traitement : garga-rismes acidulés, tisane de Feltz, cautérisation de la gorge avec un pinceau trempé dans un acide. — Guérison après trois semaines de traitement.

» En 1835, après deux ans d'une santé parfaite (Prince est en garnison à Alger), nouvelle infection ; les ulcères siégent sur le corps du gland. Le malade les conserve trois semaines sans songer à les guérir. —Entrée à l'hôpital. Traitement : bains locaux, charpie avec onguent mercuriel ; prompte cicatrisation des ulcères. — Mais pendant le traitement, éruption de boutons sur le cuir chevelu ; des croûtes leur succèdent. Huit jours de frictions mercurielles, après avoir au préalable rasé la tête, en font justice.

» En 1836, réapparition de l'éruption pustuleuse ; d'a-bord bornée à la tête, elle gagne bientôt le tronc et les membres.—Entrée à l'hôpital. Traitement : frictions mercurielles de la tête aux pieds, pendant dix-huit jours ; tisane de salseparcille, pilules de 1 à 8 (le malade ne sait pas dire quelle était leur nature et pendant combien de temps il les a prises). — Guérison.

» En 1838, céphalalgie des plus vives, d'une activité extrême la nuit.—Entrée à l'hôpital du Dey. Traitement : vésicatoire à la nuque, vésicatoire monstre sur toute la tête ; leur effet est nul, et déjà commence pendant ce traitement l'étonnante transformation qui doit s'opérer chez Prince.

» Il était bien développé, vigoureux ; sa barbe était noire, longue et bien fournie, et cependant, au bout d'un mois, ses formes athlétiques ont disparu, ses membres sont chétifs et grêles ; sa barbe s'en est allée poil à poil ; ses favoris, ses moustaches ne laissent plus trace de leur existence. Le principe morbifique porte encore plus profondément son action destructive : Prince voit ses organes génitaux menacès d'une atrophie presque complète. Il en est des poils du pubis comme de ceux de sa face ; ils tombent tous, sans exception. Sa verge, d'une dimension autrefois ordinaire, perd surtout de son volume, et ses bourses, jadis grosses et pendantes, sont petites et fortement revenues sur elles-mêmes. Ce travail atrophique dure ainsi plusieurs mois, sans que la céphalalgie perde de son intensité ; elle ne cède qu'à l'application d'un moxa derrière l'oreille droite, au sixième mois environ.

» Délivré de ses douleurs céphaliques, Prince reprend des forces, et obtient son congé définitif à la fin de 1839 ; il revient à Paris, où sa santé s'améliore encore. Mais son étrange caractère, sa répulsion pour les plaisirs de son âge, contrastent d'une manière frappante avec ses antécédents. Chacun s'en étonne et le lui fait remarquer ; il le voit, il le comprend, veut prendre sur lui de se faire l'homme d'autrefois, et ses efforts ne lui font que mieux sentir son impuissance.

» Chose étrange ! quoique la convalescence et l'embonpoint se maintiennent, l'atrophie des organes génitaux n'en marche pas moins activement. Inquiet sur les suites de cette diminution progressive de ses organes sexuels, Prince se décide à faire l'épreuve de ses moyens, à constater ce qui lui reste de ses vertus prolifiques. Il se rend dans une maison publique, y rencontre une ancienne connaissance qu'il choisit de préférence, comme il le faisait dans des temps meilleurs. Mais aujourd'hui c'est pour un tout autre motif : il a besoin de sa discrétion, peut-être de sa complaisance. En effet sa nature lui fait complétement défaut ; une masturbation prolongée a pu seulement lui procurer une légère sensation voluptueuse sans la moindre éjaculation.

» Quelques mois se passent ainsi sans apporter de changement à son état ; mais au commencement de 1840, une tumeur lacrymale se montre à gauche ; de vives douleurs, plus intenses la nuit, se font sentir au niveau des os propres du nez ; enfin il rejette, au milieu du mucus nasal, des débris osseux, noirs, infects, sortant par la narine droite. — Tisane de Feltz ; guérison. — Durée du séjour à l'hôpital : deux mois.

» En octobre, même année 1840, la céphalalgie réparaît plus intense qu'elle n'a jamais été ; la tumeur lacrymale se montre de nouveau ; des exostoses se sont développées sur le front à droite et à gauche, ainsi que sur les os propres du nez, et sont le siége de douleurs lancinantes. — Entrée du malade à l'hôpital ; traitement : sangsues sur la tumeur lacrymale, tisane sudorifique, iodure de potassium (110 gr. dans l'espace de six semaines). Le malade sort notablement soulagé de ses douleurs ; les exostoses se sont affaissées.

» En 1841, après dix mois d'une santé passable, les exostoses déjà existantes reviennent à leur premier volume ; elles sont aussi douloureuses qu'autrefois. — Entrée à l'hôpital. Au dire du malade, M. Cullerier aurait fait remarquer aux élèves un ramollissement du frontal ; les doigts, en comprimant le front au niveau des exostoses, faisaient céder la table externe. Traitement : friction sd'onguent mercuriel sur le front, pilules de Vallet. Les accidents sont palliés pour huit mois, et c'est le 26 janvier 1842 qu'il entre à l'hôpital des Vénériens pour la cinquième fois, et toujours pour ses exostoses, et de plus pour des douleurs ostéocopes générales, plus prononcées la nuit. C'est alors que le malade s'est présenté à notre observation. — Disons un mot de son état général, en passant en revue les différents organes et leurs fonctions ; cet examen est digne d'intérêt.

» Prince est d'une taille moyenne ; il est bien développé ; il était, dit-il, vigoureusement constitué ; nous pouvons le croire : il était autrefois garçon de pharmacie à l'hôpital, et les infirmiers qui l'ont connu alors certifient qu'il était un fort *gaillard*. Quel changement aujourd'hui dans toute sa personne ! Ses traits portent l'empreinte d'une vieillesse précoce ; ils ont une douce expression où perce l'insouciance ; son regard est craintif, sa démarche chancelante ; ses mouvements lents et mesurés : il y a de la femme dans son allure. C'est qu'en effet il en a pris toutes les formes : la peau est d'une parfaite blancheur, douce au toucher ; un léger duvet la recouvre à peine dans les régions où le système pileux était fort développé autrefois. Un tissu cellulaire abondant donne à tout son corps de gracieux contours ; les extrémités supérieures et inférieures ont acquis des formes inconnues à notre sexe. La main, surtout chez un individu occupé plus d'une fois à de rudes travaux, a subi une transformation surprenante ; l'artiste la trouverait irréprochable : à ne voir que le doigt, l'anatomiste nierait le sexe. Les organes génitaux sont aussi ceux d'un enfant de cinq ans : leur blancheur, leur forme, leur volume, tout le ferait croire. Le toucher perçoit deux apparences de testicules de la grosseur d'une petite noisette. La verge a peut-être proportionnellement éprouvé une atrophie moins considérable ; le canal de l'urètre a conservé en largeur les dimensions de celui de l'homme adulte ; le méat urinaire de Prince est même plus large que chez beaucoup d'autres malades couchés dans la même salle que lui.

» Du reste, le moral s'est montré esclave du physique : en perdant les organes, il a perdu les fonctions. Son tempérament est le type du lymphatique ; son caractère est fort doux, son intelligence obtuse, et la mémoire, fort bonne autrefois, est toujours très infidèle. Les fonctions organiques n'offrent rien de particulier, seulement les liqueurs le mettent dans une excitation nerveuse remarquable. Deux verres de vin blanc, pris à différentes époques, lui ont donné des attaques épileptiformes. —- Dans notre examen nous n'avons point oublié les organes de la voix : sa corrélation avec les organes génitaux nous le rappelait suffisamment ; mais la voix n'est que légèrement modifiée.

» Tel était l'état de Prince en janvier dernier. Aujourd'hui sa constitution s'est améliorée ; il semble se régénérer sous l'influence du traitement qu'il a suivi et que nous noterons en quelques mots. M. Puche lui fait prendre son sirop antisyphilitique composé, dont voici la formule :

Iodhydrargyrate neutre de potassium.	1 gram.
Iode pur	1 —
Proto-iodure de potassium	100 —
Eau distillée	398 —

pour 500 parties. — Dose du sirop de 25 à 100 grammes.

» Jusqu'à ce jour le malade en aurait pris au total environ 600 grammes. C'est en subordonnant le traitement aux symptômes, c'est en veillant surtout à l'alimentation du malade, que M. Puche est parvenu à arrêter les progrès effrayants de cet étiolement général. Aujourd'hui Prince est plus dispos, il se sent plus fort, il semble remonter peu à peu les degrés qu'il a descendus; toutes ses douleurs ont disparu. Les fosses nasales sont le seul point en souffrance, et, là encore, la nature prend le dessus. En effet, la nécrose élimine de temps en temps de petites esquilles, et le malade s'en trouve mieux. Notons cependant que l'apophyse montante de l'os maxillaire supérieur droit a presque entièrement disparu par suite de ces éliminations.

» Le léger duvet qui recouvrait les régions autrefois abondamment pourvues de barbe devient plus touffu ; il noircit ; cela se voit surtout aux moustaches. Les organes génitaux eux-mêmes reviennent de leur inertie. Le mois dernier, Prince a eu deux érections; ce sont les seules qu'il ait éprouvées depuis le jour de ses fameux exploits ; en un mot, notre malade marche incontestablement vers la conquête de la première nature.

» Nous n'avons rien dit de la chute des cheveux : le rasoir l'ayant plus d'une fois artificiellement produite, cet accident perdrait par ce fait beaucoup de sa valeur (1). »

Après cette intéressante communication, M. Bourguignon présenta à l'Académie le malade qui en était l'objet, et il fut facile de se convaincre de l'exactitude du récit que nous venons de rapporter.

Il n'entre pas dans mon sujet d'exposer les ressources qu'offre la thérapeutique contre la syphilis; mais je dois noter, sans m'y appesantir, que le traitement de l'impuissance produite par le virus vénérien doit se confondre,

____

(1) *Bulletin de l'Académie de médecine*, Paris, 1842, t. VII, p. 974.

comme dans l'observation précédente, avec la médication antisyphilitique elle-même.

2° *Intoxication saturnine.*

L'intoxication saturnine ne se produit que par suite de l'*absorption*, par les *membranes muqueuses*, de préparations de plomb sous *forme moléculaire*. « Le plomb, dit Orfila, n'est point vénéneux tant qu'il est *en masse ou en poudre grossière*, et qu'il ne se transforme pas dans le canal digestif en oxyde ou en sel (1). »

L'intoxication saturnine que l'on appelle *maladie de plomb* revêt des formes caractérisées par des symptômes particuliers à chacune d'elles; ces formes sont : la *colique*, l'*arthralgie*, la *paralysie*, l'*anesthésie* et l'*encéphalopathie saturnine.*

Qu'on ne s'attende pas à trouver ici la description de tous ces accidents ; contenu dans les limites de cet ouvrage, je ne dois qu'exposer l'état des organes génitaux pendant l'intoxication saturnine.

A cet effet, M. Tanquerel des Planches, qui a porté sur la maladie de plomb une attention toute spéciale, va nous faire le tableau des désordres qui se passent dans les organes de la génération : « Nous avons déjà parlé, dit-il, des douleurs qui attaquent quelquefois les organes génitaux. Les testicules, le cordon spermatique, la verge, l'utérus, le vagin et les seins, peuvent en être le siége. Ces douleurs font éprouver une sensation de tiraillement, de dilacération et de constriction.

» Le plus souvent, la douleur occupe les deux testicules à la fois ; très rarement, un seul d'entre eux se trouve affecté. Mais plusieurs fois nous avons observé que l'un était plus

____

(1) *Traité de toxicologie,* 5ᵉ édit., t. I, p. 822.

douloureux que l'autre. Le plus ordinairement, lorsque la douleur est forte, il y a en même temps rétraction de ces organes vers l'aine au moment de ces exacerbations. Si le gauche se trouve seul endolori, il vient occuper une position plus rapprochée de l'anneau que celui du côté droit, ce qui est l'inverse de la disposition normale. La compression diminue assez souvent la douleur; aussi plusieurs malades serrent avec les mains leurs testicules ou les soutiennent; presque toujours la suspension produit en effet le même résultat. Quelquefois aussi le scrotum se ride au moment des accès de douleurs, et se relâche pendant la rémission. Je n'ai jamais observé de rougeur ou de tuméfaction des testicules devenus douloureux.

» Dans sept cas, nous avons constaté que la douleur siégeait à la base de la verge; toute l'étendue de cet organe était douloureuse chez vingt-quatre malades. Nous avons déjà parlé de la rétraction du pénis; lorsqu'il se trouve retiré sur lui-même, il est comme caché dans la peau du scrotum, quand celui-ci n'est pas contracté. *Les désirs vénériens paraissent anéantis, et nous n'avons* JAMAIS *observé d'érection ni d'évacuation de sperme* pendant les plus violents accès de douleur, même lorsque les testicules étaient fortement tirés vers l'anneau inguinal.

» Plusieurs fois il nous a semblé que la douleur occupait le trajet du cordon spermatique, et qu'elle remontait vers l'aine (1). »

L'impuissance que signale M. Tanquerel des Planches peut se montrer avec toutes les formes de l'intoxication saturnine. J'ai connu un malheureux atteint d'arthralgie, par suite de l'usage d'une bière qui avait fermenté dans des vases de plomb, et qui, pendant tout le temps que dura son intoxi-

(1) *Traité des maladies de plomb*, t. I, p. 222.

cation, même alors qu'il était en convalescence, fut incapable d'exercer le coït. Un de nos confrères, qui me l'a rapporté lui-même, éprouva la même impossibilité pendant un temps assez long qu'il subit l'influence saturnine.

Il est nécessaire de rappeler ici les professions qui exposent à l'intoxication dont je parle, car dans quelques circonstances, alors que les accidents toxiques sont peu prononcés, elles peuvent mettre sur la voie de la cause de l'impuissance.

Ces professions sont :

Ouvriers cérusiers, ouvriers des fabriques de minium, des fabriques de litharge, peintres en bâtiments, peintres d'attributs, de voitures, doreurs sur bois, vernisseurs de métaux, fabricants de papiers peints, broyeurs de couleurs, fabricants de cartes d'Allemagne, ceinturonniers, potiers, faïenciers, verriers, ouvriers des mines de plomb, affineurs, plombiers, fondeurs de cuivre, fondeurs de bronze, fondeurs de caractères d'imprimerie, imprimeurs, fabricants de plomb de chasse, lapidaires, tailleurs de cristaux, ouvriers des manufactures de glaces, ouvriers des fabriques de nitrate, de chromate, d'acétate de plomb.

Quand l'absorption du plomb sera la cause de l'impuissance, celle-ci n'exigera pas d'autre traitement que celui de l'intoxication saturnine dont je ne dois point m'occuper ici, et pour laquelle je renvoie le lecteur aux traités spéciaux sur la matière.

3° *Intoxications antimoniale et arsenicale.*

Dans son *Traité de toxicologie*, en parlant de l'action des vapeurs antimoniales, Orfila s'exprime ainsi : « M. Lohmerer a vu quatre individus qui étaient fréquemment exposés à des émanations antimoniales dans un établissement où l'on préparait en grand du tartre stibié, du beurre et du verre antimoniés, où l'on fondait de la poudre d'Algaroth, et où il se dégageait surtout des vapeurs d'acide antimonieux, d'acide antimonique et de chlorure d'antimoine. Il a observé les symptômes suivants : douleurs de tête, difficulté de respirer, point de côté et douleur pongitive dans le dos ; râle muqueux et sifflement dans la poitrine, expectoration difficile de quelques grumeaux tenaces ; insomnie, sueurs abondantes et abattement général ; anorexie, diarrhée , dysurie avec écoulement de mucosités causant un sentiment de brûlure dans l'urètre ; *flaccidité de la verge, dégoût du coït, impuissance complète ;* pustules sur différentes parties du corps, mais principalement sur les cuisses et sur le scrotum ; *douleurs dans les testicules, atrophie de ces organes ainsi que du pénis.* » (*Journal de chimie médicale*, année 1840, page 629.)

Mais Orfila ajoute :

« Il n'est pas douteux que l'action prolongée de ces vapeurs ne puisse amener la mort ; mais il n'est pas encore démontré que les accidents dont il vient d'être fait mention ne soient dus, en partie du moins, aux vapeurs *arsenicales* que fournissent la plupart des antimoines du commerce, lorsqu'ils sont chauffés ou traités par quelques agents énergiques (1). »

D'après M. Lohmerer, l'intoxication antimoniale, et, par suite, l'impuissance qu'elle produit, doivent être combattues par les antiphlogistiques, le lait, et plus tard par l'opium, le tannin, et surtout le quinquina à l'intérieur et en lotion.

(1) *Traité de toxicologie*, t. I, p. 650 et 651.

4° *Intoxication iodique.*

Comme tous les agents actifs de la matière médicale, l'iode a été loué et attaqué outre mesure. Parmi les reproches qu'on lui a adressés, les accidents du côté du système nerveux et la fonte des glandes, par conséquent celle des testicules, sont les plus graves, et, comme ses partisans ne pouvaient nier ces faits, ils ont prétendu que ces accidents étaient excessivement rares, et que « c'est à peine si un médecin, dans le cours d'une longue pratique, a l'occasion d'observer un ou deux faits de ce genre (1). »

Je ne sais jusqu'à quel point on peut et l'on doit partager la confiance des partisans de l'iode, car il m'a été donné, dans l'espace de moins de dix-huit mois, d'observer quatre cas d'impuissance, avec atrophie plus ou moins considérable des testicules, survenant pendant ou immédiatement après le traitement de la phthisie pulmonaire par la méthode de **M.** Chartroule, c'est-à-dire par l'absorption des vapeurs d'iode.

Chez l'un de ces quatre malades, malgré l'impossibilité de l'érection de la verge, les désirs vénériens étaient conservés et les testicules avaient leur volume à peu près normal. Chez les trois autres, qui offraient une bien évidente atrophie des testicules, l'indifférence pour le coït était assez marquée pour ne leur pas faire regretter les voluptés perdues, et ils ne venaient réclamer mes soins que pour satisfaire soit le devoir conjugal, soit le désir d'avoir un enfant.

(1) *Traité de thérapeutique et de matière médicale,* par MM. Trousseau et Pidoux, 2ᵉ édit., t. I, p. 265.

D'autres composés d'iode, sans avoir une action aussi délétère que celle des vapeurs de cette substance, n'en agissent pas moins sur les organes génitaux. Un de mes amis qui, à la suite d'accidents syphilitiques assez graves, avait pris l'habitude d'user, au printemps et en automne, de l'iodure de potassium à dose dépurative, m'a avoué que, pendant tout le temps qu'il faisait usage de ce médicament, il était moins porté vers les plaisirs de l'amour et perdait sensiblement de son énergie virile.

Au moment où j'écris ces lignes, un de mes malades, dans toute la force de l'âge, à qui je fais prendre du proto-iodure de mercure contre des accidents secondaires de la syphilis, m'a accusé une certaine défaillance dans sa virilité et une froideur pour les plaisirs vénériens, qui ont porté le trouble dans son imagination.

Dans les deux cas que je viens de citer, il est impossible d'attribuer à la syphilis les accidents qu'éprouve le sens génital, car il n'existe ni cachexie vénérienne ni désordre local qui les puissent expliquer.

Quand l'action de l'iode se traduit simplement par une diminution dans les forces génitales, sans atrophie des testicules, il suffit ordinairement de suspendre l'emploi du médicament pour voir revenir les choses à leur état normal.

Quand les testicules sont entièrement atrophiés, la médecine doit déclarer son incompétence; elle ne peut refaire des organes perdus.

Mais il est rare que l'intoxication iodique atteigne ces limites extrêmes du côté des organes génitaux, avant d'avoir produit des désordres graves du côté de quelque organe important à la vie, de telle sorte que l'on a presque toujours affaire à une atrophie incomplète des glandes spermatiques, quand un malade réclame des soins contre son impuissance.

Dans ce cas, un régime analeptique, le séjour à la campagne et l'exercice au grand air, sont de toute nécessité, et font la base de la médication. Plus tard, et si aucun trouble n'existe du côté du tube digestif, les martiaux et le quinquina peuvent rendre des services; mais, je le répète, il faut, avant toute chose, s'attacher à un régime reconfortant, et ne recourir que plus tard aux agents médicamenteux proprement dits.

5° Intoxication par le camphre.

L'action sédative du camphre est aujourd'hui assez généralement admise pour qu'il ne soit pas nécessaire de l'établir par de nouvelles expériences. Mais, et c'est ce qui me fera très peu arrêter à cette action, les effets sont passagers et la sédation produite se dissipe facilement.

Cependant l'usage longtemps continué du camphre, surtout sous forme moléculaire, peut amener une faiblesse dans l'énergie sexuelle qui, si elle n'est pas l'impuissance complète, trouble assez l'esprit des malades pour les faire recourir à la médecine. J'ai eu occasion d'observer plusieurs faits de ce genre à l'époque où il était de mode de tenir dans sa bouche un tuyau de plume renfermant un morceau de camphre, et que M. Raspail, son inventeur, avait nommé cigarette de camphre.

L'effet anaphrodisiaque de ce petit appareil était entièrement physique; les désirs vénériens subsistaient dans toute leur énergie, l'organe seul faisait défaut, quoique l'action sédative du camphre, ainsi que le montrent les expériences et les faits d'empoisonnement, paraisse s'exercer aussi bien sur les centres nerveux que sur les ramifications de ce système.

D'ailleurs, dans les cas dont je parle et qui offraient une

intoxication lente et produite par des doses infinitésimales, je n'ai jamais eu à noter le délire, la stupeur ou tout autre désordre du cerveau et de la moelle épinière; quelquefois une céphalalgie légère accompagnait l'inertie de la verge; mais, je le répète, dans la majorité des cas, l'altération de la virilité paraissait entièrement locale et sans relations avec un trouble général quelconque.

Cependant, malgré toutes ces probabilités de localisation, je n'ai jamais négligé d'exercer une action stimulante sur la colonne vertébrale, et je me suis toujours loué des frictions sur cette partie avec l'alcool ou une substance aromatique. Si la sédation était assez intense, il serait utile de recourir à la flagellation, ou mieux encore à l'urtication.

Quant au traitement essentiellement local, j'estime que, sauf les contre-indications bien manifestes, il doit se borner à l'usage de l'électricité. Le bain électrique est ici préférable, et l'on soutire les étincelles du périnée, du scrotum et de la verge dans toute sa longueur. Quelques séances suffisent d'ordinaire, et cette médication manque rarement de produire son effet, quand au préalable on a soustrait le malade à l'influence toxique du camphre.

6° *Intoxication par le haschich.*

Les auteurs qui ont écrit sur le haschich, MM. Aubert-Roche (1), Moreau (de Tours) (2), de Courtive (3), n'ont point étudié les effets de cette substance au point de vue qui nous occupe. Séduits par les phénomènes psychiques

(1) *De la peste et du typhus d'Orient.*

(2) *Du haschich et de l'aliénation mentale.*

(3) *Haschich, Etude historique, chimique et physiologique.* Thèse soutenue à l'école de pharmacie de Paris, 1847.

dont ils étaient les témoins ou qu'ils éprouvaient eux-mêmes, ils ont concentré leur attention sur les troubles des facultés intellectuelles, et ont dédaigné de consigner dans leurs observations les changements apportés par le haschich dans les fonctions génitales.

Et cependant l'action du *Cannabis indica* sur le sens de la génération est bien remarquable, car les délices qu'il produit, les extases où il plonge, n'ont rien de charnel, je vous assure. Les visions pleines de femmes au costume léger, et même nues, aux danses lascives, aux regards provocateurs, n'éveillent aucun désir et n'excitent aucune sensualité ; tout est idéal, tout est spiritualisé.

Ce silence de l'appétit vénérien, cette déchéance du pouvoir de l'imagination, me surprirent aussi profondément que les phénomènes psychiques, et je résolus de porter mes investigations sur un point jusqu'ici laissé dans l'ombre.

C'est sur moi-même que j'expérimentais, car je n'avais point oublié ces paroles très justes de M. Moreau (de Tours): « L'observation, en pareil cas, lorsqu'elle s'exerce sur d'autres que nous-mêmes, n'atteint que des apparences qui n'apprennent absolument rien, ou peuvent faire tomber dans les plus grossières erreurs. L'expérience personnelle est ici le *criterium* de la vérité. Je conteste à quiconque le droit de parler des effets du haschich, s'il ne parle en son nom propre, et s'il n'a été à même de les apprécier par un usage suffisamment répété (1). »

Avant de commencer le récit de mes expériences, je proteste de nouveau contre toute pensée malhonnête que l'on voudrait me prêter ; je fais de la science, et la science est,

____

(1) *Loc. cit.*, p. 4.

comme l'art, chaste et pudique dans sa nudité ; je dis avec le poëte :

Nuda recede Venus, non est tuus iste libellus.
Disce verecundo sanctius ore loqui.

Mes premières expériences sur le haschich datent de 1848. Les diverses préparations de cannabis indica dont je fis usage me furent fournies par mon confrère le docteur Foucart, qui les tenait lui-même de M. Louradour, pharmacien.

Ainsi que je le disais plus haut, l'action du cannabis indica sur le sens vénérien me frappa dès ma première fantasia, et, comme elle se reproduisait exactement la même à chaque ivresse, je résolus de diriger spécialement mon observation sur ce point.

A cet effet, je me haschichais avec une femme dont les mœurs faciles ne pouvaient apporter d'obstacles à l'expérience.

Après la période d'hilarité qui fut pour ma compagne une période de larmes et de terreurs, je m'étudiai à tourner mon esprit vers des idées lascives. L'imagination ne répondit point à ma volonté ; j'eus alors recours aux baisers, aux attouchements, en un mot aux excitants physiques.

Sollicité tour à tour par les visions tout idéales dues au haschich, et par la volonté de fer dont j'étais animé, j'étais dans un trouble extrême, et il me sembla enfin, après des efforts inouïs, que l'érection du membre viril s'était produite.

Je voulus alors me livrer au coït.

Mais au moment où je croyais atteindre le but, un obstacle infranchissable s'opposa à l'intromission de la verge, et mes forces s'usèrent à le vaincre ; brisé de fatigue et couvert de sueur, je dus renoncer à accomplir cette œuvre immense, l'organe copulateur participant lui-même à l'abattement de tout l'organisme.

Je recommençai mes attaques un nombre infini de fois, et toujours je dus céder à l'obstacle dont je parlais tout à l'heure, et qui, selon toute probabilité, n'était autre chose que la flaccidité de la verge.

Toutes ces tentatives infructueuses avaient réellement abattu mes forces. — Je me mis au lit avec la compagne de mes tristes exploits. — Dès ce moment, les souvenirs me font défaut, et il est pour moi certain que je m'endormis d'un sommeil presque léthargique.

Le lendemain au réveil je me sentis brisé et étourdi comme si je m'étais livré toute la nuit à des excès exagérés de coït. J'interrogeai ma compagne, elle ne s'était même pas douté de mon voisinage. J'examinai les draps et je ne constatai aucune tache de sperme. D'où venait donc cet anéantissement qu'aucune perte n'expliquait ?

J'ai répété la même expérience deux fois et à des intervalles assez éloignés, et toujours j'ai noté l'absence des désirs vénériens, la flaccidité de la verge et la rétention du sperme.

Cet état du sens génital ne se prolonge pas d'ordinaire au delà de l'ivresse amenée par le haschich ; cependant une langueur se fait quelquefois sentir pendant un ou deux jours, mais elle se dissipe d'elle-même, à moins que l'on ne fasse un usage abusif de ce narcotique, auquel cas l'impuissance peut advenir.

Cette circonstance est rare dans nos pays ; on ne la rencontre guère que chez les peuples d'Afrique et d'Asie qui font du haschich leur boisson favorite et journalière. C'est une des mille causes qui rendent les Orientaux le plus promptement et le plus longtemps impuissants ; car le plus efficace et peut-être l'unique remède au mal, est de discontinuer l'usage du haschich, ce que ces peuples efféminés ne veulent ni ne peuvent faire.

§ V. — D'une affection de l'appareil génito-urinaire.

Il eût été plus logique d'examiner séparément les maladies des organes urinaires et celles des organes génitaux; mais si l'on réfléchit que ces deux appareils ont les rapports les plus intimes de voisinage, on conviendra qu'il était difficile de les séparer dans un examen pathologique; cette nécessité de les comprendre dans le même cadre ressortira bien manifestement à l'occasion des maladies de la prostate et du canal de l'urètre.

J'aurai donc à passer en revue, sous le rapport de l'impuissance :

1° Les maladies des reins, des bassinets et des uretères;

2° Les maladies de la vessie;

3° Les maladies du col de la vessie et de la prostate;

4° Les maladies des vésicules séminales et des conduits éjaculateurs;

5° Les maladies du canal de l'urètre;

6° Les maladies de la verge;

7° Les maladies du cordon spermatique et des testicules.

1° Maladies des reins, des bassinets et des uretères.

Diabète. — Quoique la nature du diabète ne soit pas connue et qu'il soit loin d'être démontré qu'elle est une affection des reins, j'ai dû me conformer à l'usage et la ranger parmi les maladies de l'appareil urinaire, en raison même des symptômes les plus importants dont cet appareil est le siége.

A côté des désordres dont la sécrétion rénale offre le spectacle, les fonctions génératrices subissent des altérations qui légitiment la place que je donne ici au diabète.

« *Les fonctions génératrices*, dit M. Valleix à l'article *Glucosurie*, sont profondément troublées. Les érections n'ont plus lieu ; il n'y a plus de désirs vénériens ; parfois même, si l'on en croit quelques auteurs, le testicule s'atrophie et le scrotum devient flasque. Suivant M. Elliotson, cet état s'observe seulement neuf fois sur dix ; mais il eût été nécessaire de dire si les malades avaient été interrogés à ce sujet à toutes les époques de leur maladie ; car cette altération des fonctions génératrices, qui a été remarquée par tous les observateurs, ne survient que graduellement, et l'on conçoit très bien qu'à une époque rapprochée du début, elle peut être très faible et peu appréciable. Le même auteur a noté que la sécrétion du sperme cessait de se faire (1). »

Je vais essayer de suppléer au silence dont se plaint M. Valleix.

Le diabète, outre les symptômes relatifs au produit urinaire, présente comme phénomène général et constant une diminution notable, et même la suppression entière de toutes les sécrétions, à ce point qu'il semble que *le système urinaire attire en quelque sorte à lui seul la plus grande partie des humeurs qui devraient avoir une direction différente.* Ainsi la perspiration cutanée est suspendue et la peau présente une surface écailleuse, sèche et aride ; la sécrétion des larmes, celle de la salive, éprouvent une diminution notable, et Dupuytren et Thenard ont même observé que d'anciens ulcères aux jambes discontinuaient de suppurer et se séchaient spontanément.

(1) *Guide du médecin praticien*, 2ᵉ édit., t. III, p. 549.

Bien évidemment, la sécrétion spermatique n'est pas seule épargnée au milieu des troubles qui atteignent toutes les autres sécrétions, et l'observation de M. Elliotson sur la cessation de la fonction testiculaire est parfaitement exacte.

La sécrétion du sperme, sauf dans quelques rares exceptions, est, comme nous le verrons plus loin, une des conditions de la virilité ; par conséquent, cette sécrétion venant à diminuer d'une manière notable et même à cesser complétement, la puissance virile doit décroître et même s'anéantir entièrement.

Entre ces deux faits, c'est-à-dire la virilité et la sécrétion spermatique, il existe une telle corrélation que l'on peut juger de l'énergie de l'une par la nature de l'autre. Un sperme abondant, normal et bien lié est toujours l'indice d'une grande force copulatrice ; je ne dis pas une *éjaculation abondante*, qu'on le remarque bien, parce qu'au produit de l'éjaculation se trouvent mêlés des fluides bien différents du sperme.

Il s'agit donc de savoir, pour marquer le commencement de la décadence virile, quand la sécrétion spermatique diminue d'une manière assez notable ou cesse de se faire.

Évidemment, le moment précis de cette diminution ou de cette suspension ne peut être noté ; mais tout porte à croire qu'elle suit la marche des autres sécrétions, ainsi qu'il paraît résulter de la remarquable observation, communiquée à l'Académie de médecine par MM. Mialhe et Contour (1), et avec laquelle concordent la plupart des faits que j'ai moi-même observés. Chez le malade de ces deux auteurs, l'anéantissement de la force virile n'avait pas attendu, pour se produire, l'amaigrissement et le marasme ; l'impuissance

____

(1) *Bulletin de l'Académie de médecine*, juillet 1844, t. IX, p. 977.

s'était montrée quelques mois à peine après la diminution des sécrétions, et comme rien ne décelait la continuation de la sécrétion spermatique, il est permis d'admettre que les testicules avaient suivi l'exemple des glandes lacrymales, salivaires, etc., etc., et que cette inaction avait enchaîné l'exercice de la virilité.

Plusieurs observations recueillies par moi-même, comme je le disais plus haut, m'autorisent à croire que les choses se passent réellement ainsi, c'est-à-dire que ce n'est point à la faiblesse générale qu'il faut rapporter l'impuissance des diabétiques, puisque cette impuissance se montre bien avant le marasme, mais plutôt à la suppression de la sécrétion testiculaire dont l'existence, concordant avec l'anéantissement ou la très grande diminution des autres sécrétions, est attestée par l'absence des désirs vénériens, des pollutions, etc., etc.

D'après ces données, et en admettant avec tous les auteurs trois périodes dans le diabète, le début de l'anaphrodisie doit être placé dans la seconde période, la première étant remplie par le développement de la cause qui produit la suspension de la virilité. — C'est ce que l'observation prouve en effet.

Mais comme le diabète n'a rien de fixe dans sa marche, que sa durée varie de quelques mois à plusieurs années, chaque période met, à parcourir ses phases, un temps qu'il est imposible de déterminer, on ne peut donc préciser d'une manière absolue l'époque de l'apparition de l'impuissance à partir du début de la maladie ; mais on peut dire que l'anaphrodisie apparaîtra d'autant plus tardivement que la marche des phénomènes morbides sera plus lente et les sécrétions moins taries, et qu'elle se montrera d'autant plus tôt que l'évolution de la première période aura été plus rapide.

La durée de l'impuissance diabétique est entièrement subordonnée à la persistance de la maladie principale ; c'est avouer qu'aucun traitement spécial n'est ici nécessaire. Dans l'observation rapportée par MM. Mialhe et Contour, le traitement par les alcalins que ces auteurs préconisent contre la glucosurie suffit, au bout d'un mois et demi environ, à triompher tout à la fois du diabète et de l'impuissance. Quel que soit donc le mode de traitement que l'on adopte, celui de Rollo, celui de M. Bouchardat (1), celui de M. Mialhe, etc., on ne s'adressera jamais spécialement aux organes de la génération, et, plus qu'ailleurs peut-être, on se gardera de faire une médecine de symptômes.

2° *Maladies de la vessie.*

Depuis quelques années, mais surtout depuis les travaux de M. Civiale (2), on a apporté une distinction nécessaire entre les affections du col de la vessie et celles du corps de cet organe. Cette séparation m'est, plus qu'à tout autre, indispensable. Si l'on réfléchit qu'au col de la vessie se trouvent réunis la prostate, l'orifice du canal de l'urètre et l'ouverture des canaux éjaculateurs, on comprendra le retentissement que doivent avoir sur les fonctions génitales les maladies de cette portion de l'appareil urinaire ; tandis que le corps de la vessie, relégué dans la cavité pelvienne, sans communication directe avec les organes spermatiques, et n'ayant avec les vésicules séminales que des rapports de juxtaposition, ne peut exercer par ses états morbides une influence directement spéciale sur les fonctions reproduc-

(1) *Du diabète sucré, ou glucosurie, son traitement hygiénique*, Paris, 1851, in-4.

(2) *Traité pratique des maladies des organes génito-urinaires.*

trices. Seulement, les altérations dont le réservoir urinaire peut être atteint sont rarement limitées au corps de l'organe ; elles envahissent assez souvent le col et retentissent ainsi secondairement sur les voies génitales.

Il en est de même d'un calcul dans la vessie qui sollicite le malade à exercer des tractions sur la verge. Ces tractions ont quelquefois pour résultat une hypertrophie molle et flasque tantôt du prépuce et tantôt du pénis tout entier ; de telle sorte que les rapports d'harmonie entre l'organe mâle et l'organe de la femme peuvent être rompus, et cette disproportion amener une impuissance relative. Tous les auteurs qui ont écrit sur la présence de la pierre dans la vessie ont noté l'hypertrophie de la verge chez les calculeux, et je reproduirai tout à l'heure ce que M. Civiale a dit sur ce sujet.

Mais il est un état anormal de la vessie que je dois signaler ici, parce qu'il est le seul capable d'amener l'impuissance.

Je veux parler du cystocèle inguinal.

La hernie inguinale de la vessie s'oppose de deux manières à l'accomplissement du coït : 1° par la tumeur qu'elle forme au pubis ; 2° par la rétraction de la verge.

S'il n'existait que le premier empêchement à la copulation, on pourrait dire que l'impuissance ne serait pas continue, puisque l'évacuation de l'urine, en affaissant les parois vésicales herniées, fait disparaître la tumeur.

Mais la rétraction de la verge est un obstacle qui est lié à l'existence même du cystocèle, et qu'il n'est pas possible, par conséquent, de faire disparaître à volonté.

On conçoit, en effet, que le corps de la vessie, entraîné au dehors du canal inguinal, exerce des tractions sur les parties qui lui sont attenantes, et attire son col, et, par suite, le canal de l'urètre, en haut et en dedans. La longueur du pénis est donc diminuée dans des proportions assez sensibles, et cette diminution est encore aggravée par la tumeur du cystocèle lui-même. La verge, chez les personnes atteintes de cette infirmité, cachée sous l'arcade du pubis, apparaît comme un tubercule au milieu des tissus et des poils qui l'environnent, et né peut, même par l'érection, dépasser les éminences qui la dominent, surtout quand le cystocèle est compliqué, ainsi qu'il arrive fréquemment, d'une hernie intestinale ou épiploïque.

Bien évidemment, cet obstacle mécanique se produit principalement dans le cystocèle complet, c'est-à-dire lorsque les parois antérieure et postérieure de la vessie se trouvent simultanément engagées dans l'anneau, et, à plus forte raison, dans le cystocèle double, dont il n'existe qu'une seule observation, je crois, rapportée par Verdier (1).

La réduction de la hernie est, on le comprend, le seul remède à l'impuissance que ce déplacement occasionne, et je renvoie pour le mode opératoire aux ouvrages spéciaux sur la matière.

3° *Maladies du col de la vessie, de la prostate et des conduits éjaculateurs.*

En dehors de l'obstacle que les altérations de la prostate apportent à la sortie régulière du sperme, et qui sera l'objet d'un examen approfondi, alors que je rechercherai les causes de la stérilité, les affections profondes du col de la vessie et de la prostate déterminent un développement considérable de la verge qui, à lui seul, peut constituer une impuissance relative.

Cette hypertrophie, qui se montre aussi chez les calculeux à la suite des tractions que ceux-ci exercent sur leur

(1) *Mémoires de l'Académie de chirurgie*, t. II, p. 32.

verge, et chez les individus atteints de rétrécissements de
l'urètre, par une action purement sympathique, m'occupera
tout à l'heure d'une manière toute spéciale.

Les conduits éjaculateurs logés dans l'épaisseur de la
prostate restent rarement étrangers aux altérations de cet
organe; les vésicules séminales jouissent, quoique moins
souvent cependant que les conduits éjaculateurs, de ce triste
privilége, de telle sorte que l'étude de toutes ces affections
doit se trouver dans le même cadre et ne former qu'un seul
tableau.

Mais en réfléchissant aux conséquences qu'elles entraînent, on ne tarde pas à s'apercevoir que, tout en déterminant l'impuissance dans la large acception que nous avons
donnée à ce mot, ces affections, telles, par exemple, que
l'hypertrophie de la prostate et surtout du verumontanum,
la spermatorrhée, etc., se traduisent principalement, tantôt
par un obstacle à l'excrétion normale du sperme, et tantôt
par une altération dans la nature de ce liquide, circonstances
qui ont pour résultat immédiat et certain la stérilité.

Je crois donc plus rationnel et plus utile tout à la fois de
renvoyer l'histoire de ces maladies à la partie de cet ouvrage
consacrée à la stérilité chez l'homme, me réservant dores et
déjà de compléter alors la portion du cadre de l'impuissance
que je néglige de remplir ici.

4° *Maladies des vésicules séminales.*

Les maladies des vésicules séminales capables d'entraîner
l'impuissance ont pour caractère commun la sortie involontaire de la liqueur séminale, ce qui les a fait classer sous le
titre unique de *spermatorrhée.*

Les causes de la spermatorrhée sont multiples et diverses,

mais parmi elles les excès vénériens jouent incontestablement un rôle considérable. Or comme j'ai à m'étendre longuement sur l'influence fâcheuse que ces excès ont sur la faculté copulatrice, je renvoie l'étude de la spermatorrhée, en tant que source de l'impuissance, au paragraphe relatif à l'action des abus des organes génitaux, afin d'embrasser dans leur ensemble les résultats néfastes de cette cause si commune d'anaphrodisie.

5° *Maladies de l'urètre.*

Toutes les maladies qui affectent spécialement l'urètre diminuent plus ou moins le calibre de ce canal, de telle sorte que, ramenées au point de vue qui nous occupe, elles rentrent toutes par quelques points importants de leur histoire dans la famille des rétrécissements.

Ceux-ci constituent une cause fréquente de stérilité chez l'homme en mettant obstacle à la libre sortie du sperme, et leur étude, comme celle des affections de la prostate, des vésicules séminales et des conduits éjaculateurs, trouvera sa place dans la seconde partie de cet ouvrage.

Cependant ils ne sont pas sans exercer une influence fâcheuse sur la fonction copulatrice, et comme cette influence est entièrement distincte de celle qu'ils ont sur le cours de la semence, je vais l'exposer ici pour n'avoir plus à y revenir plus tard.

Les rétrécissements du canal de l'urètre agissent sur la fonction copulatrice en altérant, soit les conditions anatomiques de la verge, soit les conditions physiologiques de l'érection.

Sous le premier rapport, la tuméfaction du prépuce est un accident que l'on rencontre assez fréquemment, et qui n'a rien de commun avec la tuméfaction produite par l'in-filtration de l'urine. La plupart des auteurs qui ont écrit sur les rétrécissements de l'urètre prennent soin d'avertir de l'erreur dans laquelle on serait tombé, s'il en faut croire Ch. Bell, et M. Civiale fait ainsi ressortir toute l'importance de cette distinction : « Au commencement de 1841, dit-il, il s'est présenté dans le service des calculeux deux malades affectés de rétrécissement et de grandes difficultés d'uriner, qui avaient l'extrémité de la verge très dure et très volumineuse. Chez l'un d'eux l'induration occupait le gland et le prépuce, dans l'étendue de treize lignes environ ; elle était la conséquence d'un rétrécissement fort long et très ancien, que je fus obligé d'inciser profondément, à plusieurs reprises. Chez l'autre, le gonflement énorme du prépuce, avec induration extrême, se rattachait à une véritable infiltration d'urine et à des fistules (1). »

La cause de cette tuméfaction n'est pas connue ; c'est un effet sympathique du rétrécissement.

Le prépuce n'est pas toujours seul à éprouver cette hypertrophie : la verge tout entière peut augmenter de volume, et cet accroissement du pénis, qu'il faut bien distinguer de ceux que produisent l'onanisme ou les tractions exercées par le malade dans le cas d'un calcul vésical, est tout aussi inexplicable que la tuméfaction du prépuce. Écoutons encore sur ce sujet un des hommes les plus compétents en fait de maladies de l'urètre : « On trouve, dit M. Civiale, quelques malades chez lesquels le pénis prend un développement extraordinaire. Presque toujours alors il y a des lésions profondes, soit de la prostate, soit de la vessie. On

(1) *Traité pratique sur les maladies des organes génito-urinaires,* 2e édit., Paris, 1850, 1re partie, p. 141.

se rend difficilement raison de cette influence, mais elle existe ; j'ai eu occasion de l'observer chez un certain nombre de malades, et Charles Bell en a fait le sujet d'une de ses belles planches sur les affections des organes génitaux. Il faut bien distinguer cet état de celui qui a pu être déterminé par la masturbation ou par les tractions que la plupart des calculeux ont coutume d'exercer sur leur verge. Ce développement anormal du pénis m'a paru se lier essentiellement aux efforts prolongés et longtemps continués que les malades exécutent pour chasser l'urine de leur vessie. Ce qui vient à l'appui de cette opinion, c'est qu'on observe le même phénomène chez certains calculeux qui se sont livrés pendant longtemps à des efforts analogues, dont la prostate et la vessie n'offrent aucune trace de lésions profondes, et qui n'ont pas contracté l'habitude de se tirailler la verge. D'ailleurs il n'y a pas seulement développement du pénis ici, car cet organe est en même temps empâté, dur et rigide; tandis que la seule influence des tractions et des tiraillements se borne généralement, du moins chez les vieillards, à l'allonger, en le laissant mou et flasque (1). »

Cette altération dans les conditions anatomiques de la verge constitue un obstacle purement mécanique à la copulation, et s'il n'en existait pas d'autre, on en pourrait facilement triompher par le moyen de quelques mouchetures.

Mais les rétrécissements de l'urètre agissent aussi sur les conditions physiologiques de l'érection, et compliquent d'une manière fâcheuse l'impuissance qu'ils déterminent. « Parmi ceux des autres effets locaux des rétrécissements de l'urètre, dit M. Civiale, qui méritent aussi de fixer l'attention des praticiens, parce qu'ils fournissent de précieuses

_____

(1) *Loc. cit.*, p. 141.

notions pour l'établissement du diagnostic et l'appréciation des progrès de la maladie, se placent en première ligne les désordres qu'on observe dans les fonctions de la génération. Les érections ont rarement lieu comme chez l'homme en parfaite santé, soit que le pénis ne puisse plus se redresser, à cause de la rigidité du canal, soit que le sang ne parvienne point en suffisante quantité dans les corps caverneux(1). » M. Reybard n'est pas moins explicite que M. Civiale : « Contrairement à ce que nous avons vu plus haut, dit-il, les coarctations urétrales peuvent devenir une cause d'impuissance génératrice par la difficulté ou l'impossibilité de l'érection (2). »

Toute médication spéciale est ici contre-indiquée ; on ne doit s'attacher à combattre que le rétrécissement de l'urètre, car la guérison de ce dernier amènera celle de l'impuissance.

6° *Maladies de la verge.*

Les maladies qui ont la verge pour siége et l'impuissance pour symptôme sont aussi nombreuses que variées ; mais toutes n'entraînent pas le même genre d'impuissance : les unes altèrent le plaisir, que j'ai dit être une des conditions du coït normal ; les autres, en augmentant ou en diminuant le volume du pénis, détruisent les rapports d'harmonie nécessaires entre les organes des deux sexes ; d'autres enfin s'opposent à l'érection même du membre viril.

Cette division toute physiologique m'a paru tout à la fois plus rationnelle et plus intéressante que celle qui aurait pour base l'anatomie pathologique, car, ainsi qu'on le verra tout

(1) *Loc. cit.*, p. 167.
(2) *Traité pratique des rétrécissements de l'urètre*, p. 170.

à l'heure, de ces maladies si diverses, celles-ci attaquent la verge tout entière, et celles-là n'affectent qu'une ou plusieurs de ses parties.

A. *Impuissance par altération du plaisir.*

Dans ce groupe viennent se ranger toutes les phlegmasies simples ou spécifiques, avec ou sans ulcérations, dont le pénis ou quelqu'une de ses parties peut être le siége : le phimosis et le paraphimosis accidentels, la balanite, la balano-postite, le chancre, la cristalline ou *herpes prœputialis*, l'inflammation simple ou œdémateuse du fourreau de la verge, et que M. Moulinié appelle *pénitis* (1), l'inflammation érysipélateuse, gangréneuse, etc., du pénis, etc., sont de ce nombre. Il suffit de cette simple énumération pour caractériser ce groupe de maladies et pour faire comprendre combien peu nous devons nous y arrêter, tant elles rentrent dans le domaine de la pathologie générale.

B. *Impuissance par altération du volume de la verge.*

Il en est de ce groupe comme du premier; il comprend la grande classe des dégénérescences, dont s'occupent tous les ouvrages de chirurgie : dégénérescences cartilagineuses, osseuses, carcinomateuses, squirrheuses, cancéreuses, dont la plupart exigent l'amputation totale ou partielle de l'organe. Je n'ai donc pas à m'en inquiéter dans ce livre tout spécial, d'autant mieux que la guérison de ces affections, c'est-à-dire l'amputation de la verge, détermine précisément l'infirmité dont je suis chargé d'exposer les moyens curatifs.

(1) *Maladies des organes génitaux et urinaires*, t. I, p. 79.

Ce serait donc sortir de mon cadre que de m'y arrêter plus longtemps.

C. *Impuissance par défaut d'érection.*

Pour comprendre les maladies, fort rares d'ailleurs, qui font le sujet de ce paragraphe, il faut se rappeler le mécanisme de l'érection que j'ai longuement exposé dans les considérations physiologiques placées en tête de cet ouvrage (1), et que je vais résumer ici en deux mots.

Le sang rouge est apporté à la verge par l'artère honteuse qui, avant de se diviser en dorsale et profonde du pénis, fournit les artères bulbeuses, les artères bulbo-urétrales, lesquelles constituent, avec les rameaux principaux des deux dorsales, tout l'appareil artériel de ce que Kobelt appelle l'organe passif, c'est-à-dire le gland, le corps spongieux de l'urètre et le bulbe.

Les vaisseaux afférents du pénis sont très nombreux : à part quelques gros troncs veineux, placés sur les côtés de la veine dorsale, qui se dirigent sous l'arcarde pubienne et qui se jettent derrière celle-ci dans les plexus prostatique et vésical, la majeure partie de ces vaisseaux aboutit, à des hauteurs différentes et par des anastomoses qui embrassent les corps caverneux, dans la veine dorsale de la verge.

Enfin l'appareil copulateur est complété par deux muscles, le bulbo-caverneux et l'ischio-caverneux, dont les fonctions consistent à s'opposer à la sortie du sang pénien, en comprimant, par leurs contractions, la veine dorsale et les piliers de la verge.

Tous ces organes constituent un appareil hydraulique

(1) Voyez la page 28.

dont le jeu régulier, sous l'influence des désirs vénériens et de l'innervation, amène et soutient la turgescence du pénis. Une altération quelconque dans l'une de ces parties troublera donc le jeu de tout l'appareil, comme il arrive pour les rouages d'une montre ou les engrenages d'une machine. Il faut par conséquent rechercher les affections dont peuvent être frappés les systèmes musculaire et circulatoire de la verge.

Les muscles bulbo-caverneux et ischio-caverneux sont, comme tous les muscles de l'économie, exposés à la paralysie et à l'anesthésie. Ces états morbides sont quelquefois indépendants de toute maladie des centres nerveux, mais le plus généralement ils sont amenés par une affection de la moelle épinière.

Dans le premier cas, ces états morbides rentrent dans ce que j'ai appelé l'impuissance idiopathique, qui fait le sujet du second chapitre de cet ouvrage; dans le second cas, ils appartiennent à l'impuissance symptomatique des maladies de l'innervation qui nous a précédemment occupé.

Je ne puis donc que renvoyer le lecteur à ces deux parties du livre.

Les affections du système circulatoire du pénis sont excessivement rares, et sous ce rapport l'anatomie pathologique est d'une pauvreté désespérante. Cependant Scarpa, je crois, dit avoir constaté une fois l'anévrysme de l'artère dorsale de la verge, et ce fait, quoique unique peut-être dans la science, jette une vive lumière sur certaines circonstances inexplicables sans son secours.

Si l'on considère la ténuité et la délicatesse des vaisseaux artériels et veineux dans lesquels circule le sang si nécessaire à l'excitation et à l'érection de la verge, on conviendra que nos moyens d'investigation doivent être souvent trop grossiers pour nous faire apprécier toutes les lésions dont ces organes sont susceptibles, et qu'il doit se produire, par exemple, des dilatations ou des ruptures de ces vaisseaux sans qu'il nous soit possible de les apprécier comme nous le faisons sur les gros troncs veineux et artériels.

Je ne me dissimule pas que je ne puis étayer cette manière de voir sur quelque pièce d'anatomie pathologique, et que cette opinion est déduite *à priori* du fait rapporté par Scarpa.

Mais si l'on réfléchit à l'action si souvent salutaire des astringents et des toniques locaux dans des cas de faiblesse et même d'impuissance complète, on conviendra qu'il n'est pas entièrement déraisonnable d'admettre, soit la résolution de quelque caillot sanguin, soit le resserrement, et par conséquent l'énergie imprimée aux parois des vaisseaux.

Les altérations de la circulation locale de la verge me paraissent encore démontrées par l'aspect que présente le pénis des impuissants par suite d'excès de coït ou d'abus d'onanisme. Ces malheureux ont presque tous une verge plus dure et plus résistante que dans les autres cas d'anaphrodisie : on dirait que le sang, amassé dans l'organe, s'est coagulé dans les vaisseaux et ne circule plus. C'est qu'en effet, les tuniques de ces vaisseaux, trop souvent distendues par le coït ou la masturbation, perdent peu à peu leur élasticité et leur contractilité, et finissent par laisser stagner le sang dans leur cavité doublée de volume.

Cette explication est si vraie, en faisant une large part à la fatigue éprouvée par l'innervation, que dans l'impuissance propre aux débauchés et aux masturbateurs, l'eau froide ou la glace même sont, de toutes les applications locales, celles qui réussissent le mieux.

Il ne me paraît donc pas entièrement contraire à la vérité

scientifique d'admettre que dans certaines impuissances, la cause du mal est tout entière, soit dans une lésion de l'appareil circulatoire de la verge, soit dans une altération de cette circulation.

Cette opinion m'est peut-être moins personnelle qu'on ne pourrait le croire. On lit, en effet, dans Fodéré les lignes suivantes : « Des vices locaux dans les vaisseaux, dans les nerfs ou dans les muscles de l'organe, empêchent parfois que les cellules des corps caverneux ne se remplissent de la quantité de sang nécessaire pour l'érection, ce qui produit une atonie approchant de la paralysie. Chaptal et Gesner ont guéri de pareilles atonies du membre viril, qui duraient depuis trois ans, par des immersions répétées dans une décoction de semence de moutarde. Weikard a eu le même succès avec le musc donné intérieurement à un homme presque octogénaire. D'autres médecins, en employant des bains froids et le fer, ont réussi sur des sujets que trop de jouissances ou la masturbation avaient réduits à l'impuissance. Mahon a obtenu guérison en faisant baigner la partie dans un mélange de liqueurs minérales d'Hoffmann et d'eau, et en l'enveloppant ensuite de linges imbibés du même mélange (1). »

Ainsi que je le disais plus haut, il est très souvent impossible de constater matériellement, soit la lésion anatomique, soit l'obstacle à la marche du fluide sanguin ; il faut alors recourir à la méthode d'exclusion dont la certitude n'est malheureusement pas absolue ici, puisque le praticien se trouvera toujours en face, en dernière analyse, de l'impuissance idiopathique.

Il reste alors le *criterium* fourni par la thérapeutique.

Malheureusement ce *criterium* n'est pas d'une valeur

______

(1) *Traité de médecine légale et d'hygiène publique*, t. I, p. 382.

incontestable, parce que les astringents et les toniques n'ont pas une action tellement spéciale qu'ils ne réussissent que dans ces circonstances, et que même, ces circonstances existant réellement, les médications astringentes et toniques ne puissent pas échouer quelquefois.

En tout état de choses, cette ignorance, je pourrais même dire cette absence d'un diagnostic certain , est moins à regretter qu'on ne pense ; car, pour que le scalpel de l'école anatomique, aidé du microscope, s'il l'eût fallu, n'ait pas enrichi la science d'observations analogues à celles de Scarpa, il faut que les dilatations ou les ruptures des vaisseaux de la verge soient assez rares, ou même trop facilement réparables pour laisser des traces après la mort de l'individu.

7° Maladies du cordon spermatique et des testicules.

Les maladies du cordon spermatique et celles qui affectent les testicules ont entre elles de telles connexions, que je crois devoir les réunir dans un même paragraphe, d'autant mieux que, me proposant plus tard de les mettre dans leur véritable jour, c'est-à-dire de les considérer comme causes de stérilité, je ne veux les aborder ici que dans leurs résultats par rapport à l'impuissance ; en d'autres termes, je n'ai l'intention de discuter que la question suivante dont l'intérêt n'échappera à personne :

La stérilité est-elle une cause d'impuissance ?

Il est évident que je ne vais pas anticiper ici sur l'histoire de la stérilité, qui m'occupera dans une autre partie de cet ouvrage, et que, sans rechercher les causes nombreuses qui chez l'homme annihilent la faculté procréatrice , je limite la question en ces termes : La présence du sperme est-elle nécessaire pour l'accomplissement du coït? ou bien encore : Les désirs vénériens, l'érection de la verge et le plaisir, compagnons ordinaires de la copulation, se peuvent-ils produire non-seulement avec une sécrétion morbide du sperme, mais encore en dehors de toute sécrétion de ce liquide?

La solution de ce problème n'est pas seulement intéressante aux points de vue de la pathologie et du mariage ; elle acquiert une importance très grande en médecine légale dans les questions d'adultère et de viol.

A côté de ce problème, il en est un autre d'un intérêt tout aussi majeur, qui complète l'ensemble de la question et que j'aborderai également quand l'heure sera venue : c'est de savoir si l'impuissance est une cause de stérilité.

Pour le moment, je dois me borner à la première proposition que j'ai formulée dans les termes les plus généraux.

Quand on étudie l'histoire des eunuques et des castrats, on est obligé d'établir une distinction fondamentale au point de vue qui nous occupe, à savoir : si l'absence des organes spermatiques est congénitale ou accidentelle, et, dans ce dernier cas, à quelle époque de la vie a eu lieu l'extirpation ou l'atrophie des testicules.

Quand l'absence des glandes spermatiques est le résultat d'un vice de conformation, l'impuissance en est une conséquence fatale ; non-seulement la verge est incapable d'érection, mais encore l'infortuné atteint de cette infirmité n'a jamais de désirs et ignore toujours les charmes d'un sexe sur un autre (1).

Il n'est pas nécessaire, pour que la virilité se produise, que

(1) Je ne préjuge point ici la réalité de l'absence congénitale des glandes spermatiques. Voyez plus loin, pour la solution de ce point controversé d'anatomie, le chapitre consacré aux anomalies du testicule

les testicules occupent leur place ordinaire dans le scrotum : les cryptorchides, ou ceux dont les didymes sont restés dans l'abdomen, jouissent de tous les attributs *copulateurs* d'un homme bien conformé. Je dis les attributs copulateurs, parce que je montrerai ailleurs que cet arrêt des testicules au-dessus de l'anneau inguinal peut, dans quelques circonstances, être une cause de stérilité.

Mais, pour en revenir à notre sujet, lorsque les testicules ne se trouveront ni dans les bourses, ni dans l'abdomen, et que cette absence sera une de ces erreurs irréparables dont la nature nous donne trop souvent, hélas! le spectacle, l'impuissance sera complète, radicale et au-dessus de toutes les ressources de l'art.

On dirait que l'organe sécréteur du sperme contient le souffle qui doit donner la vie au sens génital, qu'il renferme un principe vital, un ενορμον spécial à ce sens, et qu'il le lui communique seulement à l'époque de la puberté.

Et cela est si vrai, que la castration ou l'atrophie accidentelle des testicules après cet âge n'entraînent pas fatalement une impuissance radicale. Sans doute, les désirs vénériens et la force virile n'ont pas, toutes choses égales d'ailleurs, l'énergie qu'ils présentent chez un homme non mutilé, et si l'eunuque ou le castrat ne peuvent accomplir des exploits comparables à ceux de ce Catalan dont une reine d'Aragon fut obligée, par ordonnance, de réglementer les victoires (1), ils sont encore capables, non-seulement d'éprouver des transports, mais encore de les faire partager à la femme. Les dames romaines n'ignoraient point cette particularité, et, désireuses de jouir du *concu-*

____

(1) On lira avec plaisir le récit de ce jugement dans Montaigne : *Essais*, liv. III, chap. v.

bitus sine Lucinâ (1), elles la mettaient à profit, comme nous l'apprend Juvénal :

> Sunt quas eunuchi imbelles, ac mollia semper
> Oscula delectent, ac desperatio barbæ ;
> Et quod abortivo non est opus... (2).

Ainsi, arrivant après l'établissement de la puberté, l'absence des testicules, et par conséquent de la sécrétion spermatique, c'est-à-dire la stérilité essentielle, fondamentale, certaine, n'est pas fatalement une cause d'impuissance. Que l'absence de cette sécrétion soit déterminée par l'extirpation de l'organe, par sa dégénérescence, par sa compression, par l'oblitération des vaisseaux séminaux ou par quelque autre cause que ce soit, l'influence qu'en ressent la faculté copulatrice est toujours la même. Qui ne sait en effet que les individus porteurs d'un sarcocèle double, d'un varicocèle volumineux, dont les facultés fécondantes sont éteintes, conservent cependant la possibilité d'exercer

---

(1) En 1750, parut à Londres, sous le nom d'Abraham Johnson, un mémoire en forme de lettre adressée à la Société royale de Londres, et ayant pour titre : *Lucina sine concubitu.* — Peu de temps après, Richard Roe publia, en réponse au mémoire de Johnson, une dissertation ayant pour titre : *Concubitus sine Lucinâ,* dans laquelle l'auteur se flattait d'apprendre à l'humanité un secret bien plus avantageux que celui de faire des enfants sans congrès, *Lucina sine concubitu,* et qui n'était autre chose que le coït sans la fécondation, *concubitus sine Lucinâ,* ou le *plaisir sans peine.* — C'est cette expression, heureusement choisie, qui m'a servi à peindre les intentions des dames romaines lorsqu'elles introduisaient des castrats dans leur couche.

(2) Sat. VI, vers 364. Voici la traduction de ces vers, par Méchin :

> Pour d'autres, un eunuque a d'autant plus d'attraits,
> Que, s'il offre à leurs sens des plaisirs imparfaits,
> Ses baisers sont plus doux ; de leurs feux adultères
> Leurs flancs ne pourront point révéler les mystères.

le coït? Sans doute la faculté copulatrice, et avec elle les désirs vénériens, n'ont plus ni la même énergie ni la même fréquence de besoins; ils diminuent d'intensité, cela est vrai, et la suppression de la sécrétion séminale n'a généralement sur eux qu'une influence de plus ou de moins.

L'altération du sperme, qu'elle qu'en soit d'ailleurs sa nature, a une action encore moins marquée que sa suppression sur l'organe copulateur. Il faut ici ne pas confondre avec ce que j'entends par altération du sperme certaines affections des organes qui altèrent en effet la semence, comme les abcès des testicules ou des vésicules séminales, le cancer de la prostate, etc., etc. J'ai examiné des spermes qui ne contenaient aucune trace d'animalcules, et je puis assurer que les individus qui me l'avaient fourni étaient loin de se plaindre d'impuissance. D'autres fois le sperme est si fluide, qu'on le prendrait volontiers pour le produit de la sécrétion prostatique, et pourtant la faculté copulatrice n'en est point diminuée. On pourrait multiplier les exemples dans lesquels l'altération du sperme n'a en rien affaibli la force virile des individus qui la présentaient, et l'on comprendrait difficilement qu'il n'en fût pas ainsi, alors que l'ablation des testicules n'entraîne pas fatalement la mort de tout l'appareil génital.

Je rappellerai ces considérations lorsque j'examinerai l'influence de l'impuissance sur la stérilité, et je rapprocherai les conséquences auxquelles je suis arrivé ici de celles que me fournira alors l'examen du second problème.

CHAPITRE IV.

IMPUISSANCE CONSÉCUTIVE.

J'ai, dans le chapitre précédent, passé en revue les états divers, physiologiques ou pathologiques, qui s'accompagnent de l'altération d'une ou de plusieurs des conditions que nous avons reconnues nécessaires pour constituer chez l'homme le coït normal ; je vais maintenant m'occuper des circonstances qui, disparues depuis un temps plus ou moins long, laissent, comme trace de leur passage dans l'organisme, l'inaptitude à l'acte copulateur.

Parmi ces circonstances, les unes, purement et entièrement physiques, ne sont pas autre chose que les états pathologiques, la maladie proprement dite ; les autres, au contraire, soumises à notre libre arbitre, ont eu besoin pour se produire, de l'incitation interne que l'on appelle la volonté.

C'est dans cette division que je comprendrai toute la matière de ce chapitre.

§ 1. — Impuissance consécutive à un état organo-pathologique.

Les états pathologiques qui laissent après eux l'impuissance sont excessivement nombreux ; la majorité de ceux qui la comptent au nombre de leurs symptômes peut être rangée dans cette catégorie, car les altérations locales, soit de l'innervation, soit des tissus, sont souvent assez profondes pour survivre à la cause qui les avait produites. Ce fait, d'un ordre de pathologie générale, se montre tous les jours, par exemple, dans les affections comateuses, dont la paralysie ou l'anesthésie persistent en tout ou en partie après la disparition de l'apoplexie ou de l'accident cérébral qui les avaient au nombre de leurs symptômes.

Je me suis ailleurs suffisamment occupé des affections qui s'accompagnent d'impuissance, pour qu'il me soit permis de ne plus y revenir ici ; je dirai seulement d'une manière générale que la suspension de la fonction copulatrice peut persister, dans les cas où la maladie n'avait pas son siége sur l'appareil génital lui-même, toutes les fois que l'innervation ou les forces plastiques de l'organisme ont été profondément troublées, comme, par exemple, dans à peu près toutes les affections des centres nerveux, dans les maladies débilitantes et dans les convalescences longues et pénibles.

Quelquefois ces mêmes affections, sans avoir produit l'impuissance, et même après avoir occasionné un état tout à fait contraire, lèguent au malade ce triste accident. J'ai observé un fait de ce genre, et il en existe plusieurs exemples dans la science ; ce fait a rapport à une apoplexie du cervelet qui, pendant tout le temps qu'elle dura, produisit une espèce de priapisme, et laissa, après sa guérison, une impuissance complète qui ne se dissipa qu'après plusieurs mois d'une médication localement excitatrice.

Les pertes trop abondantes de sang, d'urine, de matières fécales, etc., agissent comme les maladies débilitantes, et doivent être rangées dans le cadre de celles qui portent atteinte aux forces plastiques.

En résumé, les maladies générales auxquelles l'impuissance consécutive peut être rapportée se divisent en deux grandes classes : 1° celles dont l'action délétère s'est exercée sur l'innervation ; 2° celles dont l'influence s'est principalement fait sentir sur la vie de nutrition.

Dans le premier cas, l'impuissance a surtout pour caractère l'impossibilité de l'érection ; presque toujours les désirs vénériens subsistent, l'organe seul fait défaut.

Dans le second cas, au contraire, la flaccidité de la verge s'accompagne presque constamment d'indifférence pour le sexe ; l'apathie morale est au niveau de la faiblesse génitale, et le malade, privé de désirs, n'obéit qu'à sa raison en voulant ressaisir des jouissances vers lesquelles rien ne le pousse.

Aussi la médication, est-il besoin de le dire, différera complétement dans l'un ou l'autre cas : excitatrice lorsque l'impuissance sera consécutive à une affection des centres nerveux, elle sera fortifiante d'abord et excitante ensuite lorsque l'anaphrodisie succédera à des altérations des forces plastiques.

J'ai dit ailleurs (1) les ressources qu'offre chacune de ces médications ; je n'y reviendrai pas ici, et j'aborde la partie la plus intéressante de ce paragraphe, c'est-à-dire celle qui se rapporte aux maladies dont l'appareil génital est le siége.

En première ligne, et pour ne rien omettre, je dois signaler les accidents traumatiques et la gangrène qui ont emporté l'organe copulateur, ainsi que les affections diverses qui ont déterminé l'amputation de la verge. — Insister sur ces circonstances serait tomber dans les facéties de M. de la Palisse. — Cependant on s'est demandé si le congrès était encore possible alors qu'il ne restait plus au-devant du pubis qu'un morceau de verge. — La question est fort intéressante, je l'avoue, au point de vue de la médecine légale et de la fécondation, mais elle me paraît complétement résolue par rapport au coït tel que je l'ai défini.

(1) Voyez les pages 192 et suivantes.

En effet, le gland étant le siége du plaisir spécial, *sui generis*, que procure l'excitation vénérienne, il est bien évident qu'en l'absence de cet organe, la sensation spéciale dont je parle ne se produira pas, et que le congrès ne pourra déterminer qu'une manifestation de la sensibilité générale. Aussi, en admettant que l'érection du morceau restant de la verge soit suffisante pour permettre un rapprochement sexuel, le coït sera incomplet et l'impuissance réelle par défaut de véritable volupté.

D'ailleurs, lorsqu'il est admis que les corps caverneux d'un pénis accidentellement raccourci se peuvent gorger de sang comme dans une érection normale, la question du coït perd beaucoup de son importance, à cause de toute absence de thérapeutique, et il ne reste véritablement d'intéressant que la question de fécondation, tant au point de vue de la médecine légale que par rapport à l'ordre social.

Ce n'est point ici le lieu d'aborder ce problème, que je renvoie à une autre partie de cet ouvrage.

Je fais la même réserve pour les maladies du testicule, du cordon spermatique, des vésicules séminales et de la prostate, qui seront mieux placées dans le cadre réservé à la stérilité, et je ne m'occuperai ici que de quelques affections de la verge dont les suites peuvent entraîner l'inaptitude à la copulation.

Le phimosis se présente en première ligne, quoique la difficulté du coït qui lui succède doive être rapportée moins à la maladie elle-même qu'au mode opératoire qui a amené sa guérison.

Écoutons sur ce point J.-L. Petit, qui, discutant les avantages qu'offre l'incision unique et supérieure du prépuce sur la double incision latérale, dit, avec cette grande raison qui l'a si haut placé dans l'estime des chirurgiens : « Outre les avantages que procure l'incision qui partage le prépuce en deux parties égales, on peut ajouter que l'incision ou les incisions latérales sont difformes et nuisent aux fonctions de la verge; l'incision latérale découvre le gland d'un côté seulement, pendant que la partie du gland opposée est entièrement cachée, sans qu'on puisse la découvrir, surtout lorsqu'il y a gonflement et inflammation; car alors le prépuce ne peut plier, soit par son épaisseur, soit par sa dureté. Après la guérison, la difformité qui reste nuit à la génération, en ce que le prépuce se trouve tout d'un côté et forme un paquet de peau qui rend l'introduction de la verge difficile et même douloureuse; mais la difformité est encore plus grande lorsqu'on coupe des deux côtés, parce qu'il reste un lambeau entre les deux coupures, qui fait à peu près le même effet que dans le cas précédent (1). »

Ces sages et judicieuses observations n'ont pas peu contribué à faire abandonner l'incision ou les incisions latérales dans l'opération du phimosis; mais si le mode opératoire que proscrit J.-L. Petit avait été employé, et si les lambeaux médians présentaient l'incommodité dont il est question, il ne faudrait pas hésiter, ainsi que le propose le chirurgien que je cite, à faire l'amputation de ces lambeaux

Avant de quitter le domaine de la médecine opératoire, je dois signaler toutes les opérations pratiquées sur la verge comme capables de déterminer, à la suite des cicatrices, une courbure de cet organe qui rende impossible ou tout au moins très difficile son intromission dans la cavité vaginale.

Soit que l'opération n'intéresse que le fourreau de la verge, comme dans les cas où l'on veut artificiellement former un prépuce dans le paraphimosis naturel; soit qu'elle

(1) *OEuvres complètes*, p. 698.

atteigne le corps spongieux de l'urètre ou les corps caverneux, le résultat est identique ; des adhérences s'établissent, dans le premier cas, entre les parties des téguments incisés, de sorte que la peau, retenue par ces adhérences, résiste sur ces points au développement de la verge et l'incline fatalement de ce côté ; dans le second cas, les adhérences ont lieu entre les cellules des corps spongieux de l'urètre ou des corps caverneux, et la courbure est déterminée par l'impossibilité qu'éprouve le sang de pénétrer ces adhérences, pendant qu'il remplit toutes les autres parties de l'organe copulateur.

Les mêmes effets se produisent aussi dans les états pathologiques qui amènent des solutions de continuité dans les tissus de l'appareil génital, comme, par exemple, dans les cas de brûlure ou de gangrène qui enlèvent quelques portions du scrotum ou de la peau de la verge.

Cet accident, c'est-à-dire la courbure de la verge, dû à une cicatrice vicieuse ou à des adhérences des cellules du tissu érectile, serait sans nul doute prévenu, s'il était possible de maintenir l'érection du pénis pendant tout le traitement de la maladie ; malheureusement cet état ne saurait être obtenu pendant un si long temps, même d'une manière artificielle, d'autant mieux qu'un priapisme, venant compliquer les accidents inflammatoires dont s'accompagnent toujours les circonstances dont il est ici question, pourrait occasionner des accidents plus graves que la maladie principale et que l'infirmité dont elle est quelquefois suivie.

Celle-ci est assez rarement au-dessus des ressources de l'art ; mais il est à craindre de voir échouer toute thérapeutique lorsque les adhérences seront anciennes, ou lorsque des érections vigoureuses ne succéderont pas à la cicatrisation.

Dans les circonstances opposées, c'est-à-dire lorsque les adhérences sont récentes et que le sang afflue avec abondance dans les corps caverneux, il suffit, la plupart du temps, de seconder simplement la nature. Les fondants, tels que les iodures, le mercure et la ciguë, appliqués localement, rendent de très grands services, si, en même temps, je le répète, les érections de la verge se soutiennent régulières et énergiques.

Cette dernière condition est si importante qu'elle a été soigneusement notée par J.-L. Petit : « J'ai remarqué, dit-il, en parlant des adhérences qui se forment entre les cellules du corps spongieux de l'urètre et des corps caverneux pendant l'inflammation blennorrhagique, j'ai remarqué que ces tumeurs se fondent ordinairement pendant le traitement, soit d'une chaude-pisse cordée ou de toute autre inflammation de la verge ; mais qu'elles subsistent toujours à ceux qui perdent l'érection et qui ne la recouvrent point pendant le traitement ou immédiatement après (1). »

Ces lignes de J.-L. Petit nous apprennent qu'à côté des accidents traumatiques ou des opérations pratiquées sur la verge qui font le sujet de ce paragraphe, on doit placer les inflammations urétrales ou du pénis tout entier, quelle que soit d'ailleurs la nature de ces phlegmasies. On ne peut nier qu'il n'y ait là en effet une cause bien réelle d'adhérence entre les cellules du tissu érectile ; j'ai eu occasion d'observer plusieurs fois les tumeurs qui en résultent, mais toutes celles que j'ai vues n'étaient pas assez volumineuses pour entraîner une courbure de la verge ; je me rappelle, entre autres faits, celui d'un commissaire-priseur chez qui toute blennorrhagie (et il en avait souvent) était annoncée

____

(1) *Loc. cit.*, p. 716.

par la présence au corps spongieux de l'urètre, d'une de ces petites tumeurs qui disparaissait à la suite du traitement antiblennorrhagique, sans jamais avoir inquiété le malade.

Cependant on comprend que la courbure de la verge puisse être amenée par l'inflammation de l'urètre et du pénis, c'est-à-dire par les adhérences que ces états déterminent; l'observation de J.-L. Petit reste tout entière, et dans ce cas les indications thérapeutiques sont conformes à celles que j'ai indiquées plus haut, à l'occasion des courbures de la verge succédant à des opérations ou à des accidents traumatiques sur cet organe.

§ II. — Impuissance consécutive à un état pathogénique.

Les circonstances morbifiques dont il va être question ne sauraient être confondues avec ce qu'en pathologie générale on appelle causes prédisposantes, déterminantes ou occasionnelles : toujours placées sous la dépendance de la volonté, et ne faisant sentir leur action anaphrodisiaque qu'après un temps plus ou moins long, elles ne comprennent ni les tempéraments, ni les constitutions qui sont du domaine des causes prédisposantes; ni l'âge, ni les affections morbides, tant générales que locales, qui rentrent dans le cadre des causes déterminantes; ni la crainte, ni les superstitions, ni les sentiments antipathiques, qui sont essentiellement des causes occasionnelles.

Toujours dépendantes de la volonté, les circonstances qui font le sujet de ce paragraphe se distinguent par ce caractère des états morbides dont je viens de parler, qui, eux, ne ressortent pas de la conscience, comme, par exemple, les maladies du cerveau et de la moelle épinière, les affections de l'appareil génital, etc., etc.

Mais ce caractère, excellent sans doute pour déterminer leur physionomie, ne suffit pas pour les faire mettre parmi les causes de l'impuissance ; il faut, pour qu'elles aient cette influence, que leur action se répète souvent et pendant un laps de temps plus ou moins long ; en d'autres termes, il faut qu'il y ait *excès* dans l'exercice de la fonction mise en jeu par ces circonstances, *abus* de l'organe, et par conséquent *abus* de la circonstance morbifique elle-même,

Les mots excès et abus ne doivent point être pris dans un sens absolu ; la durée et la fréquence de l'acte qui constituent ces états, sont liées à tant de circonstances diverses, physiologiques et pathologiques, que ce qui est excès pour l'un est simplement usage pour l'autre. L'âge, le tempérament, la constitution, les habitudes, l'état de santé ou de maladie, etc., jouent nécessairement un grand rôle dans l'histoire des excès et des abus, et quoique les circonstances morbifiques dont je parle se rangent parmi les causes les plus fréquentes et les mieux connues de l'impuissance, il faut dans l'étiologie de cette dernière, pour ne pas tomber dans des erreurs regrettables, tenir grand compte de toutes ces influences et ne pas adopter sans examen la conviction des malades, surtout de ceux qui ont des prétentions médicales ou qui lisent les livres relatifs à notre art

A. *Abus d'agents débilitants ou anesthésiques.*

Les substances dont l'usage abusif peut entraîner l'impuissance seraient, s'il en fallait croire les anciens, aussi nombreuses que variées. Peu d'auteurs se sont tenus dans la réserve qu'observe Venette sur ce point, et il est peut-être utile de rappeler ici rapidement quelques-uns de ces agents dont la réputation fut anciennement très grande.

En première ligne se place le *vitex* ou *agnus castus*, avec les branches et les feuilles duquel les dames d'Athènes, selon Dioscoride (1) se dressaient des lits pendant les fêtes consacrées à Cérès. Arnaud de Villeneuve va même plus loin que son devancier, et il prétend que pour apaiser les aiguillons de la chair, il suffit de porter un couteau dont le manche serait fait avec le bois de cet arbrisseau. C'est sur la foi de ces témoignages que l'agnus castus était employé dans les monastères, à l'anéantissement des désirs contraires à la chasteté de ces saints lieux.

Le nénuphar doit sa réputation à Pline, qui assure « que ceux qui en prendront pendant douze jours, se trouveront incapables de contribuer à la propagation de l'espèce; et que si l'on en use l'espace de quarante jours, on ne sentira plus les aiguillons de l'amour (2). »

La laitue, dont on a tant vanté les vertus anaphrodisiaques, doit tout l'honneur dont elle a joui à un charmant épisode de la fable. Vénus, d'après le récit des poëtes, voulant oublier ses amours adultères, ensevelit Adonis sous une feuille de laitue, et garda, dès lors, grâce à cette plante, une chasteté peu compatible avec ses goûts et ses habitudes.

Le café, que ses propriétés excitantes auraient dû mettre à l'abri de tout reproche d'anaphrodisie, a été vivement attaqué dans une thèse restée célèbre et soutenue en 1695, à la Faculté de médecine de Paris, et a été accusé de rendre *les hommes et les femmes inhabiles à la génération.* Stenzel, venu ensuite, compte aussi l'impuissance parmi les maladies qu'entraîne l'usage immodéré du café, et, à cette occasion,

______

(1) *Commentaire* de Matthiole, *sur le* Ier *livre de Dioscoride*, ch. cxvi.
(2) *Histoire du monde*, liv. XXV, chap. vii.

il raconte une histoire qui, malgré son authenticité apocryphe, mérite d'être connue : « L'usage modéré du café, dit-il, loin d'affaiblir la force de ceux qui sont d'un tempérament vif et robuste, et qui ont les parties de la génération en bon état, sert au contraire à les exciter à l'amour. Il produit des effets contraires dans les personnes faibles qui abondent en phlegme, qui ont beaucoup de particules terrestres superflues, et dont les organes de la génération sont languissants. De ce nombre était Mahmud Kasnin, roi de Perse, qui était grand preneur de café et qui se trouva hors d'état de s'acquitter du devoir conjugal. Sa femme attribua son impuissance à l'usage immodéré qu'il faisait du café ; et elle en était tellement persuadée, que voyant un jour de sa fenêtre un cheval qu'on allait châtrer, elle dit à ceux qui le menaient qu'ils pouvaient se dispenser de faire souffrir à cet animal une opération aussi cruelle, puisqu'en lui donnant seulement du café, on pourrait le rendre aussi énervé que le roi (1). »

Le nitrate de potasse a été également accusé de produire l'anaphrodisie, et l'usage qui s'en répandit en Angleterre lorsque Bacon l'eut mis en faveur, attira au chancelier les malédictions des dames : « Le nitre, dit l'auteur anonyme des *Anecdotes de médecine*, est un sel dont l'usage ne dispose pas à l'amour. C'est un puissant remède dans les cas où il faut s'opposer à une disposition inflammatoire du sang. Le chancelier Bacon avait conçu pour cette substance saline une sorte d'affection. Il fit tous ses efforts pour en accréditer l'usage : il engagea tous les médecins d'Angleterre à concourir à son dessein. Le nitre devint à la mode. Sur la parole d'un aussi grand homme, on le prodigua dans

(1) *Toxicologia*, lib. I, *Coffæa*.

presque toutes les maladies. On le prenait même dans la meilleure santé, comme un préservatif; mais les femmes proscrivirent bientôt ce remède. Elles trouvèrent que leurs maris étaient moins portés à satisfaire leurs désirs depuis qu'ils en usaient. Elles s'en prirent au chancelier qui l'avait répandu. Quelques-unes, apparemment plus sensuelles que raisonnables, allèrent même jusqu'à crier à la sorcellerie, au maléfice, etc., etc. (1). »

Je n'en finirais pas, si je voulais rapporter toutes les substances que la crédulité ou l'ignorance ont accusé, soit d'anéantir les désirs, soit d'abattre l'énergie virile. J'estime qu'il n'y a.pas plus d'anaphrodisiaques que d'aphrodisiaques vraiment dignes de ce nom. Le sens génital est, comme tous les autres sens, soumis aux lois de la sensibilité générale, et, à ces conditions, accessible aux moyens ordinaires de la thérapeutique. Quant à sa sensibilité spéciale, qui le distingue et le constitue ce qu'il est, ayons le courage de reconnaître notre ignorance, qui n'a peut être pas toute la gravité que l'on serait tenté de lui attribuer de prime abord. Dans l'amaurose, dans la surdité, s'occupe-t-on de la sensibilité spéciale qui constitue la vision ou l'ouïe? Évidemment non; les moyens thérapeutiques les plus certains et les plus usités contre ces affections ne sont pas des spécifiques; ils sont tous tirés du cadre de la thérapeutique générale.

Mais par cela même que je conteste l'existence de substances anaphrodisiaques proprement dites, j'admets l'action débilitante de certains agents sur les organes génitaux; tels sont ceux qui dans la matière médicale portent les noms de *narcotiques, stupéfiants*, etc.

Il est incontestable, en effet, que l'usage longtemps

____

(1) *Anecdotes de médecine*, 2ᵉ partie, anecd. CXXXII, p. 28.

prolongé de l'opium, du datura, de la jusquiame, etc., ne puisse amener l'impuis ance ; les Orientaux, qui font abus des préparations o, iacées et du chanvre indien sous le nom de haschich, leur doivent attribuer autant, sinon plus, qu'aux excès vénériens, la débilité précoce qui les frappe.

A côté des stupéfiants proprement dits, viennent se placer tous les agents qui exercent une action sédative sur le système nerveux, et qui, par conséquent, est analogue à celles des narcotiques. Fodéré mentionne sous ce rapport le fait suivant : « L'asphyxie par la respiration de gaz impropres à cette fonction, dit-il, cause quelquefois une impuissance temporaire par suite de l'impression sédative que ces gaz produisent sur le système sensitif, et qui assimile leurs propriétés à celles de l'opium, de la jusquiame, etc. J'ai traité un homme, âgé d'environ quarante ans, qui, ayant échappé à un état apoplectique occasionné par la vapeur de charbon, resta tellement impuissant pendant six mois, qu'il était absolument insensible à toutes les caresses que sa femme, qu'il aimait jusqu'à la jalousie, mettait en usage pour l'exciter. Il reprit complétement ensuite son état naturel (1). »

L'impuissance produite par l'abus des narcotiques ou des agents dont l'action est analogue à celle des stupéfiants, respecte d'ordinaire les désirs vénériens, et n'est caractérisée que par l'impossibilité de l'érection. Le système nerveux est seul atteint, c'est sur lui seul qu'il faut agir.

Mais ici une difficulté se présente : convient-il de s'adresser aux masses encéphalique et spinale, ou ne faut-il porter sa thérapeutique que sur l'appareil génital même ? Quelques expériences que j'ai faites, et quelques observations que j'ai recueillies, m'ont convaincu que, dans la ma-

____

(1) *Traité de médecine légale*, etc., Paris, 1843, t. I, p. 382.

jorité des cas, il fallait s'abstenir de tout excitateur général, surtout des moyens internes, tels que la brucine, la
strychnine, la noix vomique, etc., etc.

Au contraire, l'électricité, limitée aux organes génitaux, et peut-être la flagellation, me paraissent, dans les
cas dont il s'agit, d'une efficacité bien supérieure à toute
autre médication. On ne dédaignera pas les frictions sèches
ou excitantes tout le long du rachis, car elles sont presque
toujours des adjuvants utiles de la flagellation.

Il est inutile de marquer que toute thérapeutique serait
vaine, si l'usage des substances qui ont amené l'impuissance, n'était pas complétement suspendu. C'est une condition *sine quâ non* de réussite, et toute médication doit
commencer par là.

Il est une autre classe d'agents, dont l'action, toute différente de celle des narcotiques, peut cependant aussi produire l'impuissance.

Ce sont les *fondants*.

Tout le monde sait l'influence exercée sur les glandes
par le mercure, l'iode, le brome, l'or, l'argent, etc., influence qui peut aller jusqu'à l'atrophie de ces organes. J'ai
interrogé un très grand nombre de syphilitiques soumis,
soit aux mercuriaux, soit aux préparations d'iode, et presque
tous m'ont avoué un affaiblissement de l'organe sexuel,
après une durée plus ou moins longue de leur traitement.
De plus, j'ai été consulté plusieurs fois pour impuissance
complète et absolue chez des phthisiques rendus à la santé
par l'inhalation souvent répétée des vapeurs d'iode (1).

Aucun doute ne saurait s'élever sur la réalité de l'action
anaphrodisiaque des fondants, d'autant mieux que l'ana-

_____

(1) Voir la page 306.

phrodisie se trahit quelquefois par l'atrophie même des
testicules. Cette dernière altération n'est pas constante ou
du moins n'est pas toujours appréciable, soit que l'on n'ait
pu tenir compte de l'état antérieur du testicule, soit que
l'épaississement ou l'infiltration de quelque tunique redonne
à l'organe le volume qu'il a perdu, soit par tout autre motif.

Cependant, avouons-le, pour que le genre d'impuissance
dont il s'agit se produise avec une certaine gravité, il est
nécessaire que l'usage des fondants ait été continué longtemps, comme, par exemple, dans le traitement de la phthisie
pulmonaire par la méthode de MM. Piorry ou Chartroule.
C'est ainsi que certaines professions exposent ceux qui les
exercent à perdre leur virilité, comme on peut s'en convaincre chez les ouvriers qui manient le mercure et ses préparations. J'ai examiné un certain nombre de miroitiers et de
doreurs sur métaux, et, chez presque tous, j'ai constaté
des testicules moins volumineux que chez les autres
hommes.

Dans cette sorte d'impuissance, les malades sont peu
sollicités par les désirs vénériens. Ils montrent de l'indifférence pour les plaisirs sexuels, et quand ils veulent s'y
abandonner, ils trouvent presque toujours un organe indo-
cile et peu actif.

Quand ces dispositions morales et physiques atteignent
certaines limites, il est à craindre que les organes testiculaires
aient éprouvé une altération profonde et se soient atrophiés,
auquel cas les ressources de la médecine sont complétement
nulles.

Mais il est rare, je le répète, que l'usage des fondants ait
pu être poussé assez loin pour déterminer une pareille impuissance, sans avoir au préalable occasionné des désordres
assez graves qui en font suspendre l'emploi. Aussi, dans la

plupart des cas, on n'a affaire qu'à un simple affaiblissement du sens génital, et alors un bon régime analeptique et l'air de la campagne suffisent avec le temps pour ramener toute l'énergie virile.

B. *Abus de l'appareil musculaire.*

On peut comparer les effets des exercices musculaires immodérés à ceux des sécrétions trop abondantes ; ils se traduisent, comme dit M. Londe (1), par l'épuisement du système nerveux cérébral et rachidien, par l'épuisement des organes de relation et des viscères, le trouble des digestions, soit que ce trouble se manifeste sous l'influence d'une alimentation stimulante ingérée après une grande fatigue, soit qu'il résulte de l'inertie de l'estomac, dont les plans musculeux ne se contractent plus qu'imparfaitement, bien que la membrane muqueuse se trouve dans un état tout à fait normal.

L'épuisement, qui, par la fatigue, se produit dans l'innervation, et l'état atonique de l'estomac, rendent parfaitement compte de l'impuissance qui succède aux excès de marche, de course, etc., mais cette impuissance est essentiellement passagère, et le repos et le sommeil, en réparant les pertes de l'influx nerveux, ramènent l'énergie dans l'appareil générateur.

Cependant, si les excès de l'exercice musculaire se prolongent d'une manière continue, de façon que l'épuisement nerveux ne se répare qu'imparfaitement, il peut arriver que les organes reproducteurs soient affectés de ce manque d'équilibre et participent plus ou moins à la caducité précoce qui frappe tout l'organisme.

(1) *Gymnastique médicale*, Paris, 1821.

Pourtant il faut reconnaître qu'une semblable impuissance est excessivement rare, et que l'action des excès des exercices actifs se porte plutôt sur le *consensus* moral que sur l'appareil génital lui-même. La fatigue corporelle allanguit l'esprit et émousse les passions ; la force vitale, consacrée tout entière à réparer les pertes éprouvées, semble n'avoir plus assez d'énergie pour seconder l'imagination dans ses rêves amoureux et ses images lascives. Près d'un homme épuisé par la marche ou tout autre exercice, la femme étale en vain les séductions de ses caresses et de sa beauté ; ses charmes ne reprendront tout leur empire que lorsqu'un repos et un sommeil réparateur auront redonné à l'imagination la vigueur qui engendre les désirs.

Presque toujours le régime alimentaire doit venir au secours de cette première condition de succès, et alors on donne la préférence aux aliments dont la digestion est facile et les sucs nutritifs. L'état de l'estomac, on le comprend, détermine la nature de ce régime, car, nul ne l'ignore, une substance est d'autant mieux assimilée qu'elle est plus facilement digérable. On ne peut donc, sous ce rapport, tracer une règle *à priori*.

C. Abus de l'appareil digestif.

S'il est un ensemble d'organes qui entretienne avec toutes les autres parties de l'économie des relations intimes et constantes, c'est à coup sûr l'appareil qui sert à la nutrition et partant à la conservation de l'individu ; aussi les excès dont la nutrition peut être l'objet, qu'ils soient en deçà ou au delà du type normal, exercent-ils une influence manifeste sur toutes les fonctions tant organiques qu'animales.

La fonction génitale, en dehors même des sympathies spéciales qu'elle entretient avec les fonctions digestives, et que je ferai mieux ressortir ailleurs, devait plus que toute autre peut-être se placer sous la dépendance de cet appareil, puisque son énergie et sa finalité sont proportionnelles, sauf quelques cas pathologiques exceptionnels, à la force de développement, qui se règle elle-même sur l'état de la nutrition.

Cet état, en dehors du type normal, s'offre, comme je le disais plus haut, sous deux formes entièrement opposées, c'est-à-dire avec excès en moins, ou avec excès en plus, et dont l'influence est, dans les deux cas, également funeste sur le sens génital. C'est donc à ce double point de vue que nous devons considérer les excès de la nutrition qui s'appellent, d'une part, tempérance, jeûne, macération, et, d'autre part, intempérance ou goinfrerie, quand il ne s'agit que des aliments, et ivrognerie, quand il s'agit de liqueurs spiritueuses.

1° *Excès de tempérance.* — L'histoire de toutes les religions, qui firent de la chasteté une vertu glorifiée dans leurs dogmes, nous a conservé le nom de pieux solitaires, qui, par des jeûnes et des macérations de toutes sortes, parvenaient à dompter l'aiguillon de la chair et à triompher dans les luttes que leur fanatisme engageait contre la nature. C'est ainsi que les saint Antoine et les saint Jérôme purent résister aux séduisants fantômes qui les venaient tenter pendant leur sommeil, et que tant de fervents cénobites rapportèrent à Dieu une virginité qu'ils avaient promis de respecter.

Sine Cerere et Baccho friget Venus est un vieil adage dont la vérité ne saurait être mise en doute ; mais il y a loin de la modération des ardeurs amoureuses causée par la tempérance à l'étouffement des désirs vénériens et à l'impuissance de l'organe copulateur amenés par les excès de jeûne et de macération.

La tempérance, unie surtout à la continence, loin de porter atteinte à l'énergie virile, lui donne, au contraire, une force-nouvelle, et pour qu'elle produise les désordres génésiques dont nous parlons, il faut qu'elle soit portée à l'extrème, et qu'elle détermine cet état d'affaiblissement général que j'ai précédemment étudié sous le nom de consomption.

Je ne reviendrai pas ici sur ce point, d'autant mieux que les exemples d'anaphrodisie par excès de tempérance sont des mythes dans nos sociétés modernes, et qu'il est plus utile de nous étendre sur les infirmités causées par les excès d'intempérance dont tous les jours, hélas! nous avons le triste spectacle.

2° *Excès d'intempérance.* — Quoique l'intempérance affecte spécialement le sens du goût (1), elle présente deux physionomies tellement tranchées, selon qu'elle dérive des excès de nourriture ou des excès de boisson, qu'il est indispensable de l'étudier séparément sous chacune de ces deux faces. Nous aurons donc à examiner l'intempérance par excès d'aliments et l'intempérance par excès de boisson.

1° *Intempérance par excès d'aliments.* — Les excès

______

(1) Quelques auteurs, Virey entre autres, dans l'article INTEMPÉ-RANCE du *Dictionnaire des sciences médicales*, comprennent sous le nom d'*intempérance* les excès du sens du goût et ceux du sens génital. Cette confusion est regrettable, parce que le même mot ne peut et ne doit servir à exprimer des faits si éloignés les uns des autres. Les moralistes, en désignant sous les noms de *continence* et d'*incontinence* les excès du sens génital, me paraissent plus logiques et me forcent ainsi à me ranger à leur opinion.

d'aliments, considérés au point de vue de l'impuissance, ont un triple mode d'action :

1° Ils amènent l'obésité, qui, ainsi que nous l'avons vu, constitue quelquefois un obstacle mécanique à la copulation.

2° Ils absorbent, au profit d'une seule passion, tous les stimulants de la vie morale.

3° Enfin, ils enlèvent à l'appareil génital tout ou partie de l'énergie vitale.

L'obésité m'a longuement occupé dans une autre partie de cet ouvrage (1), je n'y reviendrai pas ici.

Je ne m'arrèterai qu'aux deux autres modes d'action des excès de table, que l'on peut réunir dans le même cadre, parce qu'ils découlent de la même loi physiologique.

Cette loi est la suivante :

Tout organe ou tout appareil d'organes fonctionnant avec excès, a besoin d'un surcroît d'activité qu'il enlève aux autres organes, et plus spécialement à ceux qui entretiennent avec lui des rapports sympathiques, ou qui, déjà affaiblis, ont moins de force pour lui résister.

J'ai déjà dit, et j'exposerai plus longuement tout à l'heure, que les organes qui ont avec l'appareil génital les relations les plus intimes sont l'estomac et le cerveau, en tant que ce dernier organe est considéré comme le siége des facultés intellectuelles.

Je n'ai donc à m'occuper ici, d'une part, que des rapports de sympathie qui unissent l'estomac et les facultés morales d'où naissent les désirs vénériens, et d'un autre côté de l'influence qu'exerce l'organe digestif sur l'appareil de la copulation.

Sous le premier rapport, les excès de table, répétés d'une

(1) Voyez la page 263.

manière continue, agissent de deux manières sur l'organe de la pensée : tantôt en lui enlevant et en appelant vers l'estomac une grande quantité d'influx nerveux, afin de débarrasser les voies digestives des aliments qui les surchargent ; et tantôt en déterminant dans la masse cérébrale de petites congestions qui, souvent renouvelées, finissent par porter un trouble profond dans les fonctions de l'encéphale. Les grandes idées et les nobles passions sont incompatibles avec les plaisirs exagérés de la table. Les *gastrolâtres*, pour me servir de l'heureuse expression de Rabelais, arrivent à la longue à perdre le sentiment de leur personnalité et à se dépouiller de tous les nobles attributs qui distinguent l'homme de la brute. Voyez dans quel profond avilissement tombent les Romains, lorsque abandonnant les vertus antiques, ils s'assèyent aux tables somptueuses de leurs empereurs. Vainement l'amour les sollicite, la beauté les appelle ; leurs pensées, leurs désirs, leurs passions, sont ailleurs et poursuivent un autre but ! Semblables au Grec Philoxène, qui ne formait plus que le vœu d'avoir un gosier long comme l'oie, afin de mieux savourer les mets, les gastrolâtres concentrent dans un seul de leurs organes toutes leurs sensations, toutes leurs voluptés, tous leurs plaisirs, et si quelquefois leur imagination engourdie éclaire leur pensée d'un faible et fugitif éclair, ils s'en servent, non pour ressaisir un lambeau de leur individualité perdue, mais pour se replonger avec une nouvelle ardeur dans leur crapuleuse débauche, en rêvant, comme disait d'Aigrefeuille, une *Académie de la gueule.*

La diminution et quelquefois même l'étouffement des désirs vénériens, amenés par les excès de table, ne sont certainement pas sans influence sur l'énergie de l'organe copulateur lui-même ; ils suffiraient à eux seuls pour rendre compte de l'impuissance qui succède à ces abus, si d'autres circonstances, que les plus simples notions de la physiologie nous enseignent, ne concouraient aussi à produire l'ana-phrodisie.

Tout le monde sait qu'après un copieux repas, surtout si l'on a fait usage de liqueurs spiritueuses, les forces géni-tales sont loin de répondre à l'ardeur des désirs ; ceux-ci sont le résultat de l'exaltation de l'imagination, née sous l'empire de l'excitation des voies digestives, et sont des amorces trompeuses sur lesquelles l'homme prudent se garde de fonder de trop grandes espérances.

Nul n'ignore que pendant le travail de l'estomac, toutes les fonctions animales, c'est-à-dire toutes les fonctions de relation semblent s'anéantir et abandonner leur vitalité à l'organe digestif, qui, lui, a besoin d'un surcroît de forces pour se débarrasser des aliments qui le remplissent. L'homme qui digère ne pense plus, se meut difficilement, et ne jouit pour ainsi dire que d'une sensibilité obtuse ; en un mot, le roi de la création descend au niveau de la brute.

Ces excès, longtemps continués, en enlevant journelle-ment une partie de leurs forces aux organes génitaux, les appauvrissent suffisamment pour les empêcher de remplir convenablement leurs fonctions.

La gastronomie poussée à l'excès agit donc de deux ma-nières différentes sur le sens génésique ; en d'autres termes, elle porte atteinte à deux conditions du coït : 1° aux désirs vénériens, 2° à l'érection de la verge.

C'est donc par conséquent sur ce double terrain que devra marcher la thérapeutique.

Mais avant de rien entreprendre, il est d'une absolue nécessité qu'une vie régulière et frugale ait succédé aux excès qui ont donné naissance à l'impuissance ; la fonction digestive sera ramenée à un type normal, et pour cela faire, le régime alimentaire sera réglé sur l'état sain ou morbide des voies digestives.

Cette condition remplie suffit, dans beaucoup de cas, pour réveiller tout à la fois les désirs vénériens et l'énergie de la verge ; il ne faut plus que savoir attendre et persister dans la sage et prudente hygiène qui constitue la médication.

Quelquefois cependant ces prescriptions sont insuffisantes, et alors il faut que la thérapeutique intervienne d'une manière plus active.

Pour rappeler les désirs éloignés, on recourra aux excitants moraux de toutes sortes : les conversations et les livres badins, les tableaux, les gravures et les marbres représentant des scènes d'amour, les spectacles grivois, les théâtres, les bals, les concerts, seront tour à tour mis en usage, et leur emploi judicieusement réglé sur les goûts du malade. Cette dernière circonstance est plus importante qu'on ne peut le croire, car la médication atteint un but diamétralement opposé à celui que l'on poursuit, si elle froisse un sentiment ou un instinct quelconque. J'ai vu l'exhibition que l'on faisait il y a quelques années, à Paris, de femmes complétement nues, sous le nom de *tableaux vivants*, non-seulement inspirer une profonde répulsion pour ces femmes, dont la beauté des formes était cependant manifeste, mais encore produire une véritable anaphrodisie que perpétuait le souvenir de ce spectacle. J'ai également connu un malade qui, malgré son vif désir de lire le roman de *Justine*, de M. de Sade, n'a jamais pu surmonter le dégoût qu'il éprouvait dès les premières lignes de cet ouvrage.

Il faut donc, sous peine de manquer complétement son but, apporter une certaine circonspection dans le choix des excitants moraux, et ne se décider qu'après avoir minutieusement consulté les goûts, les habitudes et les tendances morales du malade.

En même temps que les désirs vénériens seront ainsi sollicités, on s'occupera à rappeler dans l'organe copulateur la virilité qui l'a fui, et l'on tirera les indications de cette thérapeutique du mode de production, du mécanisme, si je puis ainsi dire, du mal qu'il s'agit de combattre.

L'impossibilité de l'érection est due, on se le rappelle, à la soustraction d'une partie de la vitalité qui anime les organes génitaux ; le traitement doit donc se proposer de rendre à ces organes la vitalité perdue.

Tous les moyens capables d'attirer le sang vers les parties inférieures du tronc, et conséquemment dans l'appareil copulateur, seront mis en usage, car une circulation active et luxuriante porte avec elle la vie et l'énergie. C'est ici que la thérapeutique de Chaptal et de Gesner, dont j'ai déjà parlé (1), trouve une indication formelle, et que les immersions répétées de la verge dans une décoction de semence de moutarde, employées avec succès par ces praticiens, amènent les résultats les plus heureux ; on peut même, ainsi que je l'ai fait plusieurs fois, substituer à ces lotions, dont l'action n'est pas assez rapide, de véritables sinapismes appliqués sur le périnée, et même sur la verge ; il suffit de produire une simple rubéfaction, et l'on renouvelle tous les jours l'emploi de ces cataplasmes de moutarde.

Le même effet est également obtenu par la chaleur, soit sèche, soit humide, et sous ce rapport on aura garde de se priver des bénéfices des bains chauds. Les bains froids, surtout au début de la médication, sont essentiellement contre-indiqués, à moins que quelque circonstance spéciale n'en réclame l'usage.

(1) Voyez les pages 218 et 329.

La flagellation, l'urtication, le massage et les frictions sèches sur les lombes font également partie de l'arsenal thérapeutique où le praticien devra puiser.

Tous ces moyens ne seront point employés simultanément; on les appellera tour à tour à son aide au fur et à mesure que l'un d'eux échouera. Il est aussi telle disposition individuelle qui peut décider le choix du médecin, et il faut laisser à la sagacité de celui-ci les soins que cette décision comporte.

2° *Excès de boissons.* — Les boissons se partagent en deux grandes classes : 1° les boissons fermentées ; 2° les boissons non fermentées.

Les premières se subdivisent à leur tour en boissons fermentées simples et en boissons fermentées distillées; et les secondes en boissons aqueuses rafraîchissantes et en boissons aqueuses stimulantes.

Au point de vue spécial qui nous occupe, les boissons non fermentées ne sauraient m'arrêter longtemps, car si l'on comprend que les boissons aqueuses, prises en très grande abondance, soient capables de débiliter l'organisme au point de produire l'impuissance, on conçoit difficilement les motifs qui pourraient amener de tels excès ; le temps de l'inquisition et des pénitences exemplaires est bien loin de nous, et ce serait poursuivre un fantôme que de rechercher l'anaphrodisie par abus de l'eau introduite, bien entendu, dans les voies digestives.

Mais il n'en est pas de même pour les boissons alcooliques, au nombre desquelles je comprendrai toutes les boissons fermentées simples ou distillées, parce que leur action sur le goût et sur les facultés intellectuelles sollicite l'homme à en faire un usage trop souvent abusif.

L'alcool introduit dans l'estomac agit d'abord d'une ma-

nière irritante sur la muqueuse de ce viscère, et secondairement d'une manière excitante sur le système nerveux encéphalique ; en conséquence et eu égards aux sympathies que
j'ai déjà signalées comme reliant entre eux le cerveau,
instrument de la vie morale, l'organe digestif et le sens
génital, on doit comprendre la double influence exercée sur
celui-ci par les excès de boissons alcooliques.

« Ceux qui boivent beaucoup de vin, mesmement tout
» pur, dit Plutarque, sont lâches à l'acte de la génération, et
» ne sèment rien qui vaille, ni qui soit de bonne trempe pour
» bien engendrer ; ains sont leurs conjonctions avecque les
» femmes, vaines et imparfaites (1). » Cette observation
est bien plus vraie que celle de Pline, qui prétend que le
vin *rend gentil compagnon à l'endroit des dames.* L'en-
quête ordonnée à Londres en 1720, sur les causes de
la diminution considérable que l'on avait constatée dans
le nombre des naissances, et de laquelle il résulta que
l'ivrognerie en était la cause principale, vient à l'appui
de l'opinion de Plutarque, alors même que la science ne lui
donnerait pas entièrement raison.

Et en effet, les excitations successives et souvent répétées
que laissent après eux les excès alcooliques (2), finissent par
émousser la sensibilité générale, de telle sorte que le sens
génital se perd tout à la fois par l'abolition des désirs et par
l'anéantissement de l'organe sensitif lui-même. L'ivrogne
de profession n'a plus de goût que pour son vice, et le penchant qui l'entraîne le pousse à une brutalité dont la source
n'est ni dans son cœur ni dans son imagination, ces deux
foyers du sens génésiaque.

(1) Traduction d'Amyot.
(2) Voyez Ch. Rœsch, *De l'abus des boissons spiritueuses.* Paris,
1839, page 72.

Quelle que soit la boisson fermentée dont l'ivrogne fasse abus, que l'alcool soit à l'état de presque pureté, comme dans l'eau-de-vie et le trois-six ; qu'il soit mélangé à des substances plus ou moins astringentes, comme dans le vin ; qu'il soit mêlé, au contraire, à des substances débilitantes, comme dans la bière, les résultats définitifs sont les mêmes. La physionomie des ivrognes peut différer, ainsi que le montrent les buveurs de vin et de bière, mais les conséquences, sous le rapport qui nous occupe, sont parfaitement identiques : tous perdent, avec le sentiment de leur dignité, le stimulant moral qui pousse un sexe vers l'autre, et en même temps la sensibilité physique sans laquelle nos organes restent sourds aux impressions extérieures.

Deux indications se présentent donc à la thérapeutique de l'impuissance par excès de boissons alcooliques : 1° rappeler les désirs mis en fuite ; 2° ranimer la sensibilité locale engourdie.

Il est bien évident qu'avant d'entreprendre la médication spéciale au sens génital, il faut que le malade ait renoncé à ses habitudes de buveur, et qu'un traitement approprié et que je n'ai pas mission d'exposer ici ait heureusement combattu les accidents généraux que l'ivrognerie détermine, tels que paralysie, démence, amaigrissement, cachexie, etc.

Quelquefois le retour à la sobriété et le traitement des accidents généraux suffisent pour ramener l'exercice normal des facultés génitales ; ce résultat s'obtient surtout chez les malades dont l'intempérance n'a pas eu une longue durée, et dont la transformation s'est opérée au milieu de l'air pur et vivifiant de la campagne.

Cependant, malgré ces conditions favorables, l'impuissance survit quelquefois à toutes les autres conséquences de l'ivrognerie, et il est alors nécessaire de réveiller, comme chez les buveurs de profession, les désirs vénériens et la force virile engourdis.

Pour remplir la première indication, on recourra aux excitants moraux dont j'ai déjà parlé plusieurs fois, et l'on observera dans leur mise en pratique les conditions que j'ai indiquées comme indispensables à leur succès (1).

Quant à l'inertie de l'organe génital lui-même, il faut, pour la pouvoir combattre heureusement, se rendre compte des modifications pathologiques qui l'ont produite. S'il m'était permis de détourner un mot de sa signification précise, je dirais que, dans le cas dont il s'agit, l'affection est une *phlegmasie nerveuse chronique* déterminée, comme beaucoup de phlegmasies chroniques, par une succession plus ou moins rapide de stimulations.

Par conséquent, toute nouvelle stimulation, quelle que soit sa nature, est formellement contre-indiquée.

Mais si l'on réfléchit que les stimulations alcooliques se sont presque exclusivement fait sentir dans les centres nerveux, et surtout au cerveau, et que l'affaiblissement des extrémités a pu être amené par la privation de l'influx nerveux, dont le centre faisait une dépense trop grande par suite des stimulations dont il était le siége, on comprendra qu'il ne faut tenir dans une proscription absolue que les excitateurs généraux.

Et en effet la strychnine, la brucine, la noix vomique, etc., n'ont aucune action dans les circonstances qui nous occupent, quand elles n'aggravent pas les accidents qu'il s'agit de combattre.

Les excitateurs locaux, tels que l'électricité et l'acupuncture, ont une action plus certaine que les excitateurs géné-

_____

(1) Voyez la page 357.

raux, mais il ne faudrait pas croire qu'ils réussissent d'une manière constante; je les ai vus échouer assez souvent.

La médication qui a paru me donner les résultats les plus satisfaisants est la médication par le calorique, appliquée localement, soit sous forme de bains, soit sous forme de fumigations simples ou aromatiques. Pour obtenir ce dernier effet, le malade est assis sur une chaise percée, au-dessus d'un réchaud contenant quelques charbons enflammés sur lesquels on verse la poudre des aromates dont on veut faire usage. Ce mode d'excitation, dont j'ai déjà parlé ailleurs (1), doit être rappelé toutes les fois que l'occasion s'en présente, car il rend d'éminents services dans le traitement de diverses formes d'impuissance.

Quelle que soit la médication que l'on ait appelé à son aide, et quelque assurée que paraisse la guérison obtenue, on ne devra jamais oublier que de tous les accidents produits par l'ivrognerie, l'affaiblissement génital est peut-être celui dont la récidive est la plus constante au moindre retour vers la vicieuse habitude. J'ai donné des soins à un sommelier de restaurant qui, à chaque excès de liqueurs alcooliques qu'il commettait, perdait toute énergie virile, et qui ne la recouvrait qu'avec la sobriété et après une ou deux fumigations aromatiques. Je le répète donc, la guérison n'est durable qu'au prix de la tempérance, et le médecin ménager de son honneur ne s'exposera pas aux chances d'une médication presque à coup sûr inutile, si le malade, en réclamant ses soins, ne fait qu'un *serment d'ivrogne.*

D. *Abus de l'organe intellectuel.*

« On a observé, dit de Lignac, que les mariages des

(1) Voyez la page 209.

gens de lettres n'étaient pas ceux qui rapportaient le plus à l'État : « J'ai lu dans une fable inconnue aux anciens, a dit Dufresny, qu'Apollon s'étant marié un jour, l'Hippocrène tarit le lendemain. Un génie marié est un génie stérile. En effet, continue Dufresny, les productions de l'homme sont bornées; il faut opter, de laisser à la postérité ou des ouvrages d'esprit ou des enfants (1). » (*Amusements sérieux et comiques*, amusem. 11ᵉ).

La fable imaginée par Dufresny confirme l'allégorie des anciens, qui, pour exprimer l'éloignement des lettrés pour les plaisirs de l'amour, ont représenté comme vierges Apollon et les neuf Muses, ses sœurs.

La Fontaine, fort compétent en ces sortes de matières, dit que :

> Un muletier, à ce jeu, vaut trois rois.

L'observation médicale est ici entièrement conforme à l'opinion des poëtes, et s'il est vrai que les travaux de l'intelligence, poursuivis dans une mesure raisonnable et au milieu d'heureuses conditions hygiéniques, soient pour l'organe cérébral un bienfaisant stimulus dont l'influence se fait sentir jusqu'aux dernières ramifications du système nerveux, il n'est pas moins certain que les excès dans les travaux de l'esprit amènent, en dehors d'une foule d'actions qui peuvent plus ou moins retentir sur le sens génital, une débilité nerveuse générale, à laquelle les fonctions génératrices ne sauraient se soustraire.

Parmi les causes qui président aux maladies des gens de lettres, Tissot en mentionne deux principales qui doivent également m'arrêter un instant; ce sont : 1° la contention de l'esprit; 2° l'inaction du corps.

---

(1) *De l'homme et de la femme*, etc., t. II, p. 47.

La contention d'esprit a deux modes d'action parfaitement distincts, et s'adresse tantôt à la partie morale et tantôt à la partie physique du sens génital.

Dans le premier cas, la contention d'esprit a pour résultat de détourner l'imagination du but que l'amour se propose, comme dans l'exemple suivant cité par l'auteur de l'article IMPUISSANCE du *Dictionnaire des sciences médicales :* « Peyrilhe rapportait dans ses cours l'observation suivante : Un mathématicien, profondément occupé de certains problèmes qu'il ne pouvait résoudre, s'oubliait près de son épouse chaque fois qu'il allait partager ses feux avec elle, c'est-à-dire que son imagination le reportant sur ses problèmes pendant l'acte, il lui était alors impossible d'éjaculer. Sa femme vint consulter ce médecin habile qui lui conseilla de produire chez son mari une ivresse joyeuse, et de saisir ce moment comme étant le plus propre à recevoir ses caresses. L'avis de M. Peyrilhe, rigoureusement observé, vint combler l'espoir des deux époux ; en un mot, le mari, arraché à ses profondes méditations, rentra dans tous ses droits. » (Maur, *thèse*, Paris, 1805.)

Quoique l'auteur de cette observation soit d'une sobriété de détails désespérante, on ne saurait admettre que l'impossibilité de l'éjaculation dont il parle fût analogue à cet état que j'ai appelé aspermatisme ; il est à croire, au contraire, qu'elle était due à la flaccidité de la verge, qui se produisait au moment où l'imagination cessait de présider à l'acte copulateur. Cet effet est très commun, et il est peu d'hommes qui ne l'aient éprouvé, quel que fût le motif qui détournât l'esprit de l'opération amoureuse près d'être entreprise. L'impuissance qui en résulte, quoique très réelle, est essentiellement passagère, et l'imagination, ramenée sur le théâtre de l'amour, peut incontinent reprendre ses droits et faire oublier son moment d'absence.

Mais les choses ne se passent pas toujours ainsi, et les préoccupations intellectuelles peuvent à ce point absorber l'esprit que l'imagination soit sans images et le consensus sans désirs.Newton etW. Pitt moururent vierges; Kant haïssait les femmes; Bacon remarque qu'aucun grand homme de l'antiquité ne fut très adonné aux plaisirs sexuels ; et les anciens, cachant les plus grandes vérités sous les plus ingénieuses allégories, avaient donné à Minerve, la déesse de la science, le surnom de femme sans *mamelles*, et ils la garantissaient des traits de l'Amour avec la tête de Méduse.

Cette influence de la contention d'esprit sur les désirs vénériens est connue de tout le monde, et beaucoup d'hommes, au milieu des circonstances de toutes sortes qui, dans les grandes villes surtout, les sollicitent à la débauche, ne doivent faire honneur de leur continence qu'aux préoccupations fiévreuses qui remplissent leur existence.

Au point de vue purement physique, les excès de travaux intellectuels exercent sur l'organisme une action débilitante constatée par tout le monde : « Le travail du cabinet, dit Rousseau, rend les hommes délicats, affaiblit leur tempérament, et l'âme garde difficilement sa vigueur quand le corps a perdu la sienne. L'étude use la machine, épuise les esprits, détruit les forces, énerve le courage, rend pusillanime, incapable de résister également à la peine et aux passions (1). » Ramazzini n'est pas moins explicite : «L'union de l'âme et du corps, dit-il, est telle qu'ils partagent réciproquement le bien et le mal qui leur arrive ; l'esprit est incapable de s'occuper quand le corps est fatigué

____

(1) *Préface de Narcisse*, œuvres diverses, t. I, p. 172.

par les exercices excessifs, et une application trop soutenue à l'étude détruit le corps en dissipant les esprits animaux qui sont nécessaires à sa réparation (1). » Tissot, si compétent en pareille matière, explique, comme il suit, l'action du travail intellectuel sur le dépérissement de l'organisme : « Pour comprendre, dit-il, ces influences du travail de l'esprit sur la santé du corps, il suffit de se rappeler : 1° un fait que j'ai déjà indiqué, et que le sentiment apprend à toute personne qui pense et qui s'observe penser, c'est que le cerveau est occupé pendant que l'on pense; 2° que toute partie du corps qui est occupée se fatigue, et que si le travail dure trop longtemps, ses fonctions se dérangent; 3° que tous les nerfs partent du cerveau, et de cette partie précisément du cerveau qui est l'organe de la pensée et qu'on appelle le *sensorium commune* ; 4° que les nerfs sont l'une des parties principales de la machine humaine, qu'il n'y a aucune fonction à laquelle ils ne soient nécessaires, et que, dès que leur action est dérangée, toute l'économie animale s'en ressent.

» D'après ces principes simples, chacun sentira que quand le cerveau est épuisé par l'action de l'âme, il faut nécessairement que les nerfs souffrent et que leur dérangement entraîne celui de la santé, et détruise enfin le tempérament sans qu'aucune autre cause étrangère y ait part (2). »

Il est donc incontestable que sous l'influence des excès du travail intellectuel, outre l'éloignement des désirs vénériens, la force virile s'affaiblit elle-même, et cela en vertu de la loi physiologique générale si bien indiquée par Tissot.

Mais, outre ces deux caractères qui sont communs à

(1) *Opera omnia*, p. 648.

(2) *De la santé des gens de lettres*. Nouvelle édition augmentée de notes, par F.-G. Boisseau. Paris, 1826, page 24.

plusieurs autres espèces d'anaphrodisie, l'impuissance des hommes de cabinet s'accompagne, pour le moral, d'une hypochondrie, et, pour le physique, d'accidents du côté du système génito-urinaire, auxquels ne sont peut-être pas étrangères l'inaction et la position assise que les ouvriers de la pensée gardent trop longtemps.

L'inaction amène, en effet, des troubles dans les digestions qui réagissent sympathiquement sur l'organe cérébral; et la position assise livre aux congestions sanguines les organes contenus dans le bassin, par suite de l'obstacle matériel qu'elle oppose à la libre circulation dans les parties inférieures et du repos lui-même de cette partie; aussi a-t-on toujours mis au nombre des maladies des lettrés, la gastrite et la gastralgie, l'hypochondrie, la gravelle, le calcul vésical, les engorgements de la prostate, etc., etc., affections qui ont toutes, comme on le sait, une influence fâcheuse sur l'énergie virile.

Au moment où j'écris ces lignes, je donne mes soins à un jeune homme de Bruxelles, âgé de vingt-sept ans, d'un tempérament bilioso-sanguin, dont l'impuissance s'accompagne d'accès assez fréquents de gastralgie, d'une hypochondrie profonde poussée jusqu'à des idées de mort, et de douleurs sourdes du côté du col vésical suivies assez fréquemment d'une perte blanche que le malade confond avec des pertes séminales, et qui n'est que le résultat d'une sécrétion plus abondante de la prostate. Ce jeune homme a quitté, il y a dix-huit mois, le service militaire pour se livrer à des études métaphysiques; comme il obéissait, m'a-t-il dit, à une vocation irrésistible, il a sacrifié, avec toute l'ardeur d'un néophyte désireux d'apprendre, sa vie active et son sommeil réparateur à la lecture des ouvrages de Leibnitz, Descartes, Malebranche, Spinosa, etc., etc.

Après six mois d'un changement aussi radical dans les habitudes et le mode d'existence, des douleurs vagues d'abord, mais ensuite plus prononcées, se firent sentir du côté de la prostate, et leur plus grande acuité, qui correspondait toujours à une augmentation des excès du travail intellectuel, était tout à la fois le signal d'une sécrétion plus abondante de mucus prostatique, et d'une impossibilité d'érection, malgré l'aiguillon de désirs vénériens très réels. Bientôt des accidents nerveux apparurent du côté de l'estomac et furent promptement suivis d'un amaigrissement général, d'une teinte terreuse de la peau et d'un changement complet dans le caractère gai et les idées riantes du malade.

Fidèle au précepte de Tissot et à celui de tous les auteurs qui ont écrit sur la santé des gens de lettres, j'arrachai le malheureux à ses livres et à ses philosophes favoris ; j'exigeai le retour à la vie active d'autrefois, j'imposai les exercices corporels en plein air et surtout à la campagne, et je prescrivis un régime analeptique secondé par l'eau de Spa. Sous l'influence de cette simple hygiène, une saison d'été suffit au malade pour renaître au monde, à ses espérances et à ses plaisirs ; malheureusement l'hiver, en le chassant de la campagne, l'a ramené à Paris, où il a retrouvé ses livres, qu'il a cru pouvoir reprendre sans crainte d'une rechute ; mais cette confiance ne s'est point justifiée, et dans le courant de mars, c'est-à-dire trois mois après la reprise de ses études, le malade vint de nouveau réclamer mes soins et m'accusa les mêmes accidents que ci-dessus, mais à un degré moindre.

Avant de me venir voir, et sur le conseil d'un confrère, il avait essayé de faire usage du citrate de fer, et avait éprouvé de l'emploi de ce médicament une aggravation dans l'état nerveux du canal alimentaire. Le bismuth et les opiacés firent raison de cette surexcitation, et les moyens hygiéniques précédemment employés paraissent jusqu'à présent devoir produire des résultats aussi heureux que la première fois.

A défaut de cette observation, l'expérience et la raison commandent de n'entreprendre aucune médication, si au préalable on n'a enlevé le malade à ses livres, à ses méditations, en un mot à la cause même de son mal. Cette condition indispensable est, il en faut convenir, la plus difficile de toutes à réaliser. Tissot, dont le témoignage est d'un grand poids en pareille matière, ne cache pas ses craintes à cet égard : « La première difficulté, dit-il, qu'on a à vaincre avec les gens de lettres, quand il s'agit de leur santé, c'est de les faire convenir de leurs torts ; ils sont comme les amants qui s'emportent quand on ose leur dire que l'objet de leur passion a des défauts ; d'ailleurs, ils ont presque tous cette espèce de fixité dans les idées que donne l'étude, et qui, augmentée par cette bonne opinion de soi-même, dont la science enivre trop souvent ceux qui la possèdent, fait qu'il n'est point aisé de leur persuader que leur conduite leur est nuisible : avertissez, raisonnez, priez, grondez, c'est souvent peine perdue. Ils se font illusion à eux-mêmes de mille façons différentes : l'un compte sur la vigueur de son tempérament, l'autre sur la force de l'habitude ; celui-ci espère échapper à la punition, parce qu'il n'a pas encore été puni ; celui-là s'autorise d'exemples étrangers qui ne prouvent rien pour lui ; tous opposent au médecin une obstination qu'ils prennent pour une fermeté dont ils s'applaudissent, et dont ils deviennent les victimes ; bien loin de redouter le danger à venir, ils ne veulent quelquefois pas même sentir le mal présent, ou plutôt, le plus grand des maux pour eux; c'est la privation du travail, ils ne comptent pour rien les autres moyennant qu'ils se soustraient à celui-là (1). »

Lorsque la raison a triomphé de cette obstination fâcheuse et aplani cette première difficulté, il suffit, dans la majorité des cas, de suivre la conduite que j'ai tenue dans l'observation citée plus haut; les forces se rétablissent à mesure que les digestions deviennent meilleures; et l'énergie physique s'accroît de tout ce que ne dépense plus l'élément moral.

Cependant il est des circonstances où la nature seule ne suffit pas à cette réparation, et qui nécessitent l'intervention de l'art. Alors les ferrugineux, quand ils sont supportés, et le quinquina sont deux spécifiques dont on peut attendre merveille, surtout si l'on a soin de les associer aux bains froids, et, quand rien ne s'y oppose, aux excitants, tels que la cannelle, le girofle, le galanga, etc., etc.

Quelquefois, mais plus rarement encore, il faut agir sur les centres nerveux eux-mêmes, soit par des médicaments internes, comme la noix vomique; soit par des moyens externes, comme l'électricité.

Mais, je le répète, la médication par excellence, celle dont on doit attendre le plus de succès, est le repos de l'esprit, l'exercice corporel en plein air, un régime analeptique, tonique, fortifiant et quelquefois excitant.

E. Abus de l'appareil génital.

Le sens génital, comme tous les appareils de l'économie animale, est appelé à remplir une mission, à laquelle, sauf

(1) Loc. cit., p. 136.

quelques cas exceptionnels, nous ne pouvons nous soustraire. C'est en vain que l'homme essaie de se révolter contre l'empire de cette loi; la nature, plus forte, brise la résistance de sa volonté, ou lui impose des maux infinis comme châtiment de sa désobéissance. Buffon raconte les souffrances d'un curé de la Réole, victime de la chasteté, et dont l'histoire trop connue ne saurait ici trouver place.

Dans l'intérêt de l'harmonie physiologique, qui n'est pas autre chose que l'énergie relative de toutes les fonctions, la nature a établi pour chacune d'elles un type normal, différent, il est vrai, selon les individualités, mais basé sur l'ensemble de toutes les fonctions, et en deçà et au delà duquel apparaît le désordre, la maladie.

La fonction génitale ne fait pas exception à cette règle immuable, et son abstention ou son exercice immodéré, que l'on désigne sous les noms de continence et d'incontinence, entraînent à leurs suites des désordres nombreux, dont je ne dois ici considérer que ceux dont l'action néfaste s'exerce sur la puissance virile.

1° *Excès de continence.* — Les excès de continence, et même la continence absolue, n'ont pas chez tous les hommes la même influence sur le sens vénérien : chez les uns, cette continence irrite les désirs, tandis qu'elle les abat chez les autres. C'est affaire de tempérament et de constitution. Chez les individus d'un tempérament énergique, chez ceux dont l'imagination a des élans irrésistibles, les désirs vénériens ont une puissance étrange qui s'alimente de rêves incessants dans le silence de la solitude, et qui trouve, dans les combats mêmes que la raison livre à la folle du logis, comme dit Montaigne, des excitants nouveaux à l'œuvre de la chair. L'histoire de toutes les religions nous montre de ces martyrs de leur foi, et, dans l'Iliade chrétienne, saint

Jérôme est resté comme le type des tristes victimes de la continence et de la chasteté.

Cependant les constitutions les plus vigoureuses ne sont pas toujours une garantie contre les atteintes anaphrodisiaques de la continence ; Galien avait déjà remarqué que les chanteurs et les athlètes, qui, de son temps, se vouaient à la chasteté pour conserver leurs forces, avaient les parties génitales *exilia et rugosa* comme les vieillards. « Un de mes amis, dit-il, étant venu me consulter à l'occasion d'un priapisme, suite d'une continence prolongée, s'étonna de ce qu'un athlète se trouvait placé, par la même cause, dans une circonstance tout opposée. *Miror, inquit, quod huic (athletam indicans) ob continentiam rugosus, collapsusque penis evaserit : mihi vero ex quo continentiam servare studui, evenerit contrarium.* Galien ajoute que ceux, au contraire, qui, dans leur jeunesse, s'étaient abandonnés sans réserve aux jouissances de l'amour, avaient les parties génitales extrèmement développées (1). »

Le médecin de Pergame ne fait qu'affirmer une loi physiologique dont la vérité n'est contestée par personne, et qui fixe l'intime corrélation existant entre le développement d'un organe et l'exercice de sa fonction. Cette loi, dont un exemple frappant est le défaut de symétrie parfaite entre les deux parties latérales du corps par suite du plus grand usage d'un côté que de l'autre, peut se traduire de la manière suivante : Plus un organe ou un appareil d'organes fonctionne, plus il possède une nutrition active, et plus, par conséquent, il s'accroît en volume et en énergie ; *vice versâ*, moins un organe ou un appareil d'organes fonctionne, et moins il jouit d'une nutrition abondante, et plus, par

____

(1) *Dictionnaire des sciences médicales*, art. Chasteté.

conséquent, il est exposé au dépérissement et à l'atrophie.

Si cette loi physiologique n'est pas un mensonge, on comprend que l'on en puisse faire l'application à l'appareil génital, et que, chez les individus dont l'imagination paralysée n'éveille pas le feu sacré des désirs dont la présence supplée, jusqu'à un certain point, l'exercice de la fonction en entretenant dans les organes l'excitation et la vie, on comprend, dis-je, que chez ces individus lâches de corps et d'esprit, l'appareil génital, par suite du repos forcé auquel il est condamné, éprouve une sorte d'arrêt de développement, et reste, comme chez les enfants, à l'état embryonnaire.

J'ai raconté ailleurs (1) un exemple de petitesse extrême de la verge, à laquelle je parvins cependant à donner un volume convenable par le seul exercice de la fonction copulatrice, grâce à la persistance chez le malade des désirs vénériens. Mais cette circonstance heureuse ne se rencontre pas toujours, et il est assez ordinaire que dans l'espèce d'impuissance qui m'occupe, on ait à réveiller tout à la fois l'activité génésique du moral et la force annihilée de l'organe copulateur.

Je ne reviendrai pas ici sur les moyens d'excitation morale que j'ai longuement exposés dans un autre chapitre de cet ouvrage ; mais je ferai remarquer que si la continence est le résultat, non de la volonté, mais de l'apathie du tempérament, il faudra de toute nécessité recourir, en même temps, à une médication fortifiante dans laquelle le fer et le quinquina à l'intérieur, et les bains froids dans l'eau courante, et surtout dans la mer, occuperont une large place.

(1) Voyez la page 160.

Quant à la médication locale, à celle qui aura plus spé-cialement pour objet de relever les forces viriles affaiblies, je n'en sais pas de meilleure que l'exercice même de la fonction.

Cependant, pour arriver à la possibilité de cet exercice, à la réalisation du premier coït, on se trouvera bien de re-courir à l'intérieur et en frictions, concurremment avec la médication générale par les ferrugineux et les toniques, aux agents que les anciens désignaient plus spécialement sous le nom d'aphrodisiaques : le phosphore, l'acide formique, l'aristoloche, l'armoise, la garance, la myrrhe, la rue, la sabine, le safran, etc.; on pourra, dans quelques circon-stances, mettre à profit la stimulation que quelques agents exercent sur les organes urinaires, tels que les cantharides, les acétates de chaux, de potasse et de soude, l'alkékenge, le câprier, la racine de fenouil, etc., etc.

Mais il ne faut pas se faire illusion et placer trop d'espé-rances sur une médication dont les effets sont souvent dou-teux et toujours lents à se produire ; car chez les natures apathiques, qu'on ne l'oublie pas, la continence prolongée a souvent déterminé un arrêt de développement de l'appareil génital, auquel il n'est pas toujours facile de remédier, sur-tout quand l'imagination du malade ne seconde pas la médi-cation ou que le sujet a atteint déjà un certain âge.

2° *Excès d'incontinence. Excès vénériens.* — Les excès vénériens sont de toutes les causes physiques d'anaphro-disie la plus fréquente, sinon la plus terrible. L'impuissance qu'ils déterminent n'est quelquefois que passagère, mais dans quelques autres circonstances au contraire, elle per-siste plus ou moins longtemps, et peut même devenir défi-nitive si les organes testiculaires sont épuisés et flétris.

Je vais examiner les conditions diverses de chacun de ces

états ; mais il me paraît utile, avant d'entrer en matière, de vider une question, à laquelle les gens du monde et beaucoup de médecins attachent un certain intérêt : je veux parler de la différence des résultats amenés par les excès de coït et par les excès de masturbation.

S'il en fallait croire à peu près tous les auteurs qui ont écrit sur l'onanisme, les excès de ce vice seraient beaucoup plus funestes que les excès de coït ; les raisons qu'ils font valoir en faveur de cette opinion ne me paraissent ni réelles ni fondées, et l'on peut même dire que, toutes choses égales d'ailleurs, la copulation détermine une excitation générale, un ébranlement dans tout le système nerveux que la masturbation ne saurait produire dans le silence de son isolement.

Il est incontestable que l'on rencontre un plus grand nombre de victimes de l'onanisme que du coït, mais cette différence en faveur de la masturbation tient à plusieurs causes :

1° Parce que la masturbation est le plus fréquemment exercée à un âge où les organes génitaux n'ont point encore acquis leur développement complet, et que, par conséquent, ils n'ont à opposer à la fatigue qu'on leur impose qu'une très faible force de résistance ; tandis que le coït est ordinairement l'apanage de l'homme arrivé, sinon à une évolution parfaite, du moins à un degré suffisant d'énergie ;

2° Parce que les excès d'onanisme sont plus facilement exécutables que les excès du coït, en ce que pour les premiers une volonté seule suffit, alors que pour les seconds il faut l'accord de deux volontés et la réunion de certaines circonstances dont le masturbateur parvient facilement à s'affranchir ; ainsi, le masturbateur n'a pas toujours besoin de la solitude pour satisfaire ses vicieux penchants ; on en a vu qui contentaient leurs habitudes sous les yeux de leurs maîtres ou de leurs parents, soit en croisant leurs jambes et en balançant leurs corps, soit avec la main placée dans la poche de leur pantalon, soit en frottant l'organe voluptueux contre un coussin, un meuble, etc., etc. ; le coït, au contraire, exigeant l'isolement le plus absolu, a bien moins que l'onanisme d'occasions de se satisfaire, sans parler de l'accord parfait qui doit exister entre l'homme et la femme.

C'est surtout à ces deux circonstances, et non à une différence d'action du coït et de la masturbation, qu'il faut rapporter les résultats notés par les auteurs ; pour moi, je suis parfaitement convaincu qu'au milieu de conditions égales, les excès d'onanisme et les excès de copulation amènent des effets identiques, soit sur l'économie tout entière, soit seulement sur l'appareil de la génération.

D'ailleurs, plus qu'en toute autre occurrence, l'appréciation de ces effets ne peut être établie d'une manière absolue, et telle incontinence qui sera excès pour l'un, sera pour l'autre le simple exercice de la fonction. Les tempéraments, l'état de santé ou de maladie et les passions jouent ici un très grand rôle, et sollicitent toute l'attention du médecin.

Je me suis déjà suffisamment expliqué ailleurs (1) sur la valeur de chacune de ces circonstances, pour qu'il soit inutile d'y revenir ici.

En cette place, je dois admettre que l'acte vénérien a été accompli d'une manière abusive, c'est-à-dire en dehors des limites posées à l'individu ou par les forces de son organisme, ou par l'existence d'une maladie, ou par l'état de son âme, etc., et que ces excès ont amené l'impuissance.

L'impuissance produite par une pareille cause est rarement indépendante de tout autre phénomène morbide :

(1) Voyez les pages 132 et suivantes.

tantôt elle est liée à un affaiblissement général de l'économie, et tantôt elle est accompagnée de lésions anatomiques locales dont elle paraît n'être qu'une conséquence.

La première, presque toujours passagère, est rarement au-dessus des ressources de l'art; la seconde, au contraire, résiste davantage aux moyens thérapeutiques, et peut même, dans quelques cas, les défier complétement.

Je vais examiner à part ces deux formes d'anaphrodisie, car leur distinction, au point de vue du traitement, est de la plus haute importance.

a. Impuissance par excès vénériens sans lésions anatomiques locales. — Il ne peut être question ici, on le comprend, de cette impuissance qui suit une ou plusieurs nuits de débauche ; l'impossibilité du coït n'est point alors une maladie qui réclame les secours de la médecine ; c'est pour le physique une fatigue que le repos fait disparaître, et pour le moral une satiété que la continence dissipe ; la sécrétion spermatique, à l'âge surtout où elle est le plus active, a bientôt réparé les pertes auxquelles ces excès ont condamné l'organisme, et l'individu ne tarde pas à rentrer dans toute la plénitude de ses droits.

Cependant ce retour à la vie sexuelle se fait quelquefois vainement attendre, et le malheureux dont l'espoir est déçu tombe alors dans un découragement qui peut à lui seul amener l'impuissance.

Dans ces cas, moins rares qu'on ne croit, l'impossibilité du coït ne se trahit par aucun autre symptôme que par la non-érection de la verge : les désirs n'ont pas fui, et l'émaciation et le dépérissement dont je parlerai tout à l'heure n'existent pas. Le médecin n'a pour éclairer sa religion que les seuls aveux du malade, dont la véracité d'ordinaire ne saurait être mise en doute.

Cet état, par lui-même, n'a aucune gravité, et disparaît assez facilement par le repos de l'organe et l'emploi de quelques moyens excitateurs chez les malades dont l'esprit est resté inaccessible à la crainte ; mais il peut se prolonger plus ou moins longtemps chez ceux dont le moral est troublé par les appréhensions d'une impuissance complète.

Plus qu'en toute autre circonstance, les gens du monde dont la verge entre difficilement en érection après des excès vénériens, s'abandonnent à des terreurs imaginaires et se croient atteints de toutes les infirmités dont quelques auteurs, et Tissot entre autres, leur ont fait un si lugubre tableau. Le médecin ne doit point partager de semblables appréhensions, il les doit attaquer en face et les combattre avec toute l'autorité que lui donne la science. S'il caresse les terreurs de son malade, celui-ci, soyez-en convaincu, se croira bientôt la victime de toutes sortes de fléaux ; son imagination troublée lui fera voir des flocons blanchâtres dans ses urines ; elle lui fera prendre pour une perte séminale le mucus prostatique qui vient humecter le méat urinaire sous l'empire d'une excitation amoureuse ; elle lui créera mille fantômes plus absurdes les uns que les autres et qu'il est quelquefois très difficile de dissiper. Je me rappelle un de ces malheureux qui se croyait atteint d'un sarcocèle, parce que, me disait-il, les abus qu'il avait faits de ses organes génitaux avaient amené dans les testicules, par suite du travail forcé de la sécrétion spermatique, une inflammation chronique qui avait bien pu dégénérer en cancer.

Il faut en pareille occurrence, je le répète, que le médecin ne s'abandonne à aucune faiblesse, à aucune condescendance ; il ne doit point, comme dans quelques occasions que j'ai eu soin de spécifier, user de ruse ; la ruse est ici funeste, parce qu'elle fortifie la croyance du malade en des lésions profondes et presque inaccessibles aux ressources de l'art.

D'ailleurs, quand son effroi ne lui a pas créé des images trop sombres, le malade ne tarde pas à revenir de son erreur, et la confiance la plus entière rentre en son âme au plus petit retour de la force virile.

Pour obtenir ce résultat, la première condition est de soustraire le sens génital aux excitations amoureuses ; tout ce qui peut éveiller les désirs vénériens, moralement ou physiquement, sera éloigné, et l'on respectera avec un soin égal la quiétude de l'âme et le repos des organes.

Concurremment avec ce calme général, et comme pour forcer la nature à en sortir elle-même sans le secours d'excitants venus du dehors, une nourriture fortifiante, analeptique, sera employée, et l'on se trouvera bien de l'usage des gelées de viande ou de volailles aromatisées avec des épices, du chocolat à la vanille, du sagou, du salep assaisonnés avec le vin, la cannelle, la muscade, les clous de girofle, etc, des rôties au sucre ou au vin, etc., etc. Des promenades à la campagne, surtout à cheval ou en voiture, compléteront cette hygiène, qui suffit, dans la majorité des cas, pour rendre au malade toute sa vigueur première.

Cependant, si ces moyens étaient insuffisants, et qu'il fallût recourir à une médication plus active, on commencerait par administrer, en guise de tisane, une décoction de bois de quinquina, à la dose d'un verre par jour, pris en deux ou trois fois.

Enfin, s'il était nécessaire d'agir d'une manière plus énergique encore, on pourrait avoir recours à l'acide formique, au phosphore et même aux cantharides, soit à l'intérieur, soit en frictions sur le périnée et la base de la verge. Mais, je le répète, cette impuissance sans altération générale, sans lésions anatomiques, et produite seulement par quelques excès vénériens, est essentiellement passagère et réclame rarement une médication active.

Il n'en est pas ainsi de celle qui, découlant de la même source, s'accompagne du dépérissement de l'organisme et semble être une conséquence fatale de l'anéantissement qui frappe toutes les fonctions ; c'est qu'en effet l'impuissance, dans ce cas, est autant le résultat de l'affaiblissement général que de la fatigue des organes génitaux, et l'on peut dire que si son point de départ est dans les excès vénériens, elle est entretenue et singulièrement aggravée par l'état déplorable de l'économie tout entière.

Par suite de l'insuffisance de nutrition dépendant, soit d'un état morbide de l'estomac ou des vaisseaux absorbants, soit d'un alanguissement de la force vitale elle-même, le sang s'appauvrit, et dans beaucoup de circonstances tous les phénomènes de la chlorose se montrent ; ceux dont le système nerveux est le siége offrent parfois une acuité et une persistance qui font le désespoir du malade, et il en doit être nécessairement ainsi, puisque le coït, dont les excès sont la cause première de tous ces désordres, porte sur ce système une action profonde et en quelque sorte spéciale.

Mais cette action, ainsi que celle de l'appauvrissement général, se limitent assez souvent aux fonctions organiques du système nerveux, et laissent dans leur intégrité les facultés intellectuelles et affectives. Aussi n'est-il pas rare de voir persister les attributs de l'esprit chez ceux-là même qu'une trop fréquente satisfaction des désirs vénériens a conduits au marasme et à l'impuissance.

D'autres fois, les facultés intellectuelles et affectives ont été entraînées dans le naufrage des fonctions organiques, et seuls les désirs érotiques surnagent au milieu des débris amoncelés autour d'eux. La position du malheureux ainsi frappé est bizarre : la mémoire est toujours plus ou moins profondément altérée ; l'âme, châtrée de tout sentiment, languit dans l'indifférence, et l'organe sexuel, atteint dans sa force, ne peut plus réagir contre les excitations qui le sollicitent ; aussi, dans cette absence des plus nobles attributs de l'homme, les désirs vénériens ont quelque chose de bestial qui, s'ils pouvaient être contentés, ravaleraient celui qui les manifeste au niveau de la brute à l'époque du rut. L'irritabilité dans laquelle se trouve le système nerveux aiguillonne ces désirs et change en véritable torture l'impossibilité de les satisfaire. J'ai vu plusieurs de ces malheureux condamnés à fuir le monde, à s'éloigner de la société des femmes et à rechercher une solitude où ils pussent tout à leur aise maudire leur fatale destinée. L'un d'eux, entre autres, qui m'aurait convaincu, si je n'avais eu déjà cette certitude, de l'existence de l'hystérie chez l'homme, portait des regards de convoitise sur toutes les femmes, laides ou jolies, qu'il rencontrait, et il lui était impossible de fixer dans ses souvenirs l'image de l'une d'elles. J'allai avec lui aux Tuileries un jour où la mode fait de ce jardin public un lieu de réunion pour les femmes élégantes de Paris, et, pendant une heure à peu près que nous y restâmes, il éprouva des désirs constamment nouveaux : il lui semblait toujours voir pour la première fois les personnes devant lesquelles nous avions passé à plusieurs reprises et sur lesquelles j'avais attiré son attention dès notre entrée dans le jardin. L'émotion ne se prolongeait jamais au delà de la sensation ; l'impression produite par une femme s'effaçait presque instantanément par la vue d'une autre femme, et sa mémoire perdait le souvenir de celle-ci à la rencontre d'une nouvelle. Cette mobilité d'impressions faisait le désespoir du malade et le força enfin à se retirer à une campagne qu'il possédait dans le département de l'Oise, et dont la solitude, en lui permettant l'observation rigoureuse d'un traitement, le rendit bientôt au monde de Paris, auquel l'attachaient sa fortune et sa position sociale.

Dans d'autres circonstances enfin, les désirs vénériens ont subi la destinée de la force virile, et comme elle se sont noyés dans les excès de la luxure et du coït. L'homme n'est plus alors que l'ombre de lui-même ; automate animé par un reste de vitalité, il n'ouvre ni son esprit, ni son âme, ni ses sens à ce que la nature a de plus sympathique, à ce que la femme a de plus séduisant. C'est à lui que peuvent s'appliquer, sans parabole, ces paroles de l'Écriture : *Oculos habet et non vidit, aures habet et non audiit*, etc.

Quels que soient les phénomènes qui, du côté du moral, accompagnent les actions vitales résultant d'excès vénériens, la première et la plus importante indication à remplir est la réparation des pertes éprouvées par l'économie ; ce résultat n'est pas toujours facile à atteindre, surtout au début de la médication, parce que l'excessive irritabilité de l'estomac ne permet pas de recourir à une alimentation franchement analeptique. Il faut ordinairement commencer par un régime lacté et n'arriver que progressivement à une nourriture tout à la fois plus substantielle et plus excitante.

Tissot recommande de faire prendre au malade du lait froid coupé avec l'eau de Spa : « Un grand avantage, dit-il, des eaux de Spa et du quinquina, c'est que leur usage fait passer le lait. M. de la Mettrie nous a conservé une belle observation de M. Boerhaave. *Ce duc aimable*, je traduis mot à mot, *s'était mis hors du mariage, je l'ai remis dedans par l'usage des eaux de Spa avec le lait.* (*Ama-*

bilis ille dux se posuerat extra matrimonium; ego illum reposui intra (1). » (Supplément à l'ouvrage du *Pénélope,* ch. I, liv. XXXV.)

C'est dans les circonstances qui nous occupent que les anciens auteurs recommandaient de faire coucher le malade avec une personne saine et à vitalité exubérante, et de le nourrir avec du lait de femme. J'ai, dans un autre chapitre (2), suffisamment fait ressortir l'inanité de ce premier moyen, et le danger et l'immoralité du second, pour qu'il soit inutile d'y revenir ici.

La médecine, grâce au ciel! possède assez de ressources pour ne pas regretter de semblables expédients, et elle a, dans le quinquina, les toniques et les ferrugineux, des armes puissantes, si elle sait les manier avec prudence et avec fermeté. « Un homme, dit de Lignac, s'était tellement épuisé avec une courtisane, qu'il était incapable d'aucun acte de virilité; son estomac était aussi extrêmement affaibli, et le manque de nutrition et de sommeil l'avait réduit à une grande maigreur. Voici la méthode qu'employa M. Tissot pour procéder à la curation de cette impuissance: A six heures du matin, le malade prenait six onces (180 grammes) de décoction de quinquina, à laquelle on ajoutait une cuillerée de vin de Canarie; une heure après, il prenait dix onces de lait de chèvre qu'on venait de tirer, auquel on ajoutait un peu de sucre et une once d'eau de fleur d'oranger. Il dînait d'un poulet rôti, froid, de pain et d'un verre d'excellent vin de Bourgogne avec autant d'eau. A six heures du soir, il prenait une seconde dose de quinquina; à six heures et demie, il entrait dans un bain froid, dans lequel il restait dix minutes, et au sortir duquel il en-

______

(1) *Onanisme,* art. III, sect. x, p. 202, 3ᵉ édit. Lauzanne, 1765.
(2) Voyez la page 255 .

trait dans son lit. A huit heures, il reprenait la même quantité de lait; il se levait depuis neuf heures jusqu'à dix. Tel fut l'effet de ces remèdes, dit M. Tissot, qu'au bout de huit jours, il me cria avec beaucoup de joie, quand j'entrai dans sa chambre, qu'il avait recouvré *le signe extérieur de la virilité*, pour me servir de l'expression de M. de Buffon. Au bout d'un mois, il avait presque entièrement repris ses anciennes forces (1). »

Grâce aux progrès que la chimie a fait faire à la pharmacie, la médecine dispose aujourd'hui de préparations ferrugineuses facilement supportables et qui sont bien plus singulièrement actives que le quinquina ou le vin de Canarie. Cependant je me suis toujours loué d'avoir commencé la médication en mettant pendant quinze jours le malade à la décoction de quinquina et au mélange du lait froid et de l'eau de Spa. Cette dernière peut sans inconvénient être remplacée par tout autre eau ferrugineuse, comme celle de Forges ou de Passy, par exemple.

Mais dès que l'estomac peut supporter des préparations de fer plus actives, il faut se hâter de les faire prendre au malade; les pilules de Vallet, celles de Blaud et le lactate de fer de Gelis et Conté m'ont, dans de semblables circonstances, rendu des services qui me les font considérer comme indispensables dans la thérapeutique des affections que j'examine.

L'alimentation, tout à la fois nourrissante et légèrement excitante, facilitée par un exercice modéré et pris à la campagne, devra seconder l'action du quinquina et du fer.

Ces moyens, joints à la privation totale des plaisirs vénériens, suffisent, dans la majorité des cas, pour réparer

______

(1) *De l'homme et de la femme*, etc., t. I, p. 306.

les désordres généraux et locaux produits par les excès de
l'amour. Mais l'impuissance est de tous les accidents le dernier à disparaître ; comme dans l'évolution physiologique, le
sens génital n'entre en exercice qu'après l'acquisition d'une
suffisante énergie par toutes les autres parties de l'économie. Les bains froids de rivière et surtout de mer, les lotions froides sur les lombes, le périnée et l'appareil génital,
hâteront singulièrement le reveil de celui-ci ; quelquefois,
mais bien rarement, quand la réparation générale a été suffisante, il est nécessaire de recourir à des excitants locaux
plus énergiques : les frictions sèches ou aromatiques, le
massage, et, au besoin, la flagellation, pourront rendre
quelques services ; plus rarement encore, on aura recours
aux cantharides, dont l'action sur la vessie serait ici plus
nuisible qu'utile.

Les agents ou moyens excitateurs ne seront mis en usage
qu'avec la plus grande circonspection ; ils ne seraient pas
sans une influence fâcheuse sur un système qui a été le
théâtre de désordres quelquefois très graves.

Quant à la médication morale excitante, qu'il faut appeler
à son aide quand le retour des désirs vénériens se fait trop
longtemps attendre, je l'ai suffisamment exposée dans plusieurs parties de cet ouvrage, pour qu'il soit fastidieux d'y
revenir ici.

*b. Impuissance par excès vénériens avec lésions anato-
miques locales*. — Je n'ai point à décrire toutes les lésions
anatomiques qu'impriment à l'appareil génital les excès vénériens ; parmi ces lésions, les unes n'ont aucune influence sur
l'énergie virile, et les autres affectent plutôt la fécondité que
la puissance, et n'agissent que secondairement sur cette dernière, après avoir altéré les fonctions des testicules, comme,
par exemple, le cancer de ces organes ou le varicocèle.

Les premières, étrangères à mon sujet, ne doivent point trouver ici de place; les secondes, naturellement désignées pour une autre partie de cet ouvrage, entreront dans le cadre de la stérilité, car leur étude, enfermée !dans les limites de l'impuissance, serait nécessairement incomplète et ferait en même temps un double emploi.

Cependant je m'arrêterai à une lésion qui, si elle affecte généralement la faculté reproductrice, ne laisse jamais intacte la force copulatrice ; c'est la lésion des vésicules séminales et des canaux éjaculateurs qui donne naissance aux pertes séminales, ou spermatorrhée.

L'exception, que je fais en faveur de cette maladie en la décrivant ici, se justifie par ce que je viens de dire : que si, arrivée à un certain degré, elle est une cause certaine d'impuissance, elle n'entraîne pas toujours la stérilité, comme on peut s'en convaincre en examinant au microscope, le sperme de certains tabescents qui ne présentent également rien d'anormal du côté des glandes spermatiques.

Mais alors s'élève une autre question qui appellera ailleurs toute mon attention, et que je ne veux qu'indiquer présentement, afin de légitimer tout à fait la place que j'accorde ici à la spermatorrhée. L'éjaculation spermatique, si difficile et le plus souvent impossible chez les individus atteints de pertes séminales, constituant, chez l'homme, une des conditions de la faculté fécondante, il semble que son absence doive être une cause positive de stérilité. Sans doute, à première vue, et en ne jugeant que par la théorie, les choses paraissent devoir se passer ainsi ; mais lorsqu'on se rappelle les expériences de Spallanzani et que l'on veut consulter les archives de la science, on reste convaincu que si l'éjaculation est une des conditions normales de la faculté fécondante chez l'homme, elle n'en est point une condition tellement absolue que, dans quelques circonstances rares, il est vrai, cette faculté ne puisse s'exercer sans elle.

Cette question, dont l'importance est si grande au point de vue de la famille et de la médecine légale, sera pour moi le sujet d'un examen sérieux, alors que j'étudierai l'étiologie de la stérilité chez l'homme ; pour le moment, je n'ai voulu qu'expliquer l'exception que je fais ici en faveur de la spermatorrhée, et montrer qu'elle entraîne plus constamment l'impuissance que la stérilité.

POLLUTIONS. SPERMATORRHÉE. — Les pertes séminales ne sont pas exclusivement produites par les excès vénériens ; des causes nombreuses président à leur naissance, et, comme elles sont souvent réunies en plus ou moins grand nombre sur le même individu, il est quelquefois difficile d'assigner à chacune d'elles l'influence qui lui revient en propre. Cependant les excès de masturbation et de coït tiennent une des premières places dans la production de ces phénomènes morbides, et c'est à leur action seulement que je dois limiter l'espace consacré ici aux pertes séminales involontaires.

Celles-ci admettent divers degrés que tous les auteurs se sont attachés à séparer avec soin, et cette distinction était, en effet, nécessaire, non-seulement au point de vue du pronostic, mais encore sous le rapport du traitement, ainsi que nous le verrons tout à l'heure.

En ne considérant que les conditions physiologiques, qui, dans l'état normal, accompagnent l'éjaculation du sperme, c'est-à-dire désirs vénériens, érection de la verge et sensation voluptueuse, nous devons nous demander avant toute chose si ces conditions sont ou non conservées. Dans le premier cas, la perte séminale ne rentre plus qu'indirectement dans notre cadre, ou tout au moins ne peut plus être considérée que comme une cause éloignée et plus ou moins certaine d'impuissance ; dans le second cas, au contraire, l'affection est complétement de notre domaine, puisqu'elle est suivie de l'abolition d'une ou de plusieurs circonstances nécessaires à l'acte copulateur.

Ces deux états se rencontrent en effet, et il existe entre eux un tel lien de parenté que, assez généralement, l'un est amené par l'autre.

J'appellerai *pollution* la perte de semence qui s'accompagne de l'orgasme vénérien ; et je réserverai le nom de *spermatorrhée* aux pertes séminales qui ne sont sollicitées par aucun désir vénérien, qui ne sont pas précédées de l'érection de la verge, et qui ne provoquent aucune sensation voluptueuse.

L'impuissance ne coexiste pas toujours avec la pollution ; elle est au contraire un attribut constant de la spermatorrhée.

Pollutions. — La pollution, que je vais d'abord examiner pour revenir tout à l'heure à la spermatorrhée, doit nécessairement, pour constituer un état pathologique, se produire en dehors de la volonté et des excitations naturelles du génésique.

Eu égard à cette double condition, les pollutions ont été distinguées en nocturnes et diurnes, comme s'il était possible de limiter exactement ce qui appartient aux excitants internes, et ce qui revient aux excitants physiques.

Je m'explique.

Pendant le sommeil et précédant la pollution nocturne, il se produit, tantôt des rêves lascifs, tantôt des tableaux hideux, des images repoussantes, tantôt enfin il n'existe aucun rêve, il ne se dessine aucun spectacle. — Du côté du corps, la chaleur du lit, la position horizontale, et surtout sur le dos, qui appelle une sorte de fluxion sur l'extrémité inférieure de la moelle épinière, sont, sans compter la plénitude de la vessie, des causes externes d'excitation génitale. — Or, qui de ces causes amène la pollution ? Est-ce le rêve lascif ? Est-ce le rêve hideux, mais cependant toujours lubrique ? Est-ce la chaleur du lit ? Est-ce la position couchée ? Est-ce enfin le contact ou le frottement de la chemise ou des draps sur la verge ? — Comme on le voit, la distinction n'est pas facile à faire, et je la crois, sinon nuisible à la clarté du discours, du moins entièrement inutile, alors que l'on a séparé, comme je l'ai fait, la pollution de la spermatorrhée.

Sans doute, la pollution est bien plus fréquente pendant la nuit que pendant le jour, précisément à cause de la réunion des excitants internes et externes qui n'existe pas toujours à l'état de veille.

Tous les auteurs n'admettent pas la pollution diurne telle que je l'entends ici : les uns, empiétant sur le domaine de l'acte physiologique, regardent comme un état pathologique, et nomment perte séminale convulsive, une éjaculation trop rapide, l'émission du sperme avant l'introduction de la verge dans le vagin ; et les autres la nient et la contestent tout simplement.

Les premiers poussent évidemment trop loin l'amour de la pathologie : la rapidité de l'éjaculation, que j'ai observée assez souvent, loin d'être toujours le résultat d'un état morbide, est le plus souvent l'attribut de la jeunesse et de désirs ardents, ou la conséquence d'une passion violente et comprimée, ou celle d'attouchements prolongés, d'excitations amoureuses trop longues.

Cependant, et il m'a été donné d'en observer plusieurs cas, la rapidité de l'éjaculation peut tenir à une surexcitation de la sensibilité nerveuse, soit des vésicules séminales, soit des conduits éjaculateurs, soit même du col de la vessie, à ce point que la plus légère excitation détermine incontinent la sortie du sperme, — c'est la goutte d'eau qui fait déborder le vase, — mais dans ces circonstances, qui tiennent évidemment à un état morbide local, la rapidité de l'éjaculation ne saurait constituer une pollution, puisque j'ai établi que cette dernière n'existait qu'en l'absence de la volonté.

A ceux qui nient la réalité de la pollution diurne, il faut répondre par des faits. Le satyriasis est l'expression la plus haute de cet état, et malgré les restrictions que j'ai faites ailleurs (1) sur cette maladie, on me permettra de citer l'exemple suivant : « Un jeune homme de vingt ans, d'une complexion primitivement forte, presque athlétique, mais affaibli par les excès dont je vais donner l'histoire, s'était, depuis l'âge de quinze à dix-huit ans, livré à cet acte destructeur dont Tissot a si bien décrit les dangers. Il s'y livrait de préférence dans le bain, et avait quelquefois porté le nombre des pollutions jusqu'à quinze dans un seul jour. Des excès aussi multipliés affaiblirent sa constitution, portèrent atteinte à la force de son intelligence et du trouble dans sa mémoire. D'après les avis de quelques personnes prudentes, ce jeune homme renonça à cette funeste habitude, et, depuis deux ans, il vivait dans la continence la plus exemplaire. Sa constitution s'était raffermie ; la mémoire et les autres facultés mentales avaient repris leur ancienne vigueur. Ses parents, qui le destinaient au commerce, le placèrent chez un négociant : il se livrait à ses nouvelles occupations avec tout le zèle et l'activité que comportaient et son âge et sa constitution robuste. Chéri

____

(1) Voyez la page 250.

de ce négociant et de sa femme, dont il recevait tous les jours des témoignages d'amitié, il s'abusa sur le genre d'attachement que la femme avait pour lui, et s'imagina d'en être tendrement aimé ; de son côté, il la payait d'un tendre retour. Placé entre la crainte de violer les devoirs de la reconnaissance, et le désir de posséder cette femme qui n'était cependant ni jeune ni jolie, sa situation devint de jour en jour plus pénible et plus embarrassante. Quand par hasard elle jetait un coup d'œil sur lui, *il entrait en érection et ne tardait pas à éjaculer ;* la nuit, il avait des pollutions fréquentes, etc., etc. (1). »

J'ai connu un jeune homme à peu près dans la position de celui dont on vient de lire l'histoire. Après des excès de masturbation, qui avaient cessé depuis assez longtemps, dix-huit mois environ, ce jeune homme devint éperdument amoureux d'une demoiselle. Toutes les fois qu'il se trouvait en sa présence ou que son image se présentait à son esprit, il entrait en érection, et alors le moindre contact sur la verge déterminait l'éjaculation. Il était obligé de rester immobile pour empêcher le frottement de son pantalon ou de sa chemise ; il lui est même arrivé d'avoir sa perte séminale en touchant seulement la main de la personne aimée.

Que cet état tienne à une surexcitation de tout le système nerveux ou simplement des organes génitaux, il le faut admettre comme l'expression d'une situation anormale qui n'est certes pas l'impuissance, mais qui peut en être regardée comme une cause plus ou moins prochaine ou plus ou moins éloignée.

Cependant, il est à remarquer que les personnes atteintes de pollutions, soit nocturnes, soit diurnes, perdent une

______
(1) *Dictionnaire des sciences médicales,* art. Satyriasis, t. L, p. 52.

partie de leur empire sur le sens génital, c'est-à-dire que celui-ci se montre plus facilement réfractaire que dans l'état normal aux ordres de la volonté ; on dirait que l'organe générateur tend à perdre l'habitude de cette obéissance pour subir l'influence d'excitateurs anormaux. Ce commencement de révolte de l'appareil copulateur contre la volonté passe très souvent inaperçu, ou est expliqué et justifié aux yeux du malade par les pollutions qui le fatiguent ; c'est une nuance dans le degré de l'énergie virile dont le médecin doit tenir compte, car cet état est toujours l'indice d'un mal plus grave, et, s'il n'annonce pas constamment la spermatorrhée, il promet à coup sûr, si les passions se perpétuent, un affaiblissement génital plus ou moins prochain.

Il y a donc nécessité de combattre les pollutions, non pas tant pour le dommage dont elles chargent le présent que pour les dangers dont elles menacent l'avenir.

D'après ce que j'ai dit jusqu'à présent des pollutions nocturnes et diurnes, on doit admettre qu'elles sont sous la dépendance, soit d'une surexcitation nerveuse générale ou locale, soit d'une irritation phlegmasique de l'appareil séminal.

La médication, on le comprend, sauf quelques préceptes généraux, tels qu'abstention de coït et d'onanisme, éloignement de tout motif d'excitation, soit morale, soit physique, etc., se conformera à la nature propre de l'affection.

Dans le premier cas, les opiacés, les antispasmodiques, surtout le camphre, les bains chauds, généraux ou locaux, etc., occuperont une place importante. Si la pauvreté du sang ou le délabrement de la constitution entretenaient la susceptibilité nerveuse, on aurait recours, outre le régime approprié, aux ferrugineux, au quinquina, au lupulin, qui joint, selon M. Zambaco, à son action sédative sur les organes génitaux, une action tonifiante non moins remarquable (1).

Dans le cas d'irritation phlegmasique locale, on peut avec avantage recourir aux antiphlogistiques locaux, surtout quand le malade accuse de la pesanteur au périnée, une sorte de cuisson ou de gêne pendant ou après l'émission de l'urine, et un sentiment de chaleur dans la portion prostatique de l'urètre après l'éjaculation spermatique. Si la phlegmasie était à ce point légère qu'elle ne se manifestât par aucun des symptômes dont je viens de parler, on retirerait un plus grand avantage du bain local froid que chaud, d'applications toniques externes que de la cautérisation de la prostate.

Mais, je le répète, la continence morale et physique, secondée par une hygiène et un régime convenables, est le moyen le plus puissant à opposer aux pollutions, qui, dans la majorité des cas, ne réclament pas les secours de la matière médicale.

Spermatorrhée. —Cette affection a eu le sort de beaucoup d'autres, qui, après avoir été admises dès la plus haute antiquité, ont été révoquées en doute et même niées par ceux-là même qui étaient les mieux placés pour les décrire. Hippocrate, avec cet esprit observateur qui a fait le désespoir de tous ceux qui l'ont suivi, mentionne les symptômes principaux de cette maladie. « Elle attaque, dit-il, principalement les nouveaux mariés et les gens adonnés aux plaisirs vénériens ; ils sont sans fièvre, ont bon appétit et maigrissent. Si vous les interrogez, ils répondent que des espèces de fourmis leur semblent descendre de la tête le long du rachis ; après la miction ou la défécation, ils ren-

____

(1) *Bulletin de thérapeutique*, 1864, t. XLVII, p. 161.

dent du sperme abondant et aqueux ; ils n'engendrent pas, ils ont des pollutions nocturnes, soit qu'ils couchent ou non avec une femme (1). » Celse n'est pas moins explicite qu'Hippocrate : *Est etiam,* dit-il à son tour, *circa naturalia vitium, quod sine venere, sine nocturnis imaginibus sic fertur, ut, interposito spatio, tabe hominem consumat* (2).

Toute la symptomatologie de la spermatorrhée est contenue dans la phrase d'Hippocrate et dans celle de Celse, et l'on a droit de s'étonner qu'après des témoignages si explicites et des autorités si compétentes, il faille arriver jusqu'au xviie siècle pour retrouver quelque trace de cette affection dans les auteurs, même les plus estimés. Tauvry (3) fait la même observation qu'Hippocrate , et Morgagni (4), tout en reconnaissant, comme Celse, que chez les hommes affaiblis par la débauche, le sperme peut s'écouler sans plaisir, sans excitation vénérienne, ainsi qu'il arrive par l'effet d'un lavement trop chaud ou par l'excrétion de matières fécales endurcies, remarque que le liquide de l'écoulement vient tantôt de la prostate et tantôt des vésicules séminales, et commence ainsi une confusion que n'ont même pas encore entièrement dissipée aujourd'hui les recherches de Wichmann, de son traducteur, Sainte-Marie, et celles surtout de M. Lallemand.

Dans sa dissertation, imprimée en 1782 à Gœttingen, Wichmann (5) s'attache d'abord à distinguer la pollution

(1) *OEuvres d'Hippocrate,* trad. par Littré, Paris, 1851, t. VII; *Des maladies,* liv. II, p. 79.

(2) *De medicinâ,* lib. IV, sec. xxi. Editio nova, curantibus Fouquier et Ratier, Parisiis, 1823, p. 175.

(3) *Nouvelle anatomie raisonnée,* 1693, p. 164.

(4) *De causis et sedib. morb.,* epist. 44, art. 16.

(5) *De pollutione diurnâ frequenti, sed rarius observatâ, tabescentiœ causâ,* in-8.

diurne et la pollution nocturne (1), et établit ensuite les
caractères différentiels de la pollution diurne et de tous les
autres écoulements que l'on confondait alors sous le nom
générique de *gonorrhée.*

La pollution diurne, ou ce que l'on désigne aujourd'hui
sous le nom de spermatorrhée, a lieu dans l'état de veille,
sans excitation et sans désirs vénériens, sans érection, sans
plaisir et en l'absence de toute action d'agents aphrodisiaques; de plus, ajoute Wichmann, dans la pollution
diurne, les malades ne perdent pas sans cesse leur semence
par une excrétion continuelle de cette liqueur, comme les
femmes sujettes à la leucorrhée; mais ils l'éjaculent toute
à la fois et en une seule fois, et c'est cette circonstance qui
a fait donner à cette maladie le nom de *pollution.* Comme
Hippocrate et Celse, Wichmann a soin de mentionner que
la perte diurne du sperme se produit surtout à la fin de
l'émission des urines et à la suite des efforts de la défécation.

Certes, à ces caractères, il est facile de distinguer la pollution diurne de l'écoulement spermatique qui se produit à
la suite d'entretiens libidineux ou par certains attouchements, et d'autres écoulements de diverses natures qui se
font goutte à goutte et d'une manière continue. Cependant
Swediaur, qui connaissait pourtant le travail du médecin de
Hanovre, retombe dans la confusion que ce travail avait
principalement pour but de faire cesser. « La blennorrhée
de la prostate, dit-il, est un écoulement morbifique du mucus
de cette glande, ou de la liqueur des vésicules séminales,
principalement pendant le jour, sans désir vénérien. Cette
maladie est bientôt suivie d'une faiblesse ou débilité géné-

____

(1) L'état morbide que nous avons désigné par le mot de *sperma-*
torrhée est exprimé dans Wichmann par celui de *pollution diurne.*

rale ; cet épuisement est accompagné d'une émaciation uni-
verselle du corps, et mène par degrés à la mort, si le malade a différé, comme cela n'arrive que trop souvent, à
consulter un médecin éclairé, ou que les moyens propres
n'y ont pas été employés à temps.....

» La vraie ou véritable gonorrhée (*gonorrhœa proprie
sic dicta*) est une émission de la semence ou de la liqueur
spermatique contre nature, fréquente, affaiblissante, avec
une sensation voluptueuse (*liquoris seminalis ejectio fre-
quens, libidinosa, involuntaria, debilitans*) ; on comprend
généralement sous ce genre les pollutions nocturnes ou
diurnes accompagnées d'une sensation libidineuse (1).

» Il y a une autre espèce de cette maladie : c'est un
écoulement de la liqueur séminale contre nature, fréquent,
diurne, affaiblissant, sans érection de la verge, ni désir vénérien. Le docteur J. E. Wichmann, à Hanovre, est le seul
auteur qui ait bien traité ce sujet dans un petit ouvrage : *De
pollutione diurnâ*, 1782 (2). »

En laissant de côté ce que Swediaur appelle la véritable
gonorrhée, et qui correspond à ce que j'ai désigné sous le
nom de pollution, on se demande en quoi diffèrent, au point
de vue des symptômes, sa blennorrhée de la prostate et la
pollution diurne de Wichmann.

Cullerier, qui nomme gonorrhée toute *sortie de l'humeur
spermatique hors de l'économie*, admet deux espèces de
gonorrhées pathologiques : l'une qui se produit pendant les
efforts de la défécation chez les personnes ordinairement
constipées, et qui disparaît avec la constipation ; et l'autre
qui ressemble assez à la pollution diurne de Wichmann,

(1) Voyez Tissot, *Traité de l'onanisme.*
(2) *Traité complet des maladies syphilitiques*, 1798, t. I, p. 116
et 117.

si ce n'est que par les progrès de la maladie, l'écoulement auquel s'est jointe l'humeur prostatique *finit par devenir continuel ; mais ce n'est plus qu'une lymphe sans consistance qui s'échappe du méat urinaire* (1).

Telles étaient, d'une manière générale, les données de la science sur ce sujet, quand M. Lallemand fit connaître le résultat de ses recherches (2), et jeta sur cette matière un jour nouveau et plus brillant.

L'illustre professeur de Montpellier énumère d'une manière plus précise qu'on ne l'avait fait avant lui, les causes multiples qui donnent naissance à la sortie involontaire du sperme; parmi ces causes, il place en première ligne la blennorrhagie, et l'on s'étonne qu'il ait réservé pour le second rang les excès de masturbation, surtout quand on connaît l'explication qu'il donne de leur mode d'action.

Selon M. Lallemand, la masturbation fait naître, en raison de sa fréquence, dans les organes séminaux, un état de phlogose qui détermine la spermatorrhée. Cette opinion est acceptable, mais à la condition qu'elle ne sera pas prise d'une manière absolue, et que l'on accordera que dans des cas moins rares qu'on ne croit, la spermatorrhée n'est en aucune façon liée à un état phlegmasique des organes génitaux.

Sans doute, les excès vénériens occasionnent des urétrites, des orchites, des inflammations du canal déférent, et l'on comprend très bien que la fréquence et l'altération de la sécrétion séminale et l'émission involontaire de son produit soient le principal, sinon le seul symptôme de la phlegmasie chronique du testicule et de son appareil excréteur.

(1) *Dictionnaire des sciences médicales*, art. GONORRHÉE, t. XIX, p. 4 et 5.

(2) *Des pertes séminales involontaires*, Paris, 1836-1842, 3 vol. in-8.

Mais en dehors de ces altérations, dont il est aujourd'hui impossible de contester la réalité, ne conçoit-on pas que les excès dont nous parlons aient pu porter leur action d'une manière plus exclusive sur le système nerveux génital, et l'aient frappé d'atonie par la fatigue et les pertes qu'ils lui ont imposées ?

L'observation journalière et rigoureuse des faits répond par l'affirmative.

Sous le rapport de la symptomatologie, toutes les spermatorrhées ne s'accompagnent pas au début de ce sentiment de souffrance, de cuisson, qui, avec le sperme sanguinolent, dénote l'existence d'un point phlegmasique.

Sous le rapport du traitement, les moyens nombreux, qui tous comptent des succès, donnent un démenti formel à l'opinion exclusive que je combats, et le galvanisme dont M. Lallemand lui-même a eu à se louer dans un grand nombre de circonstances, me semble militer en faveur de l'opinion que je défends.

La distinction que je m'attache à établir n'a pas un but purement spéculatif; elle a une portée pratique dont on sentira tout à l'heure l'importance, alors que je formulerai les bases du traitement.

Entre-temps, je me crois autorisé à admettre deux sortes de spermatorrhées :

1° La spermatorrhée avec phlegmasie aiguë ou chronique des vésicules séminales;

2° La spermatorrhée avec simple atonie nerveuse de l'appareil génital.

Il n'est pas toujours facile, surtout à une époque éloignée du début de la maladie, de distinguer l'une de l'autre ces deux variétés de la spermatorrhée ; cependant, en interrogeant le malade avec soin, en fixant ses souvenirs sur les circonstances qui ont précédé et qui ont accompagné les premiers symptômes de l'affection, il est possible d'arriver à un diagnostic à peu près certain.

Quand une phlegmasie est le point de départ de la spermatorrhée, le coït, alors qu'il est encore possible, s'accomplit avec rapidité, c'est-à-dire que l'éjaculation ne se fait pas attendre longtemps ; celle-ci s'accompagne d'un sentiment de chaleur, de cuisson même du côté de la prostate, et le sperme peut présenter quelques stries sanguinolentes.

Dans la spermatorrhée atonique, au contraire, l'appareil génital semble frappé d'une espèce de langueur qui n'est pas encore l'impuissance, mais qui exige, pour être secouée, l'intervention très énergique de l'imagination. L'éjaculation, lente à se produire, n'occasionne aucune douleur et ne présente jamais un sperme sanguinolent.

Des pollutions, d'abord nocturnes et ensuite diurnes, précèdent presque toujours la spermatorrhée phlegmasique ; assez généralement ces pollutions font défaut à la spermatorrhée atonique, qui se décèle progressivement par l'affaiblissement de plus en plus prononcé de l'énergie virile.

Souvent des lésions plus ou moins graves de la prostate, des canaux éjaculateurs, des vésicules séminales ou de tout autre organe de l'appareil spermatique, accompagnent la spermatorrhée phlegmasique ; alors des matières morbides, telles que du pus, du sang décomposé, etc., se trouvent mêlés au sperme et ne laissent aucun doute sur la nature de l'affection.

Ce signe est d'autant plus important à noter que dans la spermatorrhée atonique, le produit de l'écoulement a perdu la consistance et l'opacité normales du sperme, et n'offre plus que l'apparence d'une sérosité à peine filante, et que, dans l'un et l'autre cas, l'émission de la semence et celle de l'urine ne déterminent ni cuisson ni douleur.

Tels sont les traits particuliers que je crois séparer les deux variétés de spermatorrhée, lesquelles ont d'ailleurs des caractères communs qu'il ne m'appartient point d'exposer ici. J'ai dû m'arrêter un instant aux principaux caractères qui les distinguent, parce qu'ils déterminent la nature du traitement à opposer à l'impuissance.

Sans la séparation que je viens d'établir, et sur laquelle, je le répète, j'appelle sérieusement l'attention des praticiens, il est impossible de s'expliquer les succès que l'on retire des médications les plus opposées, et qui conduisent, ainsi que j'en ai acquis la conviction par moi-même, à repousser tout traitement exclusif, malgré l'éloquent plaidoyer de M. Lallemand en faveur de la cautérisation.

J'ai assez souvent porté le caustique dans le canal de l'urètre pour me croire le droit d'avoir une opinion propre, et je ne crains pas d'avancer que, si le nitrate d'argent guérit quelquefois, il est dans beaucoup de circonstances non-seulement inutile, mais encore nuisible ; je l'ai vu, dans diverses occasions, augmenter les pertes et déterminer des accidents qui, pour n'avoir rien de grave, ne laissaient pas que de compliquer d'une manière fâcheuse la position déjà si triste du malade.

Dans les cas où la cautérisation échouait, je réussissais tantôt avec les ferrugineux, tantôt avec la noix vomique, tantôt avec l'ergot de seigle, etc., etc.

Bien évidemment, et il n'en saurait être différemment pour tout esprit non prévenu, cette diversité dans les résultats obtenus implique la variété dans la nature de l'affection, dont la connaissance exacte, je le répète, épargnera des tâtonnements au médecin et des souffrances au malade.

Si la phlegmasie est aiguë, c'est-à-dire si l'éjaculation est douloureuse et le sperme sanguinolent, on ne peut hésiter à recourir aux antiphlogistiques locaux, à moins que la faiblesse du sujet n'en contredise formellement l'emploi; les bains de siége chauds à l'eau de son ou de mauve, le repos, la position horizontale, le régime lacté et l'éloignement de toutes les excitations amoureuses, compléteront le traitement dont l'indication est assez rare dans la pratique.

Mais ce qui l'est beaucoup moins, c'est la phlegmasie chronique de l'appareil excréteur du sperme qui, sauf quelques circonstances exceptionnelles, n'exige ni les émissions sanguines ni les débilitants. C'est ici, surtout lorsque la phlogose s'accompagne de quelque ulcération ou de quelque désordre anatomique du verumontanum, que la cautérisation fait merveille. Sous ce rapport, M. Lallemand a rendu un immense service à la science et à l'humanité, car, il le faut bien reconnaître, avant lui, c'est-à-dire avant l'introduction de sa méthode dans la thérapeutique, cette sorte de spermatorrhée était souvent incurable, et les malheureux qu'elle atteignait, s'acheminaient lentement vers la tombe, à travers des souffrances et une faiblesse toujours croissantes.

Cependant la médecine n'était pas entièrement désarmée, et si elle triomphait moins fréquemment qu'aujourd'hui, elle ne succombait pas toujours. Ainsi, chez un malade à qui la cautérisation inspirait un effroi insurmontable, je suis parvenu à arrêter les pertes et à déplacer la phlegmasie en entretenant, pendant quelque temps, un vésicatoire sur le périnée; chez un autre, le même résultat fut obtenu au moyen d'applications souvent renouvelées sur la même partie, de vessies remplies de glace, et par des lavements à l'eau froide.

Mais, je le répète, la ressource par excellence est la cautérisation avec le nitrate d'argent, et c'est à elle que l'on devra constamment recourir, lorsque les appréhensions du malade ne forceront pas à y renoncer.

Ce moyen sera, au contraire, proscrit sévèrement dans la spermatorrhée atonique, et remplacé par les toniques, les astringents et les excitateurs, tant extérieurement qu'intérieurement.

J'ai assez souvent parlé de ces diverses médications pour qu'il soit inutile d'y revenir ici ; cependant je ne terminerai pas ces courtes considérations sur la spermatorrhée sans dire que, dans cette seconde variété, j'ai retiré les plus grands avantages de l'ergot de seigle, soit seul, soit même associé à la noix vomique. Sans doute, cet agent a été employé avant moi dans des cas pareils et avec un égal succès, et je m'étonne de voir M. Lallemand le rejeter comme inutile et quelquefois nuisible, à moins que le professeur de Montpellier ne l'ait expérimenté que dans la spermatorrhée phlegmasique.

La formule dont je me sers d'ordinaire est la suivante :

> Poudre d'ergot de seigle. . . . .   1 gram.
> Conserve de roses. . . . .   q. s.

On fait 10 pilules dont on commence à donner une matin et soir, et dont on augmente le nombre jusqu'à ce qu'on soit arrivé à 5 par jour.

Assez généralement je seconde l'action de ces pilules par une infusion de sommités d'absinthe, que je fais prendre en guise de tisane à la dose de deux ou trois verres par jour.

La noix vomique, quand elle doit être associée à l'ergot de seigle, est dosée de manière à pouvoir administrer le même nombre de pilules.

D'après les observations faites par MM. Debout (1) et Zambaco (2) sur l'action tonifiante du lupulin (principe actif du houblon), on peut espérer retirer quelque avantage de l'emploi de ce médicament, malgré son action sédative sur les organes génitaux.

Enfin, M. le docteur Duclos, de Tours, a préconisé dans ces derniers temps, contre la spermatorrhée avec impuissance, l'*extrait alcoolique de la noix vomique*, de la manière suivante (3) :

Extrait alcoolique de noix vomique. . . . . 5 gram.

Diviser en 100 pilules à administrer comme il suit :
Pendant cinq jours, 1 pilule tous les soirs.
Les cinq jours suivants, 1 le matin, 2 le soir.
Pendant cinq autres jours, 2 le matin, 2 le soir.
Pendant cinq autres jours encore, 2 le matin, 3 le soir ; et ainsi de suite, jusqu'à ce que le malade en prenne 8 par jour : 4 à la fois le matin et 4 le soir.

Quelques malades ont pris, sans accident, jusqu'à 14 pilules par jour.

A l'extérieur, M. Duclos seconde sa médication interne en faisant faire sur les lombes et la partie interne et supérieure des cuisses des frictions avec le liniment suivant :

Teinture de noix vomique. . . . . ⎫
   —   d'arnica ou de mélisse. . ⎬ aa 60 gram.
   —   de cantharides. . . . . . 15 —

Enfin, M. Wutzer (4) recommande, dans le même cas,

<hr>

(1) *Bulletin de thérapeutique*, 1852, t. XLIV, p. 239 et 385.
(2) *Ibid.*, 1854, t. XLVII, p. 161.
(3) *Ibid.*, 15 juin 1849.
(4) *Ibid.*, 15 septembre 1849.

les pilules suivantes, qui m'ont moins bien réussi que l'ergot de seigle ou la noix vomique :

> Acide phosphorique solide. . . . . 4 gram.
> Camphre broyé. . . . . 1,20 centigr.
> Poudre d'écorce de quinquina. . . . . 4 gram.
> Extrait de cascarille. . . . . q. s.

Faites des pilules de 10 centigr., et roulez-les dans la poudre de cannelle. On en prend 5 trois fois par jour.

Le traitement de la spermatorrhée, quel que soit celui auquel on donne la préférence, est également celui de l'impuissance. Celle-ci, n'étant pour ainsi dire qu'une conséquence dans un cas et qu'un symptôme dans l'autre, s'efface et disparaît avec les pertes séminales. Seulement, quand la spermatorrhée a cessé, il faut qu'un régime fortifiant et analeptique relève les forces générales abattues, et que la plus grande réserve préside aux premiers rapprochements sexuels.

CHAPITRE V.

IMPUISSANCE SYMPATHIQUE.

L'appareil génital joue un rôle trop important dans la vie de l'homme, pour que des liens intimes n'aient pas été établis entre lui et les autres appareils de l'économie : une fonction qui, pour ses manifestations, a besoin de l'entier développement de l'organisme, et dont la cessation est le signal de la décadence générale, ne peut être isolée, et doit nécessairement être unie à toutes les autres fonctions dont elle est, en quelque sorte et tout à la fois, le couronnement et le but.

Dans l'introduction de cet ouvrage, j'ai indiqué, quoique en des limites nécessairement restreintes, les influences ré-ciproques de la fonction génitale et des autres fonctions de l'économie; je ne reviendrai pas ici sur ces relations, appe-lées synergies, sympathies physiologiques, parce qu'elles appartiennent exclusivement au domaine de la biologie.

Mais en dehors de ces rapports normaux, de ces liens physiologiques dont la nature nous cache soigneusement le secret, la maladie en établit d'exceptionnels qui, dans quel-ques cas, ne sont que l'aggravation de ceux qui existent à l'état de santé, et qui, dans d'autres circonstances, consti-tuent bien réellement des états morbides distincts, inédits, si je puis me servir de ce mot.

C'est de ce genre de sympathies, nées sous l'empire d'un état morbide, qu'il sera question dans ce chapitre.

Par cela même que la fonction génitale, chez l'homme, participe aux deux éléments qui constituent la vie hu-maine, l'élément physique et l'élément moral, je partagerai les sympathies morbides de l'appareil copulateur en deux grandes classes :

1° Les sympathies morbides physiques;
2° Les sympathies morbides morales.

C'est dans cet ordre, qui me paraît tout à la fois le plus simple et le plus complet, que j'exposerai les matières de ce chapitre, qui n'est pas le moins intéressant de ce livre.

§ I. — Sympathies morbides physiques.

A. *Lésions vitales.*

Les considérations que j'aurai à présenter ici sur les sympathies morbides des propriétés vitales et de la faculté copulatrice ont été longuement exposées ailleurs, alors que

j'ai considéré les altérations de nutrition, de circulation et
de toutes les fonctions de la vie plastique, comme amenant
consécutivement l'impuissance. En inscrivant ici le titre de
ce paragraphe, je ne puis avoir l'intention de répéter ce que
j'ai dit dans une autre partie de cet ouvrage, et il me doit
suffire d'y renvoyer le lecteur (1).

B. Lésions organiques.

Dans l'état physiologique, l'appareil génital entretient
des relations avec tous les organes de l'économie ; mais j'ai
montré déjà, dans le cours de cet ouvrage, que ces rapports
étaient surtout plus intimes avec l'organe cérébral, avec
celui de la phonation et avec celui de la digestion.

Sans doute des sympathies morbides de genres différents
existent entre le sens génital et les autres parties de l'organisme, et je n'en veux pour preuve que la surexcitation de
l'orgasme vénérien sous l'influence des tubercules ; mais,
au point de vue exclusif de ce livre, c'est-à-dire au point de
vue de l'impuissance, je ne connais guère que les trois organes cités tout à l'heure, dont certaines affections retentissent d'une manière fâcheuse sur la force virile ; aussi
est-ce dans les limites de ces affections que je renfermerai
mon cadre, estimant les autres sympathies morbides organiques comme de simples rêves de l'imagination.

1° Influence morbide de l'appareil digestif. — Si l'on
réfléchit que les lésions de l'appareil digestif altèrent toujours
plus ou moins les fonctions de la vie plastique, on est conduit
à se demander si l'impuissance qui coexiste avec ces lésions
ne devrait pas être plus rationnellement attribuée aux troubles apportés par la lésion vitale qu'aux désordres mêmes

(1) Voyez page 335.

de l'appareil digestif. Sans doute, en restant dans la sphère de la théorie, on peut, avec quelque apparence de raison, adopter et défendre cette manière de voir; mais quand on descend dans le domaine des faits, quand on prend pour guides l'expérience et l'observation, on est forcé de reconnaître que si, par exemple, le cancer de l'estomac et la surexcitation de cet organe produite par l'acte de la digestion exercent l'un et l'autre une influence débilitante sur l'énergie virile, il faut reconnaître, dis-je, que la source de ces influences respectives est non-seulement différente, mais encore opposée, puisque dans le premier cas la vie plastique est profondément atteinte, tandis qu'elle est accrue et portée à son plus haut degré dans le second cas par l'acte même de la digestion.

Si c'était aux altérations de la force plastique qu'il fallût rapporter l'impuissance que je me propose d'examiner ici, je n'irais pas plus loin et je renverrais le lecteur à la partie de ce livre consacrée aux troubles de la fonction digestive ; mais des observations recueillies par moi-même ne me permettent pas cette facile explication, et m'autorisent à penser que certaines lésions de l'appareil digestif agissent sur le sens génital autrement que par les troubles généraux de la nutrition.

De plusieurs faits que je retrouve dans mes notes, je m'étendrai principalement sur le suivant, à cause de sa physionomie étrange et de certaines circonstances curieuses qu'il m'a présentées.

M. X..., garçon au café de la Rotonde, vint me consulter pour un affaiblissement des organes génitaux qui, me dit-il, lui était survenu depuis un mois sans cause connue ; les désirs vénériens n'étaient point éteints ; l'érection, et, par suite, l'éjaculation, étaient seules impossibles.

Le malade était âgé de vingt-trois ans, d'un tempérament lymphatique, mais bien conformé et ayant toujours joui d'une santé générale bonne. Il ne s'était point livré à la masturbation ; il avait eu des chancres et une blennorrhagie traités l'un et l'autre à l'hôpital du Midi, dans le service de M. Vidal (de Cassis), et avait été antérieurement opéré d'un varicocèle par M. Roux ; cette opération n'avait laissé aucune trace, et, sans les aveux du malade, il eût été difficile de soupçonner une ancienne dilatation variqueuse des veines du cordon spermatique.

Les organes génitaux, parfaitement conformés, ne présentaient rien d'anormal, et leur examen le plus attentif ne put me rendre raison du mal que j'avais à combattre.

J'étais fort embarrassé du diagnostic à porter, et je pesais dans mon esprit les motifs d'une conduite à suivre, quand, machinalement, et bien plus, je l'avoue, pour occuper les loisirs du malade que pour éclairer ma religion, je demandai à voir la langue de mon visiteur, sur laquelle je portai instinctivement les yeux. A cette vue, un horizon nouveau s'ouvrit devant moi, car la langue, rouge et piquetée, ne pouvait me laisser des doutes sur l'existence d'une gastrite.

Dès ce moment, mon diagnostic fut éclairé d'une vive lumière, et, lorsque je sus que les premiers symptômes de l'impuissance coïncidaient avec l'apparition d'une douleur épigastrique, de certains troubles dans les digestions, etc., j'eus la certitude (certitude médicale, bien entendu) que l'affaiblissement de l'organe copulateur était sous la dépendance sympathique de l'affection de l'estomac.

Le traitement fut conforme à cette manière de voir, et le malade, qui espérait s'en retourner avec quelque formule aphrodisiaque (dans le sens ordinaire de ce mot), se montra fort mécontent de la tisane de mauve et du régime émollient que je lui prescrivis.

Cependant il ne dédaigna pas entièrement les conseils que je lui donnais, et comme la santé générale s'améliorait sous l'empire de cette médication, il crut devoir la continuer, sinon pour remédier à son impuissance, du moins pour se débarrasser des malaises et des troubles digestifs qui le tourmentaient.

Néanmoins, à mesure que la langue devenait moins rouge, l'épigastre moins douloureux, et les digestions plus faciles, les forces copulatrices reparaissaient, à ce point que l'érection d'abord, et le coït ensuite, furent possibles.

Mais, et c'est ici que se montre un caractère bizarre, la copulation n'était réalisable, ni pendant les digestions, c'est-à-dire pendant les deux ou trois heures qui suivaient les repas, ni dans la position horizontale qui déterminait une pression sur l'épigastre. L'érection de la verge se produisait comme dans les conditions normales, mais si l'une des deux circonstances que je viens de signaler, digestion ou pression épigastrique, existait, l'érection ne se soutenait pas et tombait dans le vagin même après quelques courtes tentatives et avant l'éjaculation du sperme. Le matin, à jeun, était le moment de la journée le plus favorable à l'accomplissement de l'acte, pourvu toutefois que le malade évitât avec soin toute pression sur l'épigastre par une posture dont je dois m'abstenir de parler ici.

Cet état se prolongea assez longtemps, parce qu'il était impossible au malade, eu égard à sa position sociale, garçon de café, de suivre exactement la médication et surtout le régime alimentaire que réclamait sa gastrite. Comme il était venu réclamer mes soins parce qu'il avait l'intention de s'établir marchand de vin et de prendre femme, je lui conseillai vivement de se marier, en lui faisant sentir combien serait plus rapide, sous l'empire des soins domestiques, la guérison de sa maladie d'estomac, et combien serait aussi plus facile le coït, alors qu'il serait exercé au milieu de toutes les commodités de la couche conjugale.

Pendant assez longtemps, le malade, reculant devant la honte d'un échec marital, n'osa suivre mes conseils, et commença par acheter un fonds de marchand de vin, qui, de serviteur le transformant en maître, lui permit de soigner et de guérir sa gastrite.

Il y a deux mois à peu près, en mars 1854, il vint m'annoncer son mariage, en réclamant de nouveau et plus consciencieusement encore que précédemment, l'assurance qu'il était propre à remplir ses devoirs conjugaux. Un examen attentif et minutieux ne modifia en rien ma manière de voir, et cet homme, aujourd'hui marié, se loue tout à la fois du traitement que je lui ai fait suivre et des conseils que je lui ai donnés.

Un de mes amis, dont l'irritabilité intestinale est extrême, est incapable d'entrer en érection et d'exercer le coït toutes les fois que cette irritabilité est mise en jeu, et cette impuissance se prolonge deux ou trois jours, et même plus longtemps, selon que les coliques et la diarrhée par lesquelles se manifeste l'affection ont été plus ou moins longues et violentes.

Je pourrais multiplier les exemples de cette nature, mais ceux que je viens de rapporter et la connaissance de l'empire exercé, à l'état physiologique, par la digestion sur l'énergie virile, suffisent, ce me semble, pour légitimer les sympathies morbides de l'appareil digestif et de l'appareil génital, sans recourir à des troubles de nutrition qui réagiraient sur l'énergie virile comme sur toutes les autres forces de l'économie animale.

Il est rare que dans l'impuissance sympathique que j'examine, les désirs vénériens soient éteints ; dans quelques circonstances, au contraire, dans celles où l'activité digestive est augmentée, les désirs présentent une intensité plus grande, à laquelle ne répond pas l'organe copulateur. C'est une disposition analogue à celle que l'on ressent après un bon repas, alors que l'imagination, surexcitée par le vin et le café, s'égare en des rêves étranges, dont elle demande en vain la réalisation à un organe rebelle et sourd à ses provocations.

La durée de cette impuissance est évidemment subordonnée à celle de la maladie qui la tient sous son empire ; elle gravite dans la sphère de celle-ci, qui contient l'anaphrodisie dans les limites, non-seulement de son pronostic, mais encore de son traitement.

La disparition de l'état morbide de l'appareil digestif, en rompant les liens occultes qui lui enchaînaient le sens génital, rend ce dernier à la vie qui lui est propre, sans qu'il soit nécessaire d'intervenir pour faciliter ce retour.

2° *Influence morbide de l'appareil vocal.* — Les relations qui, dans l'état physiologique, unissent l'appareil vocal et l'appareil génital, sont connues de tout le monde : les changements qui, à l'époque de la puberté, s'opèrent simultanément dans chacun de ces appareils, le timbre enfantin que conserve la voix chez les individus mutilés et chez ceux dont les organes génitaux sont atrophiés, ne laissent aucun doute sur les rapports intimes, quoique inexplicables, des fonctions de la phonation et de celles de la génération.

Mais en est-il de même entre l'impuissance virile et certaines affections de l'appareil vocal ? En d'autres termes,

existe-t-il entre les appareils que j'examine des sympathies
morbides, comme il existe entre eux des sympathies physiologiques ?

Je ne puis ici apporter mon propre témoignage ; je n'ai
jamais observé une impuissance sympathique d'une affection du larynx ; mais Burdach rapporte, d'après Meckel
(*Abhandlungen aus der menschlichen und vergleichenden
Anatomie*, p. 194) : « Qu'aux altérations du larynx se joignent parfois l'endolorissement et l'atrophie des testicules,
accidents qui augmentent à mesure que la maladie primitive
fait des progrès (1). »

L'asthme est à son tour noté par quelques auteurs
comme une cause sympathique d'impuissance ; mais il m'est
difficile d'admettre une semblable corrélation, et je demande,
en l'absence de tout détail clinique, et me rappelant que la
masturbation est souvent le point de départ de cette maladie, si l'impuissance qui coexiste avec cette dernière n'est
pas plutôt le résultat de l'onanisme que l'effet sympathique
de l'affection spasmodique des organes de la respiration ?
Des faits précis peuvent seuls éclaircir le doute que j'émets
ici, car, en cette occurrence, l'observation clinique est la
seule sur laquelle il soit possible de se guider.

Mais, je le répète, rien de semblable n'est à ma connaissance, et de tous les confrères que j'ai interrogés, je n'en ai
pas trouvé de plus heureux que moi.

3° *Influence morbide du cerveau.* — Il n'en est pas
de même de l'encéphale, et surtout de sa partie postérieure
et inférieure, dont les relations avec l'appareil génital sont
si manifestes, que les phrénologistes placent dans le cervelet
le siége de la faculté procréatrice.

(1) *Traité de physiologie*, trad. par Jourdan, t. V, p. 15.

Il est bien évident que je n'entends point parler ici des affections cérébrales qui, agissant sur la masse encéphalique, attaquent dans sa source l'innervation générale dans laquelle est nécessairement comprise l'innervation sexuelle. J'ai ailleurs abordé ces causes d'impuissance, je n'y reviendrai pas ici.

Mais il est des accidents, ou, si l'on aime mieux, des lésions du cerveau qui, tout en respectant les fonctions du système nerveux, retentissent sur le sens génital sans qu'il soit possible d'expliquer cette action autrement que par les sympathies qui unissent l'organe cérébral et l'organe sexuel.

A l'article IMPUISSANCE de sa *Bibliothèque choisie de médecine*, Planque cite quelques faits de ce genre, qu'il n'est pas inutile de rappeler ici : « Paul de Sorbait, dit-il, rapporte dans le *Journal d'Allemagne* (déc. 1, an II, obs. 104, p. 177), qu'un seigneur, ayant été blessé à l'occiput, était resté impuissant après sa guérison, n'ayant ni érection, ni éjaculation. Il n'est donc pas vrai, répond-il, que la tête ne contribue en rien au coït et à la semence. Ainsi, ce n'était point sans raison que Platon assurait qu'elle venait du cerveau et de la moelle allongée; aussi avouons-nous que la semence est un excrément du dernier aliment qui vient de toutes les parties, mais surtout de la tête. Au reste, nous avons plusieurs exemples d'une pareille cause d'impuissance. Nicolaus dit avoir connu un juif qui devint impuissant par une plaie de tête. Hildanus (cent. 6, obs. 59) assure avoir vu la même chose dans un homme qui, huit ans auparavant, avait reçu un coup de bâton sur le bregma droit; il n'entendait point de ce côté-là. Hildanus croit qu'après ce coup de tête, il s'était écoulé contre nature une matière qui a obstrué les nerfs et même les artères qui servent à l'érection de la verge. Un autre homme a éprouvé le même sort, après une chute sur le dos ; il sentait du plaisir, mais il ne pouvait point parvenir à l'érection. Il y a des auteurs qui prétendent que la semence vient du cerveau. De ce nombre est Donatus (*Med. mirab.*, lib. IV, c. 18) ; mais Raies (*Camp. elys.*, quæst. med. 58, § 20) combat ce sentiment, et demandant, au sujet de cette question, si la saignée qu'on fait derrière les oreilles aux Scythes les rend stériles, il conclut (§§ 27 et 28) que cette saignée qu'on fait fréquemment, et dans laquelle on tire beaucoup de sang, affaiblit, et que le froid qu'elle produit à la tête est cause de la stérilité, sans nier cependant une sympathie occulte entre les oreilles et les parties de la génération. C'est pour cela qu'un jurisconsulte, au rapport de Dulaurens (*Anat.*, lib. VIII, quæst. 4), a écrit qu'il fallait couper les oreilles à ceux qui volaient, pour les empêcher d'engendrer de petits voleurs. Un soldat robuste, et père de trois enfants, eut les oreilles coupées pour différents crimes, et fut chassé hors de la ville (*Ibid.*, déc. 2, an VII, append., obs. 10, p. 161) ; depuis ce temps-là, il ne sentit plus aucun désir charnel et ne put avoir aucune érection (1). »

Malgré les bizarres explications que nos pères acceptaient sur la foi d'Hippocrate, et qu'une observation plus saine et les progrès de la science ne permettent plus d'admettre aujourd'hui, il n'en est pas moins constant que des plaies de tête, des coups sur le cervelet, déterminent l'impuissance, qui persiste malgré l'absence de toute lésion appréciable et plusieurs années après la guérison des accidents encéphaliques. Bien évidemment, une corrélation inexplicable, un lien occulte ; en un mot, une sympathie existe

____

(1) *Bibliothèque de médecine*, t. VI, p. 240 et 241.

entre l'organe renfermé dans le crâne et celui qui sert à la propagation de l'espèce.

Cette sympathie va recevoir une nouvelle et éclatante démonstration par ce que j'ai à dire de l'influence exercée sur le sens génital par les affections du moral, dont les facultés constituent, comme on le sait, la fonction la plus haute et la plus noble de l'organe encéphalique.

§ II. — Sympathies morales.

Me voici arrivé aux sources les plus fécondes d'impuissance, et par conséquent en face de difficultés également ardues pour l'écrivain et pour le praticien. C'est que l'élément moral de notre nature, qui exerce sur les organes génitaux un empire à peu près absolu, subit des influences si diverses et si mystérieuses, qu'il est presque impossible de pénétrer tous les motifs de ses déterminations et tous les mobiles de ses passions.

Soumis aux exigences si nombreuses de l'organisme, l'élément moral en reflète les nuances multiples, qu'elles découlent, soit du tempérament, soit de la constitution, soit de l'âge, soit du sexe, soit de l'état de santé ou de maladie, soit des impressions du monde extérieur, etc. Livré sous le contrôle seul de la conscience à toutes les inspirations du libre arbitre, il se modifie et change à tout instant par l'éducation, par l'instruction, par l'expérience de la vie, par le spectacle des vices et des vertus dont la lutte est l'essence même des sociétés humaines ; de telle sorte que, méandre insaisissable, l'élément moral échappe, pour ainsi dire, à toute analyse, et se joue des efforts tentés pour le saisir. Aussi quelle confusion parmi les philosophes qui ont voulu déterminer le nombre et le domaine des facultés morales :

Condillac, repoussant les idées innées de Platon et de Descartes, admet sept facultés primitives (1) ; Laromiguière en
admet trois (2) ; Destutt-Tracy en admet quatre (3);
Gall (4), tout en faisant de ses facultés des *intelligences individuelles*, dessine sur le crâne vingt-sept facultés, et son
collaborateur Spurzheim, renchérissant encore, en ajoute
huit nouvelles.

Ce n'est point ici le lieu de faire de la psychologie ; je
n'ai pas mission de défendre le *Cogito, ergo sum*, de Descartes, contre le *Nihil est in intellectu qui non fuit in sensu*,
de Locke ; mais, quelle que soit la doctrine que l'on adopte,
quelle que soit la source à laquelle s'alimentent les idées et
les passions, il faut reconnaître que l'âme, dans l'acception
la plus large du mot, manifeste deux sortes de phénomènes,
unis sans doute par un lien commun, mais parfaitement
distingués par une physionomie propre et des caractères
spéciaux ; ces phénomènes sont ceux que l'on désigne, les
uns, sous le nom de phénomènes *intellectuels*, et les autres,
sous le nom de phénomènes *affectifs*, et qui conduisent
à partager les facultés de l'âme en deux grandes classes :
facultés intellectuelles et *facultés affectives; facultés de l'entendement* et *facultés de la sensibilité morale.*

C'est sous chacune de ces deux faces que je vais examiner
l'influence morbide exercée par l'élément moral sur le sens
génésique.

(1) Sensation, attention, comparaison, jugement, réflexion, imagination et raisonnement.

(2) Attention, comparaison et raisonnement.

(3) Perception, mémoire, jugement et volonté.

(4) *Des fonctions du cerveau et sur celles de chacune de ses parties.*
Paris, 1825.

A. *Facultés intellectuelles.*

Dans la thèse inaugurale que je soutins, en 1844, devant
la Faculté de médecine de Paris, je trouve les lignes suivantes qui, à dix ans de distance, sont encore l'expression
de ma pensée : « Quelles sont les propriétés de l'âme, ou,
pour nous conformer à la langue des philosophes, quelles
sont les facultés de l'âme relatives à l'entendement? Le
cadre de ce travail ne nous permet pas d'entrer dans le domaine de la psychologie... Cependant deux mots nous
semblent nécessaires, car les psychologistes nous paraissent
avoir confondu les facultés primitives de l'entendement avec
les résultats de ces mêmes facultés, alors que l'encéphale a
déjà ressenti l'action de la force morale; ainsi le jugement,
le raisonnement, la mémoire, etc., supposent une opération préalable; ils ne sont donc que des résultats *secondaires*
et non des facultés *primitives*, comme on a voulu le dire.
Pour nous, nous renfermant dans l'étude des phénomènes
généraux, nous avons cherché quels étaient les hommes
qui manifestaient au plus haut degré les actes intellectuels,
et nous n'avons trouvé que des artistes ou des savants. Nous
avons été ainsi conduit à n'admettre que deux facultés primitives de l'entendement : l'imagination et la raison. Tout
ce que les psychologistes ont décoré de *facultés primitives*
de l'entendement ne sont que les attributs de l'imagination
et de la raison; ce sera, si l'on veut, des facultés secondaires, mais jamais des facultés primitives : art et science,
voilà tout l'entendement; imagination et raison, voilà les
deux piliers de l'édifice (1). »

L'imagination est cette faculté éminemment créatrice,
qui fait revivre les souvenirs du passé, donne un corps aux

(1) *Des passions*, p. 27.

désirs du présent et anime les espérances de l'avenir ; elle est
en toutes choses distincte de la raison qui, elle, nous fournit
les moyens de connaître et d'apprécier la réalité ; tandis
que l'une nous ouvre sans cesse des horizons immenses et
nous découvre des mondes remplis de fantômes gracieux ou
terribles, l'autre, au contraire, nous enserre dans les liens
d'une réalité brutale, et nous montre la vie sans prisme
trompeur, comme sans voiles séduisants.

Ces deux facultés, dont l'empire s'exerce sur des domaines
si différents, ne sauraient être troublées de la même manière, c'est-à-dire que les troubles de l'imagination et de la
raison ne sauraient découler de la même source : les premiers, participant de l'essence même de la faculté qu'ils
agitent, s'inspirent d'un rêve, d'une croyance purement
gratuite, en un mot, d'une idéalité ; les seconds, au contraire, ont pour incitateur la réalité qui leur sert à la fois
de fondement et d'excuse.

Je m'explique.

Deux hommes, au moment d'accomplir le coït, se trouvent
tout à coup frappés d'impuissance : l'un se croit sous l'influence d'un sortilége, l'autre s'est aperçu que la femme
avait ses règles. Chez le premier, le trouble naît d'un mensonge ; chez le second, le trouble a la réalité pour point de
départ ; chez celui-ci, l'imagination s'en est laissé imposer
par un fantôme ; chez celui-là, la raison a plié sous le poids
de la vérité.

La distinction, que je m'étudie à établir ici, est importante au point de vue qui nous occupe, et plus je réfléchis
au parti que l'on en peut tirer pour le diagnostic, le pronostic et surtout le traitement de l'impuissance par sympathie morale, plus je m'étonne de ne pas la voir, je ne dirai
pas indiquée, mais même soupçonnée chez ceux-là même

qui ont fait une étude toute spéciale de l'influence du moral sur le physique.

Je vais donc, contrairement à mes devanciers, examiner séparément l'empire exercé sur le sens génital, et par les troubles de l'imagination et par ceux de la raison.

1° *Influence des troubles de l'imagination.*—S'il m'était permis de me servir ici du langage philosophique, je dirais que ces troubles sont ou *objectifs* ou *subjectifs*.

Ils sont objectifs, quand ils ont leur source en dehors de celui-là même qu'ils affectent ; ils sont subjectifs, quand ils découlent de celui-là même qui les éprouve.

Les premiers sont incontestablement les plus nombreux, car ils embrassent le temps, l'espace, les lieux, tous les objets de la création : tel homme croira à l'influence fâcheuse d'une lune, d'un saint du calendrier, d'un jour dans le mois, ou d'un mois dans l'année ; tel autre s'imaginera que la lumière, que le plein air paralysent ses organes ; celui-ci ajoutera foi aux diseurs de bonne aventure, aux esprits malins qui jettent des sorts et qui *nouent l'aiguillette ;* celui-là, interprétant, à sa façon, un sourire, un regard, une parole de la femme aimée, ou même par l'effet seul de son imagination, se dira victime de l'indifférence, du dédain et même du mépris de l'objet de son amour, etc., etc.

Certes, les exemples de ces sortes d'impuissance fourmillent partout ; tantôt fugitive, tantôt plus tenace, elle est indistinctement l'apanage des intelligences d'élite ou des esprits bornés et crédules ; le catalogue des faits de ce genre rapportés par les auteurs serait pour moi une mine féconde, si je me proposais d'amuser bien plus que d'instruire. Cependant, je dois faire une exception en faveur de Montaigne, dont on me reprocherait sans doute d'avoir tu le nom dans un sujet qu'il a si savamment

et si galamment traité, d'autant mieux que cette exception
se justifie elle même par le haut enseignement qui en découle : « Un comte de très bon lieu, dit-il, de qui j'estais
fort privé, se mariant avec une belle dame qui avait esté
poursuivie de tel qui assistait à la feste, mettait en grande
peine ses amis : et nommément une vieille dame sa parente,
qui présidait à ses nopces, et les faisait chez elle, craintive
de ces sorcelleries : ce qu'elle me fait entendre. Je la prioy
de s'en reposer sur moy. J'avoy de fortune, en mes coffres,
certaine petite pièce d'or platte, où estoyent gravées quelques figures célestes, contre le coup du soleil, et pour oster
la douleur de teste, la logeant à poinct sur la cousture du
test : et pour l'y tenir, elle estoit cousuë à un ruban propre
à rattacher soubs le menton. Resverie germaine à celle de
quoy nous parlons. Jacques Peletier, vivant chez moy,
m'avait faict ce présent singulier : J'advisay d'en tirer
quelque usage, et dis au comte qu'il pourrait courre fortune comme les aultres, y ayant là des hommes pour luy en
vouloir prester une ; mais que hardiment il s'allast coucher : que je luy feroy un tour d'amy, et n'espargneroy à
son besoin un miracle qui estoit en ma puissance : pourveu
que sur son honneur, il me promist de le tenir très fidelle-
ment secret. Seulement, comme sur la nuict on iroit luy
porter le resveillon, s'il luy estoit mal allé, il me fect un
tel signe. Il avoit eu l'âme et les oreilles si battuës, qu'il se
trouva lié du trouble de son imagination : et me fect son
signe à l'heure susdicte. Je luy dis lors à l'oreille, qu'il se
leivast, soubs couleur de nous chasser, et prins en se
jouant la robbe de nuict que j'avoy sur moy (nous estions
de taille fort voisine) et s'en vestit, tant qu'il auroit exécuté
mon ordonnance, qu'il faut, quand nous serions sortis, qu'il
se retirast à tomber de l'eau : dict trois fois telles paroles,

et fect tels mouvements. Qu'à chacune de ces trois fois, il ceignist le ruban que je luy mettois en main, et couchast bien soigneusement la médaille qui y estoit attachée sur ses roignons : la figure en telle posture. Cela faict, ayant à la dernière fois bien estreint ce ruban, pour qu'il ne se peut ny dénoüer, ny mouvoir de sa place, qu'en toute asseurance il s'en retournast à son prix faict ; et n'oubliast de rejetter ma robbe sur son lict, en manière qu'elle les abriast tous deux. Ces singeries sont le principal de l'effect, nostre pensée ne se pouvant demestre, que moyens si estranges ne viennent de quelque obstruse science, leur inanité leur donne poids et reverence. Somme il feut certain, que mes charactères se trouvèrent plus vénériens que solaires, plus en action qu'en prohibition (1). »

Le moyen mis en usage par Montaigne est incontestablement le plus propre à ramener l'ordre et le calme dans une imagination ainsi troublée. A l'influence néfaste d'une lune, d'un saint du calendrier, de la lumière, etc., opposez une influence contraire dont vous ferez ressortir la supériorité de puissance, et, avec la confiance, vous ramènerez presque à coup sûr la possibilité du coït.

On ne croit guère plus, de nos jours, aux sortiléges et aux sorciers ; les noueurs d'aiguillette ont perdu leur prestige et le sceptre de leur pouvoir ; mais il est encore des esprits faibles ou ignorants qui portent des sachets et des amuléttes, ou qui boivent des philtres enchanteurs pour conjurer l'infernale machination des mauvais génies. Respectez ces superstitions, ne détruisez pas ces erreurs ; on ne discute pas avec la foi ; les objets de son culte sont ici sans danger, tandis que leur proscription amènerait à coup sûr l'accident qu'ils sont destinés à prévenir.

(1) *Essais*, l. I, ch. xx, éd. de 1743, t. I, p. 105 et 106.

Je ne puis, on le comprend, passer en revue toutes les nuances des troubles objectifs de l'imagination ; l'imagination, cette folle du logis, comme l'appelle Brantôme, participe tellement à tous les actes de la vie, est à ce point tributaire de toutes les croyances et de toutes les superstitions, que prétendre énumérer ses mobiles serait vouloir analyser l'état moral de chaque individu du globe. Il m'a suffi d'avoir indiqué la nature des troubles objectifs de l'imagination, pour poser la limite de leur cadre et tracer la conduite à tenir en de pareilles circonstances.

Il me faut maintenant aborder les troubles subjectifs de l'imagination qui constituent, sans aucun doute, l'impuissance par sympathie morale, la plus difficile à guérir.

Ces troubles ont leur source dans la personne même qui les éprouve, en d'autres termes, ils ont pour cause et pour fondement une erreur sur l'énergie copulatrice de l'appareil génital.

Leur point de départ est tantôt dans une croyance purement imaginaire, et tantôt dans une erreur sur un fait réel, soit antérieur, soit actuellement existant.

Sous le premier rapport, une affection des organes génitaux est presque toujours le prétexte derrière lequel s'abrite le malade : l'un se croira atteint de pertes séminales, et par suite impuissant ; l'autre invoquera une dégénérescence de la prostate. Comment voulez-vous que j'éjacule, me disait un troisième, j'ai un rétrécissement de l'urètre qui devient si formidable au moment de l'érection, qu'il est impossible au sperme de s'écouler ; et la crainte de l'aspermatisme glaçait ses sens au moment du coït. J'ai donné mes soins à un homme dont les motifs d'impuissance se rattachaient assez singulièrement à des souvenirs de famille : Depuis trois générations, me disait-il, nous sommes tous frappés, à trente ans, d'une maladie bizarre des organes génitaux ; rien, dans l'aspect des organes extérieurs, ne dénote ce mal, et il faut même une grande attention et une certaine habitude pour en saisir quelques symptômes douloureux. Le signe principal, et celui qui se manifeste le premier, est un affaiblissement de la virilité ; mon grand-père l'éprouva quelques mois avant sa trentième année ; mon père le ressentit, au contraire, quelques mois après le même âge ; et moi j'en ai constaté l'existence quinze jours avant le trentième anniversaire du jour de ma naissance. — Et cependant, comme son grand-père et son père, le malade qui me consultait n'avait perdu ni les désirs vénériens, ni la faculté érective, ni la faculté éjaculatrice ; seulement l'érection et l'éjaculation ne se produisaient que dans le silence de la solitude, soit sous forme de pollutions, soit amenées par la masturbation. Le souvenir de la prétendue infirmité héréditaire inspirait au malade un tel sentiment de honte, et lui donnait une telle certitude d'un échec, que la terreur remplaçait le désir et glaçait toute énergie dans l'organe copulateur.

Comme on doit le comprendre, les sujets d'effroi que peuvent invoquer les malades sont aussi innombrables que les fantômes que leur imagination peut créer, et le domaine de l'imagination est infini.

Mais quand ces troubles se rattachent à une erreur dont l'objet est un fait réel, accompli depuis un temps plus ou moins long, ou actuellement existant, on peut concevoir des limites aux causes de ces troubles, parce que la réalité est finie et bornée.

La nosologie est la mine féconde où les malades vont puiser leurs prétextes ; on se fait difficilement une idée des relations absurdes, bizarres, extravagantes, qu'on me passe

le mot, qu'un esprit troublé et ignorant des choses de notre
art établit entre les organes génitaux et les affections les
plus étrangères à cet appareil.

Je fus un jour très sérieusement consulté par un jeune
homme dont le tempérament lymphatique et la constitution
malingre s'accordaient mal avec des désirs vénériens ardents
et une virilité énergique, et qui attribuait, avec une conviction profonde, cet allanguissement du sens génital à une
déviation congénitale du sternum dont il était affecté. Un
autre, ayant eu connaissance des fables répétées depuis
Hippocrate, qui, le premier, en fait mention, sur les rapports sympathiques des oreilles et des organes génitaux,
s'imagina qu'il serait atteint d'impuissance (et cette pré-
somption ne tarda pas à amener cet état) parce que, suivant la coutume de son pays, on lui avait percé les oreilles
pour y suspendre un bijou.

Mais c'est surtout vers les lésions de l'appareil génital
que se portent les préoccupations du malade, et, sous ce
rapport, les névralgies urétrales, et celles du col de la
vessie jouent un rôle très important. Ici, les appréhensions
du malade ont un prétexte réel, la douleur, et, pour les
personnes étrangères à la médecine, la douleur est toujours
le symptôme d'une lésion anatomique, d'une affection organique; l'intermittence même qu'affectent les douleurs né-
vralgiques est, pour une imagination troublée, un motif
plus grand d'effroi et de terreur ; c'est dans des circonstances semblables que les malades songent aux dégénérescences de toutes sortes, aux désordres les plus affreux :
les ulcérations dans l'urètre, sur la prostate, dans les vésicules séminales, sont la menue monnaie dont les plus cou-
rageux se contentent ; mais le plus ordinairement, et après
l'incubation d'une nuit d'insomnie, c'est le cancer, c'est le

carcinome, ce sont des tubercules qu'ils disent avoir envahi leur appareil génital et avoir desséché en eux toute source de virilité. C'est l'hypochondrie avec toutes ses étrangetés, avec toutes ses terreurs.

D'autres fois, aucun état morbide n'existe actuellement, et l'imagination du malade est troublée par la crainte des conséquences fâcheuses qu'a pu amener, et qu'a amenées en effet, une affection antérieure, quelque ancienne et quelque bénigne qu'elle ait pu être. Le tabescent guéri croit difficilement au retour de sa virilité ; le masturbateur dont les manœuvres ont cessé depuis longtemps, entrevoit l'impuissance comme un triste et certain héritage de l'onanisme ; la syphilis a, chez l'un, tari la sécrétion spermatique, et, par suite, la source de l'excitation génésiaque ; chez l'autre, fixée sur quelque point de l'appareil générateur, elle empêche le jeu régulier des rouages et s'oppose d'une façon quelconque au libre exercice de la fonction copulatrice, etc. Mais de tous ces motifs, il n'en est peut-être pas de plus fréquent, et l'on peut même dire de plus commun, qu'un échec copulateur précédemment essuyé en présence d'une femme. Une mésaventure de ce genre, quelle qu'en soit la cause, laisse dans l'esprit une préoccupation fâcheuse, qui, entretenue et aggravée par l'imagination, détend, pour ainsi dire, les désirs vénériens, et les empêche de réagir suffisamment sur l'appareil copulateur.

Il n'est pas toujours aussi facile qu'on le pense de triompher de semblables appréhensions. Quand le malade s'imagine que son premier échec était sous la dépendance d'une affection quelconque, on peut, en feignant le traitement de cette affection, ramener peu à peu le calme dans son esprit troublé ; mais quand l'erreur porte sur l'énergie copulatrice elle-même, c'est-à-dire quand le malade se croit atteint d'une impuissance essentielle, sans relation avec une altération organique quelconque, les difficultés sont énormes. Si l'on se contente de vouloir rassurer le moral du malade, et que l'on essaie de lui prouver que l'appareil génital n'a rien perdu de son énergie, on ne dissipe qu'à moitié, si même on y parvient, ses craintes chimériques ; si, au contraire, feignant de partager son erreur, on prescrit, non une médication, mais un aphrodisiaque, on s'expose à déplacer ou même à augmenter les préoccupations du malade, qui, au moment du coït, alors que l'attention doit être complétement absorbée dans l'ivresse des désirs, analyse ses moindres sensations pour s'assurer de l'effet de l'agent prescrit.

Cependant cette dernière méthode est la moins incertaine ; mais en l'employant, le médecin doit absolument user de toute son autorité ; il doit promettre le triomphe, non plus avec le doute scientifique, mais avec l'assurance d'une conviction profonde. En pareille occurrence, l'hésitation est funeste. La nature de la prescription importe peu ; il faut, avant tout, paraître assuré de son efficacité. M. le docteur Amédée Latour a rapporté, dans la séance du 3 janvier 1843 de la *Société médicale du Temple*, un exemple de ce genre : « Comme chez la plupart des gens du monde, dit-il avec raison, les conseils les plus sages et les plus opportuns perdraient de leur prix s'ils n'étaient corroborés par quelque prescription pharmaceutique, je crus devoir prescrire quelques toniques, et je fis choix du quinquina et du safran. Mais surtout, la saison étant encore convenable, j'engageai fortement les deux époux à aller prendre quelques bains de mer. J'annonçai *avec assurance* la guérison pendant le voyage (1). »

Ce fut cette assurance qui constitua la partie réellement active de la médication.

(1) *Gazette des hôpitaux*, 1843, p. 95.

Les faits de cette nature se rencontrent tous les jours dans la pratique, que les causes de la prétendue impuissance soient rattachées, ou à un état morbide antérieur, ou à l'affaiblissement nerveux de l'appareil génital lui-même, ou à toute autre chimère de la folle du logis.

Je n'ai pu rapporter ici, on le comprend, que les circonstances les plus ordinaires, que les sujets d'effroi les plus communs ; mais on conçoit que leur catalogue puisse être plus étendu et embrasser le cadre tout entier de la nosologie. Leur énumération, fastidieuse au dernier point, ne jetterait aucune lumière sur leur histoire, et ne révélerait aucune variété du type, qui est constamment le même.

Les divisions que j'ai établies me paraissent suffisantes pour formuler un bon diagnostic différentiel entre les troubles si divers de l'imagination, et pour leur opposer une *médication* convenable, si je puis me servir de ce mot.

Qu'on me permette, pour l'intelligence de la thérapeutique, de rappeler ces divisions.

Les troubles de l'imagination, dont une erreur ou une fausse croyance sont essentiellement la cause, se distinguent :

1° En troubles objectifs ;

2° En troubles subjectifs.

Ces derniers se rapportent :

Ou à une erreur que rien n'autorise ;

Ou à une erreur qui a pour fondement un fait réel actuellement existant ou disparu depuis un temps plus ou moins long.

Évidemment, si l'on saisit bien toutes les nuances qui séparent ces états divers, on conviendra qu'une même thérapeutique n'est pas applicable partout, et que la conduite du médecin ne saurait être identique dans tous les cas.

Et d'abord, en thèse générale, est-il opportun de com-

mencer par dissuader le malade, par attaquer de front et de
prime abord ses fausses croyances, ses erreurs? Je ne le
pense pas; avant toutes choses, il importe de capter la confiance du malade; il faut que de son confident, le médecin
devienne son ami, et qu'il subjugue plutôt par des paroles
de commisération que par le ton impératif de l'autorité
scientifique. En rompant trop vite en visière, on s'expose
presque à coup sûr à faire douter de ses connaissances, et
la suspicion dans l'esprit d'un malade imaginaire, d'un hypochondriaque, est une cuirasse terrible dont il est difficile
de triompher.

J'estime donc que l'on devra, en thèse générale, commencer par sembler croire à la réalité de l'impuissance,
prescrire même une médication en apparence active, et,
dans ce cas, insister sur les espérances que font concevoir
le pronostic porté et le traitement ordonné.

Chez quelques malades, il importe de soutenir cet inno-
cent mensonge jusqu'au bout, principalement chez ceux
qui se croient atteints de quelque maladie grave; c'est en
pareille occurrence qu'il faut savoir rattacher l'impuissance
à l'affection imaginaire et paraître accorder toute son attention à cette dernière, dont la guérison doit fatalement res-
tituer aux organes génitaux leur énergie copulatrice.

La même règle de conduite est également prescrite dans
les circonstances analogues au fait raconté par Montaigne:
à une superstition il faut opposer une superstition plus
grande; on ne tue la magie que par des moyens magiques.

Quand le malade aura acquis en son médecin une foi
inébranlable, ou même une confiance assez vive, et si la
raison est accessible par quelque point au milieu des fantômes que lui crée l'imagination, on pourra aborder son
erreur et la combattre par l'absurde, par des arguments

sérieux ou par les moyens qui paraîtront les plus raisonnables. Mais gardez-vous d'entrer hardiment dans cette voie : avant de vous y engager, sondez, connaissez bien les dispositions de votre malade ; le moindre écart peut tout perdre, car l'imagination soucieuse s'effraie d'une ombre, s'épouvante d'un soupçon.

Mais quand le premier pas est franchi, il faut marcher résolument dans le sentier tracé; il faut prendre l'erreur corps à corps, l'étreindre, la serrer, la frapper avec toutes les armes ; aucun coup n'est trop rude. Malheur au médecin qui faiblit ! qu'il use largement de toute son autorité, de tout son ascendant; il doit aller jusqu'à faire comprendre au malade que ses devoirs lui imposent l'obligation de ne prescrire aucun traitement, car la médecine a pour mission de rétablir et non de troubler les fonctions de l'organisme.

Mais, je le répète, ce terrain est glissant; il faut, pour s'y engager, être sûr tout à la fois de la confiance et de la raison de son malade, double condition difficile à rencontrer dans les conditions morales que j'examine ; le plus généralement contre les troubles de l'imagination, il faut savoir se condamner à un mensonge, que le but légitime et que la science autorise, et le soutenir le plus souvent pendant tout le cours de la médication.

Telle est la base de cette sorte d'impuissance par sympathie morale ; fondement bizarre qui distingue la thérapeutique des troubles de l'imagination de celle des troubles de la raison, et surtout aussi de celle des troubles des facultés affectives, comme je le montrerai tout à l'heure, et qui justifie, s'il en est besoin encore, les divisions et les subdivisions que j'ai précédemment admises. On va voir, en effet, que si l'imagination, même dans ses écarts, a horreur de la vérité, la raison, au contraire, ne peut être ramenée dans sa voie que par les conseils et le spectacle de la réalité. —A chaque élément de notre âme, conservons son essence : à l'imagination le mensonge, à la raison la vérité.

2° *Influence des troubles de la raison.* — La raison n'est jamais la dupe d'une chimère ; elle n'est que la victime de la réalité. — C'est là la physionomie propre qui caractérise les troubles de cette faculté, et qui doit toujours et facilement les faire distinguer des troubles de l'imagination que je viens d'étudier.

A proprement parler, la raison, et il ne s'agit ici en aucune manière de la folie, la raison ne s'altère pas ; plus que toute autre faculté peut-être, elle subit, dans le choix de ses déterminations, l'empire de toutes sortes d'influences physiques, organiques, morales ou sociales, et cette subordination explique les différences si tranchées que l'on observe dans les raisonnements et les jugements, par exemple, du jeune homme et du vieillard, du lettré et du paysan, etc., etc.

Cette dépendance de la raison n'est pas, en réalité, constituée par un affaiblissement ou un dérangement dans ses moyens d'action, mais bien par un obscurcissement, si je puis m'exprimer ainsi, de sa personnalité ; en d'autres termes, les influences, dont je parlais tout à l'heure, agissent primitivement sur une ou sur plusieurs des facultés intellectuelles ou affectives, lesquelles, par les troubles dont elles sont susceptibles, masquent les déterminations de la raison, étouffent sa voix, et, par suite, la rendent impropre à réagir contre la réalité. Ainsi, au moment du coït, la vue des règles, un bruit inattendu, éveillent dans l'imagination mille fantômes hideux qui, bourdonnant autour de la raison, empêchent l'homme de se rendre un compte exact du sang qu'il aperçoit et du bruit qu'il entend ; de même pour les facultés affectives : l'annonce subite, au moment de l'acte, d'un malheur ou d'une grande joie, remplit l'âme d'un sentiment si énergique que la raison, comme submergée dans un océan de douleur ou d'ivresse, ne parvient même plus à se faire entendre.

En conséquence de cette subordination, les troubles de la raison devront être distingués selon qu'ils seront sous la dépendance de l'imagination ou sous l'empire des facultés affectives; et la physionomie qu'ils emprunteront à l'une ou à l'autre de ces deux interventions les fera assez facilement reconnaître, pour qu'il soit inutile d'entrer ici dans des détails qui, peut-être fastidieux, seraient nécessairement incomplets.

La distinction que j'établis peut, au premier abord, paraître bien métaphysique pour un ouvrage de la nature de celui-ci; mais si l'on considère à combien de sources s'alimente l'impuissance par sympathie morale, si l'on réfléchit combien ces sources sont parfois mystérieuses et secrètes, et si l'on se rappelle combien est indispensable pour le traitement de l'anaphrodisie la connaissance des causes qui ont fait naître et entretiennent l'affection, on me pardonnera l'excursion que je me suis permise dans le domaine de la psychologie, car, ainsi qu'on va le voir, elle a tracé au praticien une route moins obscure et moins épineuse que celle de mes devanciers.

Dans la majorité des cas, la raison ne perd que momentanément ses droits, et l'impuissance qui en résulte est, comme les troubles de cette faculté, essentiellement fugace et passagère. Les exemples que j'ai rapportés plus haut, tels que ceux de l'impuissance amenée par la vue des règles, par l'audition d'un bruit inattendu, par la nouvelle d'un malheur ou d'une grande joie, etc., font comprendre que la force virile, un instant suspendue, rentre bientôt dans toute la plénitude de ses prérogatives, sans que la médecine ait jamais à intervenir.

Cependant la cause première de ces troubles, exaltation de l'imagination ou émotion des facultés affectives, peut avoir été si profonde qu'elle survive au fait qui lui donna naissance, et se perpétue pendant un temps plus ou moins long. Je me rappelle un malade dont l'impuissance datait du jour de la mort de son fils, et qui échouait à chaque tentative du coït, parce que son imagination, établissant une espèce de rapport entre l'acte qu'il allait accomplir et la perte qu'il avait faite, lui rappelait, avec l'image de l'enfant, toute l'étendue de sa douleur.

J'ai précédemment rapporté le fait de ce malheureux devenu impuissant à la suite de la frayeur qu'il éprouva pendant l'accident survenu, en 1839, sur le chemin de fer de Versailles (rive gauche), sans que quelque autre symptôme, soit moral, soit physique, fît soupçonner une lésion des centres nerveux.

Bien évidemment selon que les troubles de la raison seront sous la dépendance de l'imagination ou des facultés affectives, la conduite à suivre sera différente. Dans le premier cas, le médecin demandera à l'esprit ses moyens d'action ; dans le second, au contraire, il ne les trouvera que dans le cœur. — On dissipe les fantômes de l'imagination, non par des larmes de joie ou de douleur, mais par le contraste d'autres fantômes, par la raillerie, par le raisonnement, etc., tandis que ces armes s'émoussent contre une âme ivre de bonheur ou brisée par le chagrin.

Ces considérations doivent suffire pour indiquer la conduite que le médecin doit tenir ; cependant ne peut-on pas se demander si, comme dans les troubles de l'imagination, il n'est pas nécessaire de recourir à quelque prescription pharmaceutique pour contenter au moins les exigences quelquefois absurdes des gens du monde ?

On peut répondre, en thèse générale, que les prescriptions pharmaceutiques sont toujours d'un effet salutaire dans l'impuissance par sympathie morale, parce que le malade, dans la très grande majorité des cas, n'a recours à notre art que pour les médicaments qu'il prescrit, et non pour les consolations qu'il donne. Il faut donc, je le répète, établir, comme règle générale dans l'affection qui nous occupe, la nécessité d'une ordonnance pharmaceutique ; mais il faut prendre garde aussi de ne pas tomber dans un écueil contraire, et de ne pas se faire accuser d'erreur par ceux qui, se rendant parfaitement compte de leur état moral, ne viennent demander au médecin que les règles d'une conduite à suivre ou les conseils de l'amitié.

A moins de spécifier tous les troubles moraux, ce qui est impossible, on ne peut rien prévoir ni préjuger d'avance. Les indications spéciales ressortent de circonstances individuelles dont l'appréciation est entièrement abandonnée au tact et au jugement du médecin. C'est dans cette appréciation bien plus que dans des préceptes formulés dans un livre que l'homme de l'art doit chercher ses inspirations et trouver sa règle de conduite.

B. *Facultés affectives.*

La physiologie, si je puis me servir de cette expression, la physiologie des fonctions affectives de notre nature morale est encore plus remplie que la psychologie *intellectuelle*, de confusion et de malentendus : jetant dans un pêle-mêle inextricable toutes les aspirations de l'âme sensitive, on en a dressé une liste plus ou moins méthodique, que l'on a ensuite, sous le nom de passions, classées dans un ordre la plupart du temps arbitraire.

Cependant une distinction rationnelle n'est pas moins importante à établir parmi les facultés affectives que parmi les facultés intellectuelles ou que parmi les fonctions de l'économie animale, et l'on est en droit de s'étonner de l'arbitraire avec lequel ont été divisés les sentiments de l'âme, quand la nature elle-même a indiqué les bases de cette classification.

En effet, quand on analyse les facultés de la vie affective, on ne tarde pas à se convaincre qu'elles peuvent toutes être ramenées à deux types fondamentaux, la sympathie et l'antipathie, dont le premier nous pousse vers l'objet qui a ému notre âme, et dont le second nous en éloigne au contraire.

Mais de même que toutes les fonctions de l'organisme qui servent à nous mettre en relation avec le monde extérieur ont des intermittences d'action, de même les fonctions de la vie affective n'ont pas une continuité absolue d'exercice ; cette suspension de l'activité affective, en arrachant le consensus intime à l'influence de ses excitants naturels, constitue un état passif de l'âme dont l'étiologie de l'impuissance doit tenir grand compte, comme on le verra tout à l'heure.

Je donne le nom d'*apathie* à cette absence permanente ou momentanée de la sensibilité morale.

Les facultés affectives, quand elles s'accomplissent selon le type normal d'activité inhérente à chaque idiosyncrasie, s'appellent *sentiments moraux* ; quand, au contraire, elles s'exécutent avec une énergie et une impétuosité étrangères au type régulier des autres fonctions de l'organisme, elles prennent le nom de *passions*, qui bientôt entraînent le délire et la folie, si la faculté surexcitée absorbe et annihile l'exercice des autres facultés.

La distinction que je cherche à établir ici me paraît de la plus haute importance, car si le sentiment est l'expression physiologique d'un phénomène de la vie morale, la passion en est une manifestation morbide qui n'est jamais sans influence sur l'exercice régulier des fonctions de l'organisme ou des facultés de l'esprit. — L'histoire des sentiments est du domaine de la physiologie, tandis que l'étude des passions incombe fatalement à la pathologie.

Mais, ainsi que je l'ai laissé pressentir tout à l'heure, la passion est un état essentiellement relatif, et qui se mesure, non sur un type donné, mais suivant les conditions d'activité que chaque individu porte en lui; ainsi l'homme du nord se croirait à coup sûr sous l'empire de la passion, s'il avait l'enthousiasme et l'exaltation des sentiments de l'homme du midi. *Chacun sent à sa manière*, dit-on communément, et pour être dans le vrai, il faut que chacun mesure ses passions au thermomètre de ses sensations et de ses émotions.

La passion n'étant que l'exaltation des facultés affectives, leur dénombrement et leur classification sont donc les mêmes que ceux des sentiments moraux ; nous aurons donc :

1° Les passions sympathiques ;

2° Les passions antipathiques.

Ou pour les exprimer par les mots propres et consacrés par le langage de tous, nous aurons :

1° L'amour,

2° La haine ;

avec les nuances infinies dont les hasards innombrables de la vie colorent ces deux manifestations extrêmes de l'âme.

Nous allons donc rechercher, au point de vue qui nous

occupe, l'influence exercée sur la fonction copulatrice,
1° par l'absence des sentiments moraux ou *apathie*, 2° par
l'exaltation des sentiments sympathiques ou *passions attractives*, 3° par l'exaltation des sentiments antipathiques ou
passions répulsives.

1° *Influence de l'apathie sur le sens génital ou indifférence amoureuse*. — Cet état étrange de l'âme, que ne
sauraient émouvoir les plus grands comme les plus doux
spectacles de la nature, est lié, tantôt à certaines circonstances organiques, comme le tempérament lymphatique,
la faiblesse qui suit les longues maladies, les hémorrhagies
copieuses, etc., etc., et tantôt à certaines conditions du
moral lui-même.

Dans le premier cas, l'absence des désirs vénériens se
prolonge plus ou moins longtemps, et sa durée est en
rapport avec celle des circonstances organiques qui la tiennent sous leur dépendance.

Dans le second cas, la condition morale qui entraîne l'apathie tient à plusieurs causes : ou bien elle est le résultat de
l'exercice exclusif d'une faculté morale, soit intellectuelle,
soit affective, autre que la faculté génésiaque, et qui absorbe
à son profit toute l'activité de l'âme, ainsi qu'il arrive dans
les études abstraites, dans l'exaltation d'un sentiment de
haine, de vengeance, etc., etc. ; ou bien elle est amenée
par l'affaissement, par l'aberration ou par tout autre état
particulier de la faculté génésiaque elle-même, comme chez
les sodomites et les masturbateurs, par exemple, dont les
facultés copulatrices ne répondent plus à leurs excitants naturels tant internes qu'externes.

Je me suis précédemment occupé de l'empire qu'exercent sur les désirs vénériens les conditions vitales de l'organisme, et j'ai suffisamment étudié l'influence de ces

conditions, tant physiologiques que morbides, pour qu'il soit inutile d'y revenir ici.

Quant à ce qu'on pourrait appeler prédisposition morale, j'ai également, et par avance, défloré ce sujet en traitant, soit des excès des travaux de cabinet, soit des troubles des facultés intellectuelles, et je compléterai tout à l'heure ce cadre en parlant des troubles des facultés affectives.

Il ne me reste donc à examiner ici que cet état particulier de l'âme, dans lequel l'homme sans haine, sans motifs légitimes d'éloignement pour la femme qui lui donne ses caresses, ne trouve dans son cœur que la froide indifférence qui, en étouffant le désir, arrête et suspend toute activité dans l'appareil copulateur.

On pourrait désigner cet état par les mots d'*apathie essentielle*.

Cette apathie est amenée par les causes les plus diverses : chez le pédéraste et le masturbateur, la faculté excitatrice du sens générateur semble s'être fait une autre nature sous l'empire de l'habitude, et avoir déraillé de sa voie normale pour subir l'influence exclusive d'excitations factices ; chez ceux-ci, un souvenir, quelle que soit la sphère où il se déroule, a un pouvoir analogue à celui de l'habitude ; chez ceux-là enfin, la source de l'indifférence amoureuse se perd dans ce labyrinthe inextricable que peuplent le caprice, les bizarreries de caractère et les excentricités de toutes sortes.

L'éloignement des pédérastes, des sodomites, des tribades et des masturbateurs des deux sexes pour les rapprochements sexuels est assez connu pour qu'il soit inutile d'en rapporter des exemples. Celui qui est sous la dépendance d'un caprice, d'une étrangeté de mœurs ou de caractère, de la mode même, est tellement individuel qu'il échappe en quelque sorte à l'analyse. Il faudrait faire l'histoire des bizarreries de l'esprit humain, ce que j'estime impossible, bien que des essais, je crois, aient été tentés sur ce sujet.

Cependant, je rapporterai le fait suivant, comme spécimen de ces bizarreries, et aussi pour l'enseignement thérapeutique qui en découle.

M. X..., fils d'un général du premier empire, avait été élevé dans le château de son père, et n'en était sorti, à l'âge de dix-huit ans, que pour entrer à l'École militaire. Pendant cette longue solitude à la campagne, il avait été initié, à l'âge de quatorze ans, aux plaisirs de l'amour, par une jeune dame, amie de sa famille. Cette dame, alors âgée de vingt et un ans, était blonde, portait des cheveux à l'anglaise, c'est-à-dire en tire-bouchons, et, eu égard aux précautions qu'elle était obligée de prendre pour cacher à tous les regards son intrigue amoureuse, elle n'avait jamais de rapports avec son jeune amant que dans un costume de jour, c'est-à-dire chaussée de brodequins, serrée dans un corset et portant une robe de soie.

Tous ces détails, que j'énumère avec intention, eurent la plus grande influence, non-seulement sur la faculté excitatrice du sens génital, mais encore sur toute l'existence de M. X...

La jeune dame, fort passionnée, à ce qu'il paraît, abusa des forces du jeune néophyte, et il ne fallut rien moins que le régime sévère et la continence de l'École militaire, pour rendre aux organes génitaux l'énergie qu'avaient compromise des pratiques anticipées et trop fréquentes.

Mais lorsque, rendu à la liberté et aux plaisirs de la vie de garnison, M. X... voulut jouir des droits que la nature semblait lui avoir restitués, il s'aperçut que les désirs vénériens ne s'éveillaient qu'auprès de certaines femmes, et avec le concours de certaines circonstances; ainsi, une femme brune n'excitait en lui aucune émotion, et le costume de nuit suffisait pour éteindre et glacer tout transport amoureux.

Pour que son âme tressaillît sous l'aiguillon du désir et de la volupté, il fallait que la femme fût blonde, coiffée à l'anglaise, chaussée de brodequins, emprisonnée dans un corset, vêtue d'une robe de soie, en un mot, réunît toutes les particularités que le souvenir de M. X... gardait de ses premiers ébats érotiques.

Ce n'était point un de ces souvenirs d'amour insensé, dont le magique pouvoir s'étend sur toute une existence. Dans ses premiers rapprochements sexuels, M. X... n'avait apporté que l'appoint de ses organes; son cœur était toujours resté étranger à cette union, dont le but était le plaisir; et, à vingt-cinq ans d'intervalle, M. X..., en me consultant pour son étrange infirmité, m'avoua n'avoir aimé, *avec le cœur*, qu'une seule femme, à laquelle il n'avait jamais osé adresser ses hommages, parce que, coïncidence bizarre! cette femme était brune.

Sa fortune, son nom, sa position sociale faisaient depuis longtemps un devoir à M. X... de se marier, et il avait toujours résisté aux sollicitations de sa famille et de ses amis, parce qu'il se savait incapable d'exercer le coït dans le négligé de la couche conjugale. Certes, un semblable motif eût été difficile à pénétrer, car l'infortuné jouissait d'une santé à toute épreuve, était d'un tempérament bilioso-sanguin, avait une taille au-dessus de la moyenne, et une constitution si robuste que, pendant plus de quinze ans, il avait été officier dans un régiment de grosse cavalerie.

Bien évidemment, M. X... n'était atteint que d'une impuissance essentiellement relative, car lorsque la femme était blonde et lorsque les conditions énumérées plus haut se trouvaient réunies, il accomplissait la fonction copulatrice avec toute l'énergie d'une forte constitution et l'ardeur d'un tempérament amoureux.

Rentré dans la vie civile, et tourmenté plus que jamais par sa famille au sujet de son mariage, il voulut tenter un dernier effort, et vint me consulter dans le courant de l'hiver de 1852.

Pendant la longue conversation que nous eûmes ensemble, je crus m'apercevoir que M. X… n'avait qu'une foi douteuse, non-seulement en moi, mais encore dans cette branche spéciale de la thérapeutique, et que. par conséquent, il me fallait, avant toute chose, et par quelque moyen que ce fût, conquérir sa confiance en faveur de la science, et en même temps en faveur de l'efficacité du traitement que je lui prescrirais.

Dans de semblables occurrences, je l'ai déjà dit et je le répète, parce que le conseil est important, tout discours est superflu et tout raisonnement se brise contre l'incrédulité systématique du malade ; il lui faut un phénomène physique, palpable, matériel, contre la négation duquel sa raison se révolte ; ce phénomène obtenu, sa confiance est d'autant plus absolue que son incrédulité a été plus profonde.

En conséquence, je résolus de frapper un grand coup, et sachant bien, par l'expérience que j'en avais acquise, que la moitié seule de mon ordonnance serait exécutée, je prescrivis une potion cantharidée et phosphorée assez énergique, et conseillai le coït avec une femme brune et sans corset, deux heures après son ingestion.

Ainsi que je l'avais prévu, la potion fut avalée, mais le rapprochement sexuel ne fut pas même tenté, car jamais l'homme ne s'expose à un échec amoureux qu'il regarde comme certain.

Mais l'effet que j'attendais de l'emploi des cantharides s'étant produit, et le malade ayant été tourmenté toute la nuit par une érection qui n'était pas sans quelque souffrance, la scène changea de face, et M. X... crut avoir enfin rencontré l'agent médicamenteux qui seul pouvait contre-balancer la fâcheuse influence de son moral.

Le lendemain, ne pouvant venir me revoir, mais voulant reprendre un second flacon de ma *liqueur magique*, comme il m'écrivait, il me demanda s'il pouvait se servir encore de la même ordonnance, ce à quoi je m'opposai, dans la crainte d'une cystite, et lui envoyai une prescription où les cantharides et le phosphore ne jouaient qu'un rôle essentiellement secondaire.

Cette seconde potion, fort peu active, je l'assure, fit autant d'effet que la première, et le malade put enfin exercer le coït avec une femme brune et dépouillée de son corset.

Mais pendant assez longtemps, pendant plus de six mois, les rapprochements sexuels ne furent possibles qu'avec l'aide d'une potion qui était censée contenir l'agent médicamenteux assez puissant pour contre-balancer l'empire de l'âme; ce ne fut que progressivement et à la longue que M. X... parvint à se passer, pour l'accomplissement de l'acte copulateur, du concours de la médecine, et aujourd'hui même, il est parfaitement convaincu que le médicament que je lui ai prescrit a exclusivement agi sur ses organes, et ce serait peut-être s'exposer au retour des phénomènes morbides si l'on parvenait à le convaincre que le traitement qu'il a subi est un traitement purement moral.

La conduite que j'ai tenue dans la circonstance que je

viens de rapporter, quoique couronnée d'un plein succès,
ne saurait être conseillée d'une manière absolue; la règle à
suivre se tire des causes de l'apathie elle-même. Cependant, comme auxiliaire de cette médication spéciale, individuelle, pour mieux dire, il faut souvent avoir recours aux
excitants moraux dont j'ai plusieurs fois parlé dans le cours
de cet ouvrage, ainsi qu'aux moyens physiques dont l'effet
excitateur se fait surtout sentir au cerveau, comme un
repas délicat, l'usage modéré des liqueurs alcooliques, la
musique, la lumière, les parfums, etc., à ceux surtout qui
s'adressent de préférence aux sens dits intellectuels, afin
que leur excitation éveille la faculté génésiaque endormie.

D'ailleurs, dans la très grande majorité des cas, l'espèce
d'impuissance que j'examine ici est relative et temporaire,
et il suffit, pour la dissiper, qu'il entre dans le cœur du
malade un de ces divins rayons d'amour que la femme
sait si bien allumer à l'étincelle de son regard, à l'éclat
de son sourire et au doux feu de ses paroles. Que le médecin ne dédaigne point ces auxiliaires; il est presque invincible s'il agit de concert avec l'amante ou l'épouse de son
malade.

2° *Influence des passions sympathiques.* — Quand on
considère que l'acte copulateur est sous la dépendance la
plus entière des sentiments attractifs, on est conduit à proportionner l'énergie de l'acte, et par conséquent l'activité
de l'appareil copulateur, à la force de ces sentiments attractifs, en d'autres termes, et pour employer un langage plus
usuel, on est amené à penser que le coït est d'autant plus
facile et plus complet que l'amour qui le sollicite est plus
violent et plus exalté.

Cette loi psycho-physiologique dont il est impossible de
ne pas reconnaître la justesse et la réalité, souffre cependant

des exceptions assez nombreuses pour qu'il soit utile de nous y arrêter un instant.

Quand le désir ou plutôt quand l'instinct du rapprochement des sexes a quitté ce vague nuageux qui, semblable à une atmosphère légère, entoure notre âme, et vient se placer sous l'empire de la conscience ; quand ses aspirations, abandonnant les vastes horizons de l'inconnu, prennent un corps pour ainsi dire, naissent à la vie morale, et se concentrent dans la contemplation d'un être fini et réel, l'instinct devient sentiment, le désir se fait amour.

Fidèle aux lois de son essence, l'amour, cette douce et magique expression de la portion sympathique de notre âme, s'exaspère des lenteurs et s'irrite des obstacles ; pour vaincre les entraves qui lui cachent le but, il appelle à son aide toutes les forces de l'organisme, toutes les grandeurs de l'esprit, toute l'exaltation des sentiments, et va même chercher des ressources dans le monde des rêves et des enchantements. Au milieu de cette confusion étrange, de cette tension exagérée de tous les ressorts de la vie, l'âme n'exerce plus qu'un empire douteux, qu'une puissance tremblante ; si tout à coup elle est inondée d'un bonheur longtemps caressé, si elle est éblouie par l'apparition inattendue d'une félicité prochaine, elle se noie elle-même dans une immensité de joies et de voluptés, abandonnant à leur délire, sans gouvernail et sans boussole, toutes les forces de l'organisme : « Si l'on considère, dit Virey, que l'âme éperdue nage dans un océan de plaisirs ; que toutes les fibres du corps frissonnent sous les plus tendres caresses ; que l'on est plongé dans un enchantement universel, et comme ravi en extase de l'excès de son bonheur, on comprendra qu'il faut revenir de cette secousse générale pour se livrer plus spécialement à une jouissance particulière. Non, sans doute, on n'est pas froid dans ces premiers instants du délire de la volupté; on s'y sent, au contraire, comme englouti et submergé, on se cherche et l'on ne se trouve pas. Interdit de ce phénomène, et sentant néanmoins sa vigueur et la plénitude de sa force, l'homme se croit lié et comme enchaîné dans le cours de sa victoire (1). »

Les exemples de ce phénomène étrange ne sont pas rares, et on les rencontre surtout chez les personnes nerveuses, mélancoliques, et dont l'esprit se plaît dans les rêveries. Un des acteurs les plus distingués de Paris éprouva cet accident la première nuit de ses noces, bien qu'il eût eu antérieurement des rapports avec la femme qu'il épousait; seulement ces rapports ne s'étaient produits qu'au milieu de la gêne et de la contrainte imposées par la surveillance des parents de la jeune fille, et le bonheur dans lequel le plongea la libre possession de ces charmes qu'il n'avait fait qu'effleurer, ne valut pas pour lui la contrainte à laquelle il était auparavant condamné.

Dans les *Essais de médecine d'Édimbourg*, on trouve rapporté, par le docteur Cockburn, un exemple d'autant plus remarquable de l'effet anaphrodisiaque de l'excès d'amour, que l'impuissance qui en fut la suite se traduisit, non par le défaut d'érection de la verge, ce qui est le cas le plus commun, mais par l'impossibilité de l'éjaculation, par ce que j'ai appelé l'aspermatisme.

Qu'on me permette de rappeler une partie de ce fait curieux dont j'ai précédemment donné la narration entière (2) : « Un noble Vénitien, dit-il, épousa à l'âge où

(1) *De la femme*, notes, p. 390.
(2) Voir la page 246.

l'amour favorise un homme avec complaisance, une jeune demoiselle très aimable, avec laquelle il se comporta assez vigoureusement ; mais l'essentiel manquait à son bonheur : tout annonçait dans ses rapports le moment d'extase, et le plaisir qu'il croyait goûter s'échappait. L'illusion lui était plus favorable que la réalité, puisque les songes qui succédaient à ses efforts impuissants le réveillaient par des sensations délicieuses, dont les suites n'étaient pas équivoques sur sa capacité. Cet époux malheureux, rassuré sur son état, voulait-il prouver efficacement sa puissance et réaliser ses plaisirs, il en procurait sans pouvoir les partager ; en un mot, l'érection la plus forte n'était pas accompagnée de ce jaillissement précieux qui fait connaître toute l'étendue de la volupté. »

Il est probable, comme je l'ai dit précédemment, que l'aspermatisme tenait à un état spasmodique des conduits éjaculateurs, lequel reconnaissait lui-même pour cause un excès d'amour, puisque cette difficulté d'éjaculation ne paraît pas avoir existé avant le mariage du malade qui ne serait pas à coup sûr entré dans la couche nuptiale avec une semblable infirmité.

L'aspermatisme, dans le sens rigoureux que j'ai donné à ce mot, est la forme la plus rare de l'impuissance par excès d'amour : en dehors des cas exceptionnels comme celui cité par Cockburn, cette variété d'anaphrodisie se traduit ou par le manque d'érection ou par une énergie au contraire qui n'est autre chose que le priapisme ; mais quel que soit le caractère qu'elle revête, sa durée est ordinairement assez courte, et, sous ce rapport, Montaigne a pu dire avec raison aux époux trop amoureux l'un de l'autre : « Les mariez, le temps estant tout leur, ne doibvent ny presser ny taster leur entreprinse, s'ils ne sont pas

prests. Et vault mieulx faillir indécemment à estreiner la
couche nuptiale, pleine d'agitation et de fiebvre, attendant
une et une aultre commodité plus privée et moins allarmée,
que de tomber en une perpétuelle misère, pour s'estre
estonné et désespéré du premier refus. Avant la possession
prinse, le patient se doibt à saillies et divers temps, legiere-
ment essayer et offrir, sans se piquer et opiniastrer à se
convaincre définitivement soy-même (1). »

L'impuissance par excès d'amour mériterait à peine de
nous arrêter, si elle n'avait pas secondairement une influence fâcheuse sur l'imagination : elle est souvent, en
effet, le point de départ d'appréhensions qui, bien que chimériques, jouent, ainsi que nous l'avons vu, un rôle très
important dans l'acte copulateur en paralysant toute énergie virile. Par conséquent, il est utile, surtout chez les
esprits facilement impressionnables, de prévenir un premier
échec ; et, si la morale et les devoirs du mariage ne réprou-
vaient formellement un semblable expédient, je dirais avec
Montaigne, qu'on ne peut trop se lasser de citer en pareille
matière : « J'en sçay à qui il a servy d'y apporter le corps
mesme, demy rassasié d'ailleurs, pour endormir l'ardeur
de cette fureur : et qui, par l'aage, se trouve moins impuissant de ce qu'il est moins puissant (2). »

Les bains prolongés, la diète, le régime lacté, l'habitation à la campagne, le calme de l'esprit et les distractions,
suffisent d'ordinaire pour ramener l'équilibre dans l'exercice de toutes les fonctions; chez les individus pléthoriques,
on pourra aller jusqu'à la saignée générale, ou se contenter
de l'application de quelques sangsues à la nuque ou de fo-

(1) *Essais*, l. I, ch. xx, p. 107, édit. de 1743.
(2) *Loc. cit.*, p. 104.

mentations froides sur la partie du crâne correspondant au cervelet. Chez les personnes nerveuses, au contraire, les opiacés, ou les antispasmodiques, ou les uns et les autres combinés ensemble, rendront de très grands services ; mais tous ces moyens devront céder le pas au raisonnement, et avant de recourir à une thérapeutique quelconque, le médecin fera toujours un appel pressant à la raison de son malade.

3° *Influence des affections antipathiques*. — Planque rapporte d'après Blegny (*Journal de médecine*, t. I, p. 439), qu'une femme éprouvait pour son mari un tel sentiment de répulsion, qu'elle était prise de mouvements spasmodiques, et tombait même en syncope à la vue seule de l'homme qu'on lui avait fait épouser.

Si l'antipathie est capable de produire chez la femme de semblables effets, on comprend sans peine l'action débilitante qu'elle doit exercer sur les organes de l'homme si directement soumis à l'empire de l'âme.

Certes, les exemples de cette influence néfaste ne manquent pas, et ils expliquent, sans les légitimer pourtant, les demandes si nombreuses de nullité de mariage par l'épreuve du congrès.

Est-il besoin d'insister sur cette cause si manifeste d'impuissance, quand on connaît l'essence de l'amour et les lois qui président au rapprochement des sexes ? Ne suffit-il pas d'énoncer cette proposition comme un axiome, à savoir : que toutes les nuances, si nombreuses et si variées qu'elles soient, du sentiment répulsif, depuis la simple froideur jusqu'à la haine la plus profonde, sont les ennemis les plus implacables des voluptés génésiques.

Si dans ces conditions fâcheuses le coït doit être exercé, et il est malheureusement des circonstances sociales qui

exigent un pareil sacrifice, la médecine ne peut intervenir,
car elle n'a dans son arsenal thérapeutique une arme ni
assez fortement ni assez finement fourbie pour éteindre ou
même calmer la haine dans un cœur qui s'en enivre. C'est
à l'amitié qu'il faut confier le soin de la médication pour le
succès de laquelle le temps et les distractions sont aussi de
puissants auxiliaires.

FIN DU TOME PREMIER.

TABLE DES MATIÈRES

DU TOME PREMIER.

LIVRE PREMIER.
DE L'IMPUISSANCE.

FIN DE LA TABLE DU TOME PREMIER.